W0078930

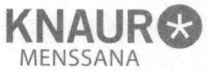

ANDY PUDDICOMBE

Meditier dich schlank

Wer den Kopf frei hat, kann besser auf den Bauch hören

Aus dem Englischen
von Henning Thies

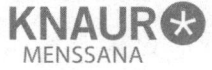

Die englische Originalausgabe erschien 2012
unter dem Titel »The Headspace Diet«
bei Hodder & Stoughton, London.

Besuchen Sie uns im Internet:
www.mens-sana.de

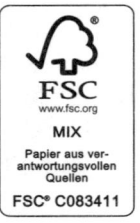

© 2012 Andy Puddicombe
Für die deutschsprachige Ausgabe:
© 2013 Knaur Verlag
Ein Unternehmen der Droemerschen Verlagsanstalt
Th. Knaur Nachf. GmbH & Co. KG, München
Alle Rechte vorbehalten. Das Werk darf – auch teilweise –
nur mit Genehmigung des Verlags wiedergegeben werden.
Redaktion: Maria Verde
Umschlaggestaltung: ZERO Werbeagentur, München
Umschlagabbildung: FinePic®, München
Satz: Adobe InDesign im Verlag
Druck und Bindung: CPI books GmbH, Leck
ISBN 978-3-426-65730-0

2   4   5   3   1

Inhalt

Der Autor dieses Buches erteilt ohne Hinzuziehung eines Arztes weder direkt noch indirekt medizinische Ratschläge, noch verordnet er die Anwendung irgendeiner Technik als Form der Behandlung körperlicher oder medizinischer Probleme. Wenn Sie in diesem Buch enthaltene Informationen für sich nutzen, übernimmt weder der Autor noch der Verlag die Verantwortung für Ihr Handeln.

Ein paar Worte über Headspace

Headspace wurde 2010 von Andy Puddicombe und Rich Pierson mit dem Ziel gegründet, der Meditation die geheimnisvolle Aura zu nehmen und für Achtsamkeit im Leben zu werben – damit sie leicht verfügbare, praktische, relevante Hilfsmittel im modernen Alltagsleben werden.

Die Mission von *Headspace* lautet also, auf der ganzen Welt möglichst viele Menschen dazu zu bringen, dass sie sich jeden Tag zehn Minuten Zeit für eine einfache, auf Achtsamkeit basierende Meditationstechnik nehmen, die im vorliegenden Buch erläutert wird – und zwar für jene Variante, die wissenschaftlich nachweisbar ein weites Spektrum gesundheitlicher Vorteile mit sich bringt.

In der Tat arbeitet *Headspace* aktiv mit der Medizinischen Fakultät der Yale University, dem University College London und vielen anderen angesehenen Universitäten auf der ganzen Welt zusammen, um das Verstehen von Meditationsvorgängen zu vertiefen und die signifikanten Auswirkungen hervorzuheben, welche die Meditation auf das Leben all jener haben kann, die sie regelmäßig praktizieren.

Grundlegend geht es bei diesem Projekt darum, Menschen zu ermutigen, diese einfache und doch so wirkungsmächtige Praxis in ihr Alltagsleben zu integrieren. Achtsam zu essen, das Thema des vorliegenden Buches, ist nur ein Beispiel dafür, wie sich Achtsamkeit mit einer ganz normalen Tätigkeit verbinden lässt, um großartige Resultate zu erzielen. Kurz gesagt, um glücklich gesünder und ausgeglichen zu leben. Wenn Sie sich den Zehntausenden anschließen wollen, die bereits die Vorteile des *Headspace*-Programms *10-für-mich* (Take 10) nutzen, dann können Sie sich kostenlos auf der Homepage www.getsomeheadspace.com/books/theheadspacediet registrieren oder unsere Handy-App *Headspace (on-the-go)* herunterladen (http://www.getsomeheadspace.com/shop/headspace-meditation-app.aspx).

Alle weiteren Informationen über *Headspace,* den *Headspace*-Weg, das Subskriptionsprogramm, Events, wissenschaftliche Forschungsergebnisse oder die Headspace Foundation finden Sie auf der Website www.getsomeheadspace.com.

Sie finden *Headspace* auch bei Facebook und Twitter:
www.facebook.com/HeadspaceOfficial
Twitter@Andy_headspace
@Get_Headspace

Vorwort

D r. med. Dr. phil. Judson Brewer, Ärztlicher Direktor der Neurologischen Universitätsklinik, Yale University

In seinem neuen Buch bringt Andy Puddicombe überzeugend klar und deutlich zum Ausdruck, wie und warum das Thema Essen, und vor allem übermäßiges Essen, für viele von uns zum Problem geworden ist. Zugleich führt er den Begriff »achtsames Essen« ein und zeigt, warum Achtsamkeit möglicherweise der Schlüssel zur Lösung vieler dieser weit verbreiteten Essprobleme ist.

In meiner eigenen Forschungstätigkeit erlebe ich, wie viele von uns gelernt haben, verschiedene Stimmungen und Gefühle mit Essen in Verbindung zu bringen. Wir gehen essen, um ein bestimmtes Ereignis zu feiern, oder wir sind deprimiert und essen, um uns besser zu fühlen. Dieses Verhaltensmuster wird zur Gewohnheit, und wenn wir uns das nächste Mal wieder so richtig schlecht fühlen, sagt uns unser Hirn: »Hey, als es dir neulich so schlecht ging, hast du Schoko gegessen, und schon ging's dir besser. Also mach's wieder!« So entwickelt sich ein ganzes Spektrum von Verhaltensweisen – vom Frustessen bis zur Esssucht.

Nur wenn wir in der Lage sind innezuhalten und diese Ereignisketten zur Kenntnis zu nehmen, haben wir die Möglichkeit, Verhaltensänderungen einzuleiten. Und an dieser Stelle kommt Achtsamkeit ins Spiel. Sie lehrt uns, Gedanken einfach als Gedanken zu beobachten, Gefühle als Gefühle, Gelüste als Gelüste, sie ausschließlich als das zu betrachten, was sie sind. Das Achtsamkeitstraining stößt ins Zentrum des Problems vor; es ermöglicht uns, unser Verhalten zu ändern, dabei aber unsere geistige Gesundheit und unser Glück zu bewahren.

Ich selbst habe im Medizinstudium nach dem stressigen Bruch einer Beziehung mit der Meditation begonnen. Schon bald wurde ich ruhiger, weniger gestresst, und als ich meine beiden Promotionen als MD und PhD abschloss, meditierte ich bereits täglich. Die positiven Auswirkungen der Meditation beeindruckten mich so sehr, dass sie mein gesamtes berufliches Forschungsinteresse änderten: statt Stressauswirkungen auf das Immunsystem am Beispiel von Mäusen zu untersuchen, erforschte ich nun die Auswirkungen von Achtsamkeit und Meditation auf Menschen – speziell, wie sie Suchtabhängigen helfen können.

In einer neueren Achtsamkeitsstudie, die hier an der Yale-Universität durchgeführt wurde, haben wir festgestellt, dass ein auf Meditation basierender Ansatz bei der Raucherentwöhnung das Programm der American Lung Association, das in den USA bislang als »Goldstandard« galt, um volle vier Wochen unterbieten kann. Bei der Studie waren keine Medikamente im Spiel, und der tägliche Zeitaufwand war sehr gering; die Teilnehmer erlernten nur die Grundlagen der Achtsamkeit und eine passende Begleittechnik. Ich erwähne das hier deshalb, weil es viele Parallelen zwischen der Nikotinsucht von Rauchern und der Fettsuchtepidemie, die gegenwärtig um sich greift, gibt.

Wie beim Frustessen greifen auch Zigarettensüchtige gewohnheitsmäßig immer dann zur Zigarette, wenn sie gestresst sind. Das verschafft ihnen vorübergehend ein besseres Gefühl, aber die Erleichterung hält nicht lange an, und so greifen sie, wenn sie erneut unter Stress geraten, wieder zur Zigarette und festigen so ihre Gewohnheit. In unserer Studie brachten wir den Leuten bei, ihre Gedanken, Gefühle und Gelüste zu beobachten und darauf zu achten, wie diese zum Rauchen führen. Konnten sie erst einmal klar erkennen, dass sie durch Gelüste zum Rauchen angetrieben wurden, waren sie auch in der Lage, diese Gelüste als Empfindungen zu klassifizieren, statt sie als Handlungszwang zu erleben. Indem sie die Beobachterrolle einnahmen und nicht die des Handelnden, durchbrachen sie die Kette der Gewohnheiten und »verlernten« die zwingende Assoziation Gefühl → Gelüst → Rauchen. Außerdem fanden wir heraus, dass dies immer besser gelang, je länger die Teilnehmer der Studie Meditation praktizierten.

Die zahlreichen in meinem Labor – und in anderen Labors auf der ganzen Welt – durchgeführten Studien zeigen jetzt immer deutlicher, dass Achtsamkeitstraining ein vorzügliches Mittel zur dauerhaften Verhaltensänderung ist. Die Implikationen für die möglichen Auswirkungen auf unser Einkaufs-, Koch- und Essverhalten sind in der Tat fundamental.

Wie Andy in *Meditier dich schlank* zeigt, ist nicht das Essen das Problem, sondern unser Verhältnis zum Essen. Während andere Behandlungen und modische Lösungsansätze sich auf Patentrezepte konzentrieren, kann das

Erlernen von Achtsamkeit uns zu neuen Erkenntnissen verhelfen, nämlich dazu, wie wir im Banne unserer Gedanken und Gefühle das übermäßige Essen erlernt haben; das kam nicht daher, dass unser Körper es erfordert hätte. Andy führt uns dahin, klar zu erkennen, was da abläuft, was uns wiederum dabei hilft, unser Verhältnis zum Essen dauerhaft zu ändern. So wird uns die Achtsamkeit äußerst schmackhaft gemacht.

Einleitung

Es steht da einfach herum, wartet und sieht dich an. Es weiß, du willst es haben – es muss wirklich nur lange genug da stehen. Es weiß, dass du diese Situation schon kennst und niemals in der Lage sein wirst, der Versuchung zu widerstehen. Der Geschmack, der Duft, dieses cremige Gefühl im Mund und dieser süchtig machende Zuckerrausch. Alle Sinne sind wach, voller Vorfreude, und warten nur auf erste Anzeichen unseres Nachgebens, darauf, dass unsere Willenskraft erlahmt und unvermeidliche Ausreden und Rechtfertigungen unser Handeln bestimmen. Natürlich könntest du es in den Kühlschrank zurückstellen, aber dafür ist es jetzt schon zu spät. Jetzt wirst du es schon im Geiste vor dir sehen, wirst deinen Namen rufen hören, selbst wenn es sicher hinter der geschlossenen Tür steht.

»Iss mich, so iss mich doch – ich sag's auch keinem. Sieh mal, das ist dann auch garantiert das letzte Mal, ab Montag wird es nie wieder vorkommen. Und eigentlich ist es auch nur der Ausgleich für das neulich ausgelassene Mittagessen. Außerdem – hattest du nicht gerade den Entschluss gefasst, netter zu dir selbst zu sein und dich eher so anzunehmen, wie du bist? Ist das hier denn nicht die beste Gelegenheit, netter zu dir zu sein und zu zeigen, dass du so, wie du bist, mit dir zufrieden bist und dass es dir ganz egal ist, was die anderen von dir denken? Los – und wenn's erst mal passiert ist, brauchst du auch keinen Gedanken mehr an mich zu verschwenden, oder? Natürlich *könntest* du mich auch einfach wegwerfen. Aber das wäre doch Verschwendung, oder? Da würdest du dich doch ganz bestimmt mies fühlen. Denk doch nur an all die hungernden Kinder auf der Welt. Das tut man doch nicht. Also komm schon, iss mich endlich auf ...«

Und so nimmt der Wahnsinn seinen Lauf. Mal im Ernst, wann haben wir begonnen, mit unserem Essen Zwiesprache zu halten? Wann wurde die einfache Tätigkeit des Essens zum *Problem?* Und wie konnte eines der grundlegenden menschlichen Bedürfnisse zu einem solch emotionalen Minenfeld werden? Sollten wir, wie für alles andere im Leben, auch dafür unseren Eltern die Schuld geben? Oder sollten wir uns selbst vorwerfen, keine übermenschliche Willenskraft zu besitzen? Sollten wir vielleicht in der Nahrungsmittelindustrie den Schuldigen sehen, die doch die Natur manipuliert, um hochgradig verfeinerte Massenprodukte herzustellen? Vielleicht sind ja auch die Titelblätter von Hochglanzmagazinen verantwortlich, die uns weiterhin eine weichgezeichnete fettfreie Schönheit als modernen Maßstab suggerieren, an dem alles zu messen sei?

Die Suche nach einem Sündenbock ist ganz normal, aber ziemlich nutzlos und führt selten zu echten Veränderungen. Ihr körperliches Aussehen und Ihre geistige Gesundheit sind immer das Resultat von Veranlagung und Ernährung, ganz gleich in welchem Verhältnis sie stehen. Zweifellos haben *alle* gerade angeführten Faktoren eine Rolle dabei gespielt, wie Sie sich selbst *sehen* und wie Sie sich bezüglich Ihrer Person *fühlen*. Es kann zwar nützlich sein, zu verstehen, wie all diese unterschiedlichen Einflüsse uns auf dieser ganz persönlichen Ebene beeinflussen, aber all diese Dinge müssen unbedingt im Zusammenhang gesehen werden. Einfach deshalb, weil wir, um *echte* und dauerhafte Veränderungen herbeizuführen, erkennen und akzeptieren müssen, dass *wir selbst* für das verantwortlich sind, was in unseren Mund gelangt. Klar, Industrie und Werbung mit ihren widersprüchlichen Botschaften und den raffiniert zubereiteten Lebensmitteln sind für uns nicht unbedingt hilfreich. Doch letztlich sind wir ohnehin selbst dafür verantwortlich, auf unsere Gesundheit und Ernährung gut achtzugeben und dafür zu sorgen, dass wir uns im eigenen Körper wohl fühlen und uns problemlos so akzeptieren können, wie wir sind und wie wir aussehen.

Stellen Sie sich bitte mal einen Augenblick lang vor, wie es wäre, wenn Sie nicht mehr diese endlosen inneren Zwiegespräche über das Essen führen müssten, sondern dieses ewige Gerede aufhören würde. Oder stellen Sie sich vor, wie das wäre, wenn Ihnen dieser innere Dialog *ganz egal* wäre und Sie ihm nicht mehr eine so große Bedeutung beimessen würden. Und wie wäre es, wenn Sie eine ausgewogene, sorgenfreie Einstellung zu Ihren Ernährungsgewohnheiten entwickeln würden und sich nicht mehr auf die wankelmütige, unvorhersehbare Willenskraft verlassen würden, sondern stattdessen auf ein tiefes neues Verständnis des menschlichen Geistes und seiner grenzenlosen Möglichkeiten? Wie könnte es zum Beispiel aussehen, wenn Sie eine völlig neue Einstellung zum Essen gewinnen würden, wenn Sie Schuld-, Angst- und Heißhungergefühle aufgeben und stattdessen eine gesunde Wertschätzung und

Freude zurückgewinnen könnten, die jedes gute Essen verdient? Und wenn ebendieser Ansatz Ihnen zeigen würde, wie man zu nachhaltigen Veränderungen kommt – zu körperlicher Gesundheit und einer Figur, bei der Sie Selbstbewusstsein empfinden und sich wohl fühlen würden? Darum geht es in *Meditier dich schlank*. Sie sind herzlich eingeladen.

Meine eigene Erfahrung

Sie werden schon gemerkt haben, dass dies kein normales Diätbuch ist. Sonst würde ich Sie vom Buchumschlag aus anstarren, dabei bemüht seriös aussehen und Ihnen mit meinem Blick, so gut es geht, suggerieren: »Du kannst es schaffen!« Oder ich hätte mir ein attraktives, junges, leicht bekleidetes Glamourpärchen auf dem Umschlag geleistet, mit der recht offenkundigen Botschaft: »Kauf dieses Buch, dann bekommst auch du solche Bauchmuskeln!« Und wenn dies ein ganz normales Diätbuch wäre, würde ich Ihnen auch sagen, dass alles meine alleinige, einzigartige Entdeckung sei, zu der man auf der ganzen Welt auch nur hier Zugang habe. Ich könnte Ihnen auch vorschlagen, zum Frühstück, Mittag- und Abendessen nur noch seltene Beeren aus dem Himalaja zu essen – Tag für Tag, solange Sie leben!

Doch zum Glück ist dieses Buch anders. Für alle, die mich noch nicht kennen, sei gesagt, dass ich weder Arzt noch Ernährungswissenschaftler noch Diätspezialist bin (wenngleich ich beim Schreiben dieses Buches natürlich die Hilfe und den Rat dieser Experten gesucht habe). Ich bin nicht einmal berühmt – wobei man für das Schreiben von Diätbüchern wohl kaum durch seine Berühmtheit qualifiziert ist. Stattdessen bin ich als Klinischer Achtsamkeitsberater (Clinical Mindfulness Consultant) tätig. Das ist eigentlich ein Phantasietitel. Gesagt ist damit nur, dass ich Menschen beibringe, ihre eigenen Gedanken, Gefühle und Verhaltensweisen besser zu verstehen. Und wer diese Dinge versteht, wer also in der Lage ist, sie aus neuer Perspektive zu betrachten, der ist auch imstande, die Änderungen in seinem Leben vorzunehmen, die er oder sie sich wünscht. Man ist dann nämlich keine Geisel der eigenen Emotionen mehr und ist auch nicht mehr in endlosen Gedankenschleifen gefangen.

Der Schwerpunkt meines Buches liegt also eher auf der Frage, *wie,* nicht *was* man essen soll. Für alle aber, die sich nicht ganz sicher sind, welche Nahrungsmittel Gesundheit und Wohlbefinden am ehesten fördern, bringe ich im 10. Kapitel den praktischen *Headspace*-Ernährungsratgeber, zusammen mit dem Zehntagesplan für die Ernährung in Kapitel 9, der Ihnen helfen soll, sinnvoll zu beginnen. Wenn Sie noch mehr Hilfestellung benötigen, dann schauen Sie doch im Internet nach und erkunden Sie den *Headspace*-Weg mit Angeboten unter www.getsomeheadspace.com/books/theheadspacediet/index.aspx. Ich sollte vielleicht gleich sagen, dass mir die Thematik Verrücktheiten beim Essen durchaus vertraut ist – und zwar nicht nur aufgrund beruflicher Erfahrungen. Ehe ich vor mehr als 18 Jahren aufbrach, um Achtsamkeit einzuüben, war ich von Nahrungsmitteln und vom Essen geradezu besessen, vor allem aber von meiner eigenen körperlichen Erscheinung. Und ich meine wirklich: besessen. Ich *arbeitete* im örtlichen Fitnesscenter, ich *trainierte* dort, ja, ich verbrachte den größten Teil meines Lebens an diesem Ort, ich *lebte* dort. Ich nahm an Turnwettkämpfen teil und studierte an der Universität Sport, Anatomie und Ernährungswissenschaften. Daheim wog ich jedes Gramm Essen, das ich zu mir nahm, zuvor ab. Wenn ich ausging, nahm ich entweder mein eigenes Essen mit (stellen Sie sich doch mal vor, wie ich mit einer Tupperdose ein Restaurant betrete) oder rief vorher an, ob sie mir auch wirklich ein Omelette nur aus Eiweiß zubereiten könnten. Damals hätte ich Ihnen auch die genaue Kalorienzahl nennen können, aufs Gramm genau den Fettgehalt, oder was Sie sonst noch über praktisch jedes Lebensmittel der Welt hätten wissen wollen. Ich muss sogar beschämt gestehen, dass ich damals wohl auch einmal den Kaloriengehalt eines Glases Bier als passendes Thema erachtete, um ein Gespräch mit einem Mädchen zu beginnen. Dass die Betreffende damals schwer beeindruckt war, macht mich heute umso trauriger.

Diese Lebenseinstellung war zutiefst unbefriedigend. Ich hatte irgendwann einfach keine Lust mehr, einem Idealbild nachzujagen, das mir immer einen Schritt voraus, also niemals erreichbar war. Der Versuch, Kleidergröße, Gewicht und die Figur zu behalten, die ich mir gerade erst mühsam erkämpft hatte, erschöpfte mich. Ich war mir nicht im Klaren, wie andere mich sahen (und wie ich selbst mich sah). Vor allem jedoch langweilte mich die permanente Beschäftigung mit mir selbst. Die endlosen Gedanken, was ich essen durfte und was nicht, hingen mir zum Hals heraus. All diese Ängste und Phobien im Zusammenhang mit dem Essen ermüdeten mich einfach. Erst als ich aufbrach, um ein buddhistischer Mönch zu werden, änderten sich die Dinge wirklich (aber das ist ganz normal, wenn man Mönch wird). Und so war es in der Tat im Kloster, dass ich zum ersten Mal mit Techniken der Achtsamkeit in Berührung kam.

In einer Welt, die händeringend vernünftigen Rat sucht, wie man abnehmen und eine ansehnliche Figur bekommen kann, bin ich immer aufs Neue erstaunt, dass man sich im Westen nicht schon viel eher um die Verbreitung des Grundgedankens vom achtsamen Essen bemüht hat. Schließlich gibt es doch Belege dafür, dass dieses Wissen schon seit mehr als zweitausend Jahren bekannt ist. Während manche Menschen Achtsamkeit als ein umfassendes Gedankengebäude zur Ausbildung des Geistes benutzt haben (so wie wir es im Kloster taten), setzten andere Achtsamkeit nur als ganz bewusste Strategie ein, um sich ein gesundes Verhältnis zum Essen und zu ihrem Gewicht zu erhalten. Ganz gleich, welches Verhältnis zum achtsamen Essen Sie bevorzugen, ich hoffe von Herzen, dass Sie diesem Wissen, das in einer Welt kurzlebiger Diätmoden und Patentrezepte nun schon über so viele Jahrhunderte hin entwickelt und verfeinert wurde, mit einem großen Maß an Vertrauen und Zuversicht begegnen werden. Gerade weil dieses Wissen schon so alt ist, dürfen Sie bei der praktischen Anwendung dieser einfachen und leicht zu erlernenden Technik zuversichtlich sein.

Ein paar Bemerkungen zur Achtsamkeit

Achtsamkeit wurde in den letzten Jahren in der Presse häufig thematisiert, doch blieb es meistens bei vagem Gerede, so dass die Frage, wie Achtsamkeit im Alltag anwendbar ist, etwa beim Essen, nicht leicht zu beantworten ist. Meistens wird Achtsamkeit als geistige Präsenz definiert, das heißt als ein Zustand, bei dem man weder von Gedanken noch von Gefühlen abgelenkt ist und eine neutrale Grundeinstellung hat. Ganz schön viel auf einmal, werden Sie denken, aber letztlich heißt das nichts anderes, als glücklich und zufrieden zu leben. Und diese Lebensweise unterscheidet sich deutlich von der vieler Menschen. Ständig sind sie in beunruhigende Gedanken über Vergangenheit und Zukunft verstrickt und werden von negativen Gefühlen überwältigt, ewig müssen sie an sich und anderen herumkritisieren – gerade wenn es um die Themen Essen und Körper geht. Verständlicherweise fühlen sich viele Menschen mit solchen Gedanken und Gefühlen restlos überfordert vom Leben.

Da überrascht es nicht, dass Achtsamkeit bei Neurologen ein aktuell so beliebtes Thema ist. Angesehene Universitäten und medizinische Forschungsinstitute auf der ganzen Welt veröffentlichen regelmäßig wissenschaftliche Untersuchungen über die Vorteile von Meditationsverfahren, die auf Achtsamkeit basieren. Die Ergebnisse erscheinen oft auch in den Schlagzeilen und Gesundheitskolumnen der Zeitungen. Manche Forscher konzentrieren sich ganz auf die positiven Folgen für die körperliche und seelische Gesundheit, von denen es wahrlich genug gibt, während andere untersuchen, wie Achtsamkeit das Denken selbst beeinflusst, wie Achtsamkeit die Endlosschleifen von Gedanken durchbrechen und so zu einem glücklichen, friedlichen Leben führen kann. Für das vorliegende Buch sind aber die spannenden Untersuchungen relevant, die belegen, dass Achtsamkeit positive Auswirkungen hat beim Praktizieren von Diäten, beim Einüben von Ernährungsgewohnheiten und beim Umgang mit einem Verlangen nach etwas, also Gelüsten. Alles Wichtige aus diesem Forschungsbereich hat fortlaufend in meine Darstellungen Eingang gefunden. Wen würde es wohl nicht inspirieren, zu erfahren, wie man mit einer einfachen, leicht zu erlernenden täglichen Achtsamkeitsübung den Teil des Gehirns stimulieren kann, der für Selbstkontrolle und Entscheidungsfindung zuständig ist? Und wer würde sich nicht für eine Untersuchung interessieren, die explizit gezeigt hat, dass Achtsamkeit die Häufigkeit von Heißhungerattacken pro Woche um 50 bis 70 Prozent reduzieren kann?

Doch so inspirierend diese Fakten und Zahlen auch sein mögen, nur wenn Sie diese Achtsamkeitstechnik auch wirklich *anwenden,* können Sie Resultate erkennen. Es ist erstaunlich, dass die Wissenschaft all diese Entdeckungen gemacht hat; die Resultate solcher Untersuchungen können Sie wirklich motivieren, wenn Sie mal wieder das Gefühl haben, es gehe nicht so schnell voran, wie Sie es möchten. Doch wertvoll und wirksam sind diese Erkenntnisse nur dann, wenn sie von Ihnen in die Praxis umgesetzt werden, wenn sie fester Bestandteil Ihres Lebens geworden sind und eine echte Veränderung herbeiführen. Und das hat im wahrsten Sinne des Wortes damit zu tun, dass Achtsamkeit eben weit mehr ist als nur Präsenz. Achtsamkeit heißt auch, neugierig und interessiert zu sein, ein echtes Verlangen zu haben, herauszufinden, wie und warum Sie so denken und sich so fühlen, wie Sie denken und sich fühlen. Das heißt aber, dass es dann nicht darauf ankommt, was *ich* über Achtsamkeit denke und sage, sondern dass *Sie* das für sich selbst herausfinden müssen. Vielleicht ist das 4. Kapitel als Einstieg für Sie besonders hilfreich, um Ihr Verhältnis zum Essen zu untersuchen und dabei herauszufinden, welcher Persönlichkeitstyp Sie beim Essen sind.

Vielleicht möchten Sie ja, wenn wir untersucht haben, wie groß Ihr Potenzial ist, um ganz und gar von Diäten loszukommen, ebenso unvoreingenommen und neugierig

Ihre *früheren* Diäterfahrungen unter die Lupe nehmen. Waren frühere Diäten erfolgreich? Damit meine ich nicht etwa Fragen wie: Haben Sie nach ein paar Hungertagen gerade noch rechtzeitig zur Weihnachtsfeier wieder in Ihr Lieblingskleid gepasst? Ich meine vielmehr solche: Haben Sie nach einer Diät nachhaltig Gewicht verloren und Ihre Idealfigur wiederbekommen, ohne dass Sie dabei fanatisch wurden, was das Essen betrifft? Haben Diäten Ihnen geholfen, sich besser und wohler zu fühlen, so dass Ihr Selbstvertrauen und Selbstwertgefühl nachhaltig davon profitiert haben? Haben Diäten Ihnen geholfen, ein gesundes Verhältnis zum Essen zu entwickeln und das ewige innere Gerede über Ernährung und Essen für immer abzustellen? Die Wahrheit ist, dass kommerzielle Diäten solche Veränderungen nur selten bewirken. Es gibt in der Welt so viele Menschen, die mit ihrem Aussehen unglücklich sind, die sich zu dick fühlen und oft daran verzweifeln, und es gibt noch viel mehr Menschen, die auf der Suche nach der »Wunderkur« eine Diät nach der anderen ausprobieren – alles erfolglos. Diese einfachen, aber oft ignorierten Wahrheiten anerkennen zu können, ist nur eine der vielen positiven Folgen davon, Achtsamkeit zu üben; sie ist der allererste Schritt dabei, die Art und Weise zu verändern, in der Sie sich zum Essen und zu Ihrem eigenen Körper in Beziehung setzen.

Der Zehntagesplan

Wenn Sie dem Zehntagesplan der *Headspace*-Diät folgen, können und *werden* Sie wahrscheinlich echte, belegbare Veränderungen erleben. Bei manchen wissenschaftlichen Versuchen hat das Achtsamkeitstraining schon nach fünf

Tagen signifikante Veränderungen zum Guten gebracht. Gleichwohl wäre es unrealistisch, davon auszugehen, dass die Einstellungen, Überzeugungen und Gewohnheiten eines ganzen Lebens sich in gerade mal einer Woche grundlegend verändern lassen. Würde ich das Gegenteil behaupten, wären Sie zu Recht skeptisch. Es dauert schon ein wenig länger, bis es zu grundlegenden Veränderungen kommt. Aber irgendwie muss alles ja mal anfangen. Achtsamkeitstraining ist eine Wegstrecke, und der Zehntagesplan ist der Beginn dieser Reise.

Wie Sie sehen werden, ist die *Headspace*-Diät letztlich ein Lebensstil und kein Patentrezept für ein vorübergehendes Problem. Und weil es ein so subtiler, müheloser und raffinierter Essplan ist, wird er wohl nicht einmal als »Plan« wahrgenommen werden. Es geht vielmehr einfach darum, *was Sie tun, wie Sie leben und wie Sie sind.* Und ist das nicht ein Ziel für jeden von uns, man selbst zu sein – glücklich damit, wie man ist, fokussiert auf die eigene Gesundheit, das eigene Glück und das Wohlergehen des eigenen Umfelds, statt auf den Kaloriengehalt der nächsten Mahlzeit?

Der im 9. Kapitel skizzierte Zehntagesplan ist dazu gedacht, Ihnen das Konzept des achtsamen Essens nahezubringen, Sie aktiv zu machen, in Bewegung zu bringen und sicherzustellen, dass Sie bei der Art, wie Sie essen, wie Sie sich zu Nahrungsmitteln und zu Ihrem eigenen Körper in Beziehung setzen, echte Veränderungen erkennen können. In diesem Sinne enthält das vorliegende Buch alles, was Sie je benötigen werden, um zu wissen, wie man achtsam *lebt* und *isst.* Wenn Sie die zehn Tage dann hinter sich haben, kann es durchaus sein, dass Sie auch längerfristig noch gern Unterstützung hätten. Darum sollten Sie sich auf jeden Fall auch auf der Website von *Headspace* umsehen. Dort finden Sie zusätzliche Angebote für Wegweisung, Inspiration und Hilfe.

Lassen Sie uns also gleich damit beginnen, wieder Freude beim Essen zu empfinden. Wir wollen den Körper an sein natürliches Vermögen erinnern, an seine eigene, naturgegebene Fähigkeit, das Idealgewicht und die Idealfigur zu regeln – in Ihrem ureigensten Interesse! Lassen Sie uns einen Weg finden, mit all dem ungesunden Nachdenken über das Essen aufzuhören, und uns stattdessen eine neue Perspektive anzueignen. Lassen Sie uns einen Weg finden, diese überwältigenden Gefühle, die uns so total in Anspruch nehmen können, einfach auszuschalten. Einen Weg, mit dem Menschen, der wir sind, und mit unserem Aussehen entspannt umzugehen und mit uns selbst im Reinen zu sein. Lassen Sie uns Schluss machen mit den endlosen Jo-Jo-Diäten, bei denen es immer nur um kurzfristige Perspektiven und extreme Regeln geht. Wir wollen einen nachhaltigen, ausgewogenen und gesunden Weg zum Essen finden. Und wir wollen – was keineswegs am unwichtigsten ist – unbedingt den Kopf frei bekommen beim Gedanken daran, wie wir essen, wie wir aussehen und wie wir leben.

1.

Der erste Gedanke ans Essen

Essen und der Kopf

Wie oft denken Sie daran? Ans Essen natürlich. Ganz im Ernst, wie oft denken Sie an einem bestimmten Tag ans Essen oder an die Auswirkungen des Essens auf Ihren Körper? Nicht nur, was Sie essen wollen, sondern auch, was Sie in der Vergangenheit gegessen haben oder in Zukunft zu essen planen? Und zählen Sie dabei bitte auch jene Male mit, wenn Sie sich wünschen, etwas Bestimmtes damals *nicht* gegessen zu haben, und auch, was Sie in Zukunft *nicht* mehr essen wollen. Und nun rechnen Sie bitte auch noch alle Gedanken hinzu, die Sie sich jemals über das Bild Ihres Körpers und Ihr Aussehen gemacht haben. Dazu gehört jeder Gedanke, in dem Zufriedenheit darüber zum Ausdruck kommt, wie Sie aussehen, aber auch jeder Gedanke, mit dem Sie sich wünschen, Sie sähen ganz anders aus. Diese Zahl hat man nicht sofort parat, ich weiß. Aber wie viele Gedanken kommen Ihrer Meinung nach pro Tag so zusammen?

Die Forschungsergebnisse zu dieser Frage variieren, aber der Tenor ist, dass die Zahl der Gedanken, welche die Leute allein zum Thema Essen Tag für Tag haben, bis zu zweihundert betragen kann. Ich, der ich für dieses Buch auch viel geforscht habe, meine allerdings, dass die Zahl deutlich höher liegt, zumal wenn auch Gedanken zum körperlichen Aussehen mitgezählt werden. Bei vielen Menschen gilt der erste Gedanke am Morgen dem Essen und der letzte am Abend dem Bild vom eigenen Körper. Wie Buchdeckel umschließen diese Gedanken den Tag – und am Tag kommen dann Essgelüste hinzu und der Widerstand dagegen, Gefühle des Wohlgefallens und des Unbehagens, Gefühle der Befriedigung und Schuldgefühle. Man kann sich in der Tat nur schwer vorstellen, dass irgendein anderes Thema mehr Platz in unserem Kopf beansprucht, mehr wertvollen *Headspace*. Das soll natürlich nicht heißen, dass es grundsätzlich falsch ist, Tagträumen von Schokoladenkuchen nachzuhängen; nein, das ist eigentlich ganz normal. Nur wenn man den Abschweifungen des Geistes nichts entgegensetzt, kann man auf Abwege geraten, die man später vielleicht bedauert. Übrigens, falls Sie sich jetzt fragen, welche anderen Bewerber es denn noch für die Spitzenposition bei alltäglichen Gedanken gibt: Frauen denken, wie sie zu Protokoll geben, offenbar doppelt so oft ans Essen wie an Sex. Bei den Männern ist der Vorsprung nicht ganz so groß, aber auch bei ihnen stehen Gedanken ans Essen noch knapp an der Spitze, wenn sämtliche Gedanken im Laufe eines Tages gezählt werden.

Im Lauf der Jahre wurde öffentlich ein immens großer Aufklärungs- und Erziehungsaufwand betrieben, um die Frage zu klären, was man essen sollte und was nicht, welche Nahrungsmittel gesund sind und welche nicht. Das ist gut, und jeder sollte über diese Informationen verfügen. Zugegeben, diese Informationen sind oft nicht unumstritten. Das »Supernahrungsmittel«, das in der einen Woche als krebsvorbeugend, fruchtbarkeitsfördernd und dem Fett-stoffwechsel dienlich in den Himmel gehoben wird, kann schon bald darauf in Verruf geraten, weil es möglicherweise doch Krebs verursacht, zu Unfruchtbarkeit und Fettsucht führt. Aber im Großen und Ganzen wissen die meisten von uns, was wir essen müssen, um gesund zu bleiben, nicht wahr? Wir kennen die Regeln, wissen, welche Nahrungsmit-tel gute Gesundheit fördern und welche, im Übermaß ge-nossen, gewöhnlich zur Gewichtszunahme, zu Fettsucht, hohem Blutdruck und Herzerkrankungen führen.

Und doch wird nichts anders. Die Zahl der Menschen mit Übergewicht steigt weiter, die Zahl der Fettsüchtigen auch, die Zahl der Menschen, die an Herz-Kreislauf-Erkrankun-gen leiden, ebenfalls, und das Gleiche gilt für Diabetes, Ess-störungen, Allergien, Unverträglichkeiten und alle Zwi-schenstufen der genannten Leiden. Warum ist das so, und was kann man dagegen tun? Eingangs gilt es vor allem zu erkennen, dass der Ausgangspunkt für Übergewicht, sofern diese Menschen die Wahl haben (was man leider nicht von allen Teilen der Bevölkerung sagen kann), nicht die Nah-rungsmittel selbst sind. Natürlich spielt das Essen eine wichtige Rolle, aber die Entscheidung, was wir zu uns neh-men, trifft unser Kopf, gelenkt von Gedanken und Gefüh-len. Wir mögen durch eine ganze Palette von Faktoren *be-einflusst* sein, aber die Entscheidung, dieses spezielle Nah-rungsmittel zu wählen und nicht jenes, entspringt einem Gedanken, einem Gefühl und dem Willen, diesem Gedan-ken und/oder Gefühl nachzugeben.

Das soll Sie jetzt natürlich nicht veranlassen, sich dafür, wie Sie essen oder aussehen, schwere Vorwürfe zu machen. Der Geist eines Menschen ist eine mächtige Instanz, und wenn er nicht trainiert ist, bleibt er ein Sklave der Gefühle und Gewohnheiten, die überwältigend sein können. Also denken Sie bitte daran, hier geht es nicht um gegen sich selbst oder andere gerichtete Vorwürfe. Es geht vielmehr um den Versuch, die Wurzeln des Problems zu verstehen, damit Sie selbst die Grundlagen und Bedingungen für positive Veränderungen in der Zukunft schaffen können. Das Essen ist einfach das *Objekt* der Faszination und Ablenkung, nicht die *Ursache*. Für sich genommen hat es keine reale Macht; es wartet nur darauf, gegessen zu werden (oder auch nicht). Die Entscheidung, ob Sie essen, treffen letztlich ganz allein Sie. Und das ist wichtig. Denn wenn *Sie* die Entscheidung treffen, haben auch *Sie* die Freiheit und das Potenzial, mit sich selbst glücklich zu sein, so wie Sie sind und wie Sie aussehen, mit einem Körpergewicht, das bequem, natürlich und für Sie passend ist.

Die Prozesse, die in Ihrem Kopf ablaufen, sind erstaunlich geradlinig. Allerdings läuft im Normalfall alles so schnell ab, dass wirklich keine Zeit ist, sich dieser Prozesse bewusst zu werden. Die physische Handlung, nach dem Essen zu greifen und es in den Mund zu stecken, läuft nicht zufällig ab. Damit Ihre Hand das Extrastück Pizza, den Becher Eiscreme oder das Glas Wein anfassen kann, benötigt sie ein Signal aus Ihrem Gehirn. Dieses Signal kann von Gedanken, Gefühlen oder Sinneswahrnehmungen ausgelöst worden sein, und der genaue Ursprung ist letztlich auch egal. Entscheidend ist, dass wir genug Platz im Kopf und Klarheit schaffen, um sicherzustellen, dass wir diesem Impuls zu essen nicht unbedingt folgen. Doch, die Frage sei noch einmal erlaubt, warum geschieht das Ganze überhaupt? Warum *tun* wir, was wir so verzweifelt vermeiden wollen? Und warum fühlen wir uns so oft macht- und hilflos, dem Drang eines vorübergehenden Gefühlsimpulses nachzugeben?

Achtsamkeit als Lebensstil

Um all diese Fragen beantworten zu können, müssen wir unsere Gedanken klar verfolgen können. Wir müssen imstande sein, zu erkennen und zu verstehen, was da abläuft, und dann unsere Einstellung dazu von Grund auf ändern. Darum ist die Praxis oder die Technik der Achtsamkeit so wichtig, wenn Sie ein gesundes Verhältnis zum Essen, zu Ihrem Körper und zu Ihrem Gewicht bekommen wollen. Achtsamkeit erlaubt Ihnen, jedem Problem auf den Grund zu gehen und dann die passenden Maßnahmen zu ergreifen (oder manchmal, wenn das besser ist, auch gar nichts zu tun), statt abzuwarten, bis Sie wieder Ihren Einkaufskorb mit ungesunden Lebensmitteln gefüllt haben und mit sich selbst ins Gericht gehen, um den Kauf letztlich doch noch zu vermeiden.

Wie ich schon in der Einleitung gesagt habe, kann man sich Achtsamkeit am leichtesten als geistige Präsenz vorstellen – ganz in der Gegenwart leben und alles konzentriert und mit vollem Engagement erledigen. Ich bin sicher, die praktische Umsetzung dieser Einstellung ist Ihnen manchmal auch schon gelungen – vielleicht sogar, als Sie ein besonders feines Essen genossen haben. Das Gute an der Achtsamkeit, ganz gleich in welcher Situation, ist wahrscheinlich das Verstummen der lästigen Stimmen im Hintergrund, ganz zu schweigen von der ausbleibenden Selbstkritik. Auch wenn dieser Zustand der Achtsamkeit nur selten oder eher zufällig zustande kommt, fast jeder hat ihn schon einmal erfahren und wohl auch ganz eigene Worte, um diesen Zustand zu beschreiben. Ob es nun ein Gefühl ist, festen Boden unter den Füßen zu haben, entspannt und gelassen zu sein, ganz im Augenblick zu leben oder gar »in der Zone« zu sein, es ist jedes Mal einfach ein anderes Wort für dieselbe Sache – das intensive Erleben des Augenblicks.

Im Wesentlichen sprechen wir über das entspannte Leben im Hier und Jetzt. Das klingt doch gut, oder? Doch wie oft erleben Sie das? Und wenn Sie solche Momente hin und wieder erleben, dann treten diese vielleicht ziemlich unvorhersehbar auf. Wäre es nicht schön, wenn Sie das Hier-und-Jetzt-Erlebnis zur Standardeinstellung Ihres Lebens programmieren könnten? Wäre es nicht eine Erleichterung, wenn Sie Ihren Körper akzeptieren könnten und einen gesunden Respekt vor dem Essen hätten – und wenn Sie sich obendrein noch auf Ihr Idealgewicht, Ihre Idealgröße und Ihre Idealfigur zubewegten?

Viele Menschen streifen gedankenverloren durch ihr ganzes Leben. Eine neuere medizinische Studie, veröffentlicht von der Harvard University, berichtet, bei den Teilnehmern der Studie wanderten die Gedanken fast die Hälfte der Zeit unstet umher. Nehmen Sie sich einen Augenblick Zeit, um zu überlegen, wie viel Zeit Sie in Gedanken versunken verbringen: 20 Prozent des Tages? 50 Prozent? 80 Prozent? Das unkonzentrierte Wandern der Gedanken nimmt indirekt Einfluss auf die Tätigkeit des Essens. Es ist zwar völlig in Ordnung, die Gedanken dann und wann schweifen zu lassen, aber wenn wir uns eifrig den Mund vollstopfen, während wir unseren Gedanken nachhängen, und nicht darauf achten, wie viel wir essen, und manchmal sogar, *was* wir essen, kann das durchaus dazu führen, dass wir am Ende mit unserem Aussehen nicht glücklich sind.

Da liegt die Versuchung nahe, gleich richtig loszulegen und umgehend mit Achtsamkeit zu essen. Denn wenn uns Acht*losig*keit zu schlechten Entscheidungen führt, dann führt Acht*sam*keit zweifellos zu geistiger Präsenz, die das

Treffen richtiger Entscheidungen erst ermöglicht. Doch nun müssen Sie noch wissen, wie Achtsamkeit am besten praktiziert werden sollte. Es ist zwar möglich, Achtsamkeit auch beim Essen oder bei jeder anderen Tätigkeit zu erlernen, aber das ist keineswegs die einfachste oder wirksamste Art und Weise. Wenn man geistig präsent sein will, zählt vor allem die Gewohnheit, und das Geheimnis, dahin zu kommen, besteht darin, jeden Tag zehn Minuten lang eine kurze, Achtsamkeit einübende Meditation zu praktizieren – ungestört und konzentriert. In unserem Institut Headspace nennen wir diese Übung *10-für-mich* (Take 10). Sie ist leicht zu erlernen und absolut machbar – selbst für jene, die im Alltag sehr beansprucht sind.

Übrigens, für den Fall, dass »Meditation« für Sie verdächtig klingt und Sie daher versucht sind, die folgenden Seiten zu überspringen, sollten Sie wenigstens folgende kurze Ausführung noch lesen: 1994 begann das National Institute of Health der USA ein Forschungsprogramm mit dem Titel »National Weight Control Registry« (NWCR, Nationale Erfassung der Gewichtskontrolle). Im Rahmen dieses Programms sollten die gemeinsamen Merkmale einer Gruppe von Menschen untersucht und erfasst werden, die erfolgreich abgenommen hatten und denen es anschließend gelungen war, ihr Gewicht zu halten. Dieser wissenschaftlichen Studie zufolge haben die erfolgreichen Teilnehmer viele Verhaltensweisen gemein. Erstens essen sie kalorien- und fettarme Kost und lassen ihr Frühstück so gut wie niemals ausfallen. Auch sind sie körperlich sehr aktiv, fast eine Stunde pro Tag (meistens beim Walken). So weit, so gut, so erwartbar. Was Sie jedoch überraschen wird, ist, dass »fast jeder«, der erfolgreich abnahm und das niedrige Gewicht halten konnte, auch – und ich zitiere erneut – »ein meditatives Element« in sein Leben integriert hatte. Typischerweise war es darum gegangen, Stress abzubauen und das Verlangen nach etwas unter Kontrolle zu bekommen, die Stimmung oder die Schlafqualität zu verbessern – alles Schlüsselfaktoren für erfolgreiches Abnehmen. Wenn also Achtsamkeitstraining oft als der Rolls-Royce unter den Meditationstechniken beschrieben wird und *10-für-mich* weithin als eine der leichtesten Möglichkeiten gilt, diese Technik zu erlernen, dann erscheint die Idee, eine einfache Übung wie diese jeden Tag durchzuführen, durchaus sinnvoll. Angesichts der neueren klinisch-wissenschaftlichen Entdeckungen zur Achtsamkeit wäre es sogar verrückt, auf Übungen wie *10-für-mich* zu verzichten.

Meditation als eine Form der Unterstützung

Was für eine Person taucht vor Ihrem inneren Auge auf, wenn Sie das Wort »Meditation« lesen? Ein Ökofreak? Ein Vegetarier? Ein Hippie? Ein Yoga-Freak? Oder vielleicht ein kahl geschorener Mönch in einer Einsiedelei im Himalaja? Dies sind nur einige der vielen Möglichkeiten, wie Meditation im Westen oft dargestellt und gesehen wird. Doch zum Glück ändert sich das gerade, und zwar ziemlich schnell. Auf Achtsamkeit abzielende Meditation wird von Medizinern ernst genommen, gründlich erforscht und in Großbritannien schon seit vielen Jahren vom National Institute for Health and Clinical Excellence (NICE) empfohlen. Heute befassen sich Neurowissenschaftler auf der ganzen Welt damit. Auch in den populären Medien ist schon viel darüber berichtet worden.

Die *Traditionen* der Meditation sind vielfältig und weisen große Unterschiede auf, aber fast alle Meditationstechniken haben *etwas* gemeinsam: Sie zielen darauf ab, innere Ruhe zu erlangen und gedankliche Klarheit zu stärken. Fragen Sie sich doch einmal, wie oft Sie innere Ruhe in Ihrem Leben haben. Wie ist es um diese Ruhe bestellt, wenn es ums Essen geht? Wie viel Klarheit haben Sie in Ihrem Leben? Wie viel Klarheit herrscht in Ihrem Kopf bei der Frage, warum Sie so essen, wie Sie essen? Ich denke mal, Sie hätten ganz bestimmt gern mehr von beidem – Ruhe *und* Klarheit, zumal wenn das Fehlen von Ruhe oder Klarheit (oder von beidem) beim Essen zu falschen Entscheidungen führt?

Darum sollten Sie beim Stichwort Meditation nicht an eine Reise mit religiösem Touch oder an eine mystische Erfahrung denken (es sei denn, Sie sind entsprechend veranlagt). Vielmehr ist es in unserem Zusammenhang sinnvoll, Meditation als Basis möglichst günstiger Bedingungen für das Erlernen von Achtsamkeitstechniken zu sehen, damit ein gewisses Maß an innerer Ruhe und Klarheit in Ihrem Leben Einzug halten kann. Die Übung *10-für-mich* (Take 10) wird im Zentrum Ihres Plans für achtsames Essen stehen; sie bildet den roten Faden, der alles durchzieht. Wenn es um Achtsamkeit geht, spielt, wie schon gesagt, Gewohnheit eine wichtige Rolle, und *10-für-mich* ist der schnellste und beste Weg, mit Gegenwärtigkeit vertraut zu werden und die geistige Präsenz zu stärken. Was spricht eigentlich dagegen, diese kurze Übung gleich jetzt einmal auszuprobieren, damit Sie ein Gefühl dafür bekommen, was es heißt, eine Pause einzulegen und die vielen Gedanken im Kopf einfach mal Gedanken sein zu lassen?

Headspace-Übung: Kurzmeditation

1. Setzen Sie sich bequem auf einen Stuhl. Lassen Sie die Hände ganz ruhig im Schoß liegen oder auf den Oberschenkeln oder auf den Armlehnen, falls der Stuhl welche hat, oder so, wie es für Sie am bequemsten ist. Dann atmen Sie ein paar Mal richtig tief durch die Nase ein und durch den Mund wieder aus. Nach höchstens drei Atemzügen erlauben Sie Ihrem Körper, in seinen normalen Atemrhythmus zurückzufallen und durch die Nase ein- und auszuatmen.

2. Legen Sie, ohne Ihre Gedanken zu unterbrechen, eine Hand auf den Bauch und achten Sie auf das leichte Heben und Senken des Brustkorbs beim Atmen. Bemühen Sie sich, ganz normal zu atmen, und folgen Sie einfach dem natürlichen Atemrhythmus, ganz egal, wie er sich zeigt. Konzentrieren Sie sich vollkommen auf dieses Gefühl des Hebens und Senkens.

3. Nach einer gewissen Zeit werden Ihre Gedanken infolge spontaner Einfälle wahrscheinlich zu wandern beginnen. Sobald Sie merken, dass sie abschweifen, lenken Sie sie zum Gefühl des Hebens und Senkens zurück. Wenn es Ihnen beim Aufrechterhalten der Konzentration hilft, können Sie auch die Atemzüge zählen. Zählen Sie beim Heben eins, beim Senken zwei, dann drei, vier und so weiter bis zehn. Versuchen Sie mal, die Zehn zu erreichen, ohne sich von einem Gedanken ablenken zu lassen und ohne sich so intensiv zu konzentrieren, dass es unbequem wird. Versuchen Sie es mehrmals nacheinander.

Wie war das? Sind Ihre Gedanken viel umhergewandert oder nur ein bisschen? In diesem Stadium ist es allerdings noch ziemlich egal, wie sehr Sie Ihre Gedanken unter Kontrolle haben. Es gibt hier keine falschen oder richtigen Antworten. Manche Menschen finden, dass ihr Geist gedanklich unglaublich aktiv ist, wenn sie diese Übung zum ersten Mal versuchen. Lassen Sie sich also nicht entmutigen, wenn es auch bei Ihnen so war. In Kapitel 7 werde ich Sie mit der Übung *10-für-mich* vertraut machen und Ihnen zeigen, wie Sie Ihren Geist mühelos zur Ruhe bringen können.

In unserem Institut Headspace haben wir inzwischen Zehntausenden dabei helfen können, das Meditieren zu erlernen. Die meisten hatten nie zuvor etwas Derartiges versucht, und viele waren sich nicht sicher, ob sie so etwas überhaupt können. Ehe sie dann doch einen Anfang wagten, sagten sie, sie seien geistig viel zu aktiv, um meditieren zu können, sie hätten in ihrem Tagesablauf keine Zeit dafür. Ja, es hieß sogar, sie seien zu *gestresst,* um zu meditieren! Doch alle, die sich dann einfach hinsetzten und es ausprobierten, die sich jeden Tag zehn Minuten Zeit nahmen, sagten anschließend, das Vorher und das Nachher seien deutlich unterscheidbar. Nach ihren Aussagen fühlten sie sich ruhiger, geerdeter, besser in der Lage, vernünftige Entscheidungen zu treffen, und das mit größerer Klarheit. Für viele ist die Meditation inzwischen zum festen Bestandteil ihres täglichen Lebens geworden.

Wer an die auf Achtsamkeit abzielende Meditation richtig herangeht, der kann es auch – wirklich jeder. Es geht ja nicht nur um eine Technik, sondern auch um das Verständnis der Prozesse, die bei der Meditation im menschlichen Geist ablaufen. Kurz, es ist die sorgfältigste Art und Weise, sich eigenen Gedanken und Gefühlen zu widmen, wenn sie aufkommen. Zugleich geht es darum, dieses neu errungene Bewusstsein in Ihr Alltagsleben zu integrieren, in Ihre Aktivitäten, Ihre Arbeit, Ihre Beziehungen zu Freunden und Familie und generell zu allen Menschen in Ihrem Umfeld. Darum beachten Sie bitte – selbst wenn Sie schon häufig versucht haben sollten zu meditieren – unbedingt die Ratschläge, die im vorliegenden Buch gegeben werden, und nehmen Sie sich überdies die Zeit, auch die *Headspace*-Website zu besuchen. Sie ist ein einzigartiges Hilfsmittel zum Erreichen eines noch tieferen Verständnisses, wie Sie auf dem Weg zu Ruhe und Klarheit in Ihrem Leben immer weiter vorankommen können. Und zwar nicht nur beim Essen, sondern in *allen* Aspekten Ihres Lebens.

Achtsamkeit beim Essen

Wenn Achtsamkeit heißt, ganz in der Gegenwart zu leben, und wenn *10-für-mich* der beste und leichteste Weg ist, sich diese Lebensweise zur Gewohnheit zu machen, dann ist achtsames Essen nichts anderes als die Anwendung von Achtsamkeit auf Nahrungsmittel, Körperbild und Gewichtsverlust. Doch bevor ich nun achtsames Essen in allen Einzelaspekten erkläre, probieren Sie bitte erst mal eine kleine Übung aus. So bekommen Sie am ehesten ein Gespür dafür, wie die Technik tatsächlich »schmeckt«.

Nehmen Sie ein Stück Schokolade oder irgendetwas, das Sie besonders gerne essen und bei dem Sie sich normalerweise zügeln müssten, um nicht gleich alles auf einmal zu verspeisen. Das können Kekse sein, ein Stück Kuchen, Knabbergebäck, Chips, ein Stück Käse – am besten aber etwas, das einen starken Eigengeschmack hat. Damit der Text nicht zu kompliziert wird, spreche ich im Folgenden nur von Schokolade. Doch was ich sage, gilt unverändert für alles, was Sie sich selbst ausgewählt haben. Essen Sie die

Schokolade jetzt so, als wäre es das allererste Stück Schokolade, das Sie je probieren konnten – und zugleich auch das letzte, das Sie je bekommen werden. Kurz gesagt: Genießen Sie es in vollen Zügen!

Headspace-Übung: Achtsames Essen

1. Atmen Sie, bevor Sie die Schokolade in die Hand nehmen, ein paar Mal tief durch die Nase ein und durch den Mund wieder aus – gerade genug, um Ihren Körper und Geist ein wenig zur Ruhe zu bringen. Lassen Sie alles, was Sie gerade tun, einen oder zwei Augenblicke lang liegen und sorgen Sie dafür, dass nichts Sie ablenken kann. Das gilt für Musik genauso wie für Fernseher oder Handy. Jetzt sind nur noch Sie und die Schokolade auf der Welt.

2. Nehmen Sie sich einen Augenblick Zeit, die Schokolade zu betrachten. Woher kommt sie? Was ist darin enthalten? Versuchen Sie, sich die unterschiedlichen Zutaten in ihrer jeweils natürlichen Umgebung bildlich vorzustellen, einschließlich der Menschen, die die Kakaobohnen angebaut haben könnten.

3. Halten Sie, bevor Sie mit dem Verzehr beginnen, einen Augenblick inne, um festzustellen, ob vielleicht Ungeduld im Spiel ist, so dass Sie die Schokolade so schnell wie möglich essen wollen. Stellen Sie fest, ob Ihnen bei dem Gedanken, die Schokolade zu essen, Gefühle des Vergnügens und der Erregung kommen oder Schuldgefühle und Unbehagen.

4. Packen Sie die Schokoladentafel ganz langsam aus und nehmen Sie sich gut eine Minute Zeit, um sie mit Augen, Nase und Händen zu erkunden. Schauen Sie sie aus der Nähe an, schnuppern Sie sorgfältig daran und berühren Sie sie anschließend, um zu erfahren, wie sie sich anfühlt.

Ändern sich dabei Ihre Gefühle? Werden einige intensiver, andere weniger intensiv?

5. Nun sind Sie bestens darauf vorbereitet, die Schokolade zu schmecken. Nehmen Sie einen kleinen Bissen (oder stecken Sie, wenn es um kleine Einheiten geht, das Ganze in den Mund) und versuchen Sie, der Versuchung zu widerstehen, die Schokolade zu *kauen*. Stellen Sie fest, wie sie sich im Mund anfühlt, welche Temperatur und Konsistenz sie hat. Vergegenwärtigen Sie sich auch den Geschmack: Ist er süß, bitter, cremig oder wie sonst? Versuchen Sie die Schokolade im Mund schmelzen zu lassen, indem Sie sie sanft mit der Zunge umherbewegen.

6. Wenn die Schokolade schmilzt, lehnen Sie sich in Ihrem Stuhl zurück und genießen Sie den Augenblick. Denken Sie zurück, würdigen Sie ihn, schmecken und genießen Sie ihn!

Wie war's? Sie haben wahrscheinlich nicht damit gerechnet, dass Schokoladenessen Teil Ihres Zehntagesplans sein würde, aber in Maßen genossen ist keine Köstlichkeit wirklich schädlich. Und was fast alle hinterher sagen, wenn sie diese Übung absolviert und sich die erforderliche Zeit genommen haben: Während sie normalerweise gedankenlos ein Stück nach dem anderen heruntergeschlungen hätten, sei der Grad der Befriedigung merklich gestiegen, sobald sie sich in Ruhe und achtsam dem Vorgang des Essens gewidmet hätten. Das heißt letztlich nichts anderes, als dass, statt zwanghaft immer weiteressen zu müssen, ein einziges Stück schon vollauf genügen kann.

Bedenken Sie bitte auch, dass Sie eine neue Fertigkeit erlernen. Darum sollten Sie sich keine Sorgen machen, wenn es nicht gleich auf Anhieb klappt. Denn genau darum geht es ja bei einem Zehntagesplan oder auf der ganzen *Headspace*-Reise: Man braucht Zeit, um Neues zu erlernen, ganz gleich worum es geht, und da ist auch das achtsame Essen keine Ausnahme. Wenn Sie es dann aber gelernt haben, haben Sie ein unentbehrliches Hilfsmittel für Ihr Leben gewonnen. Lassen Sie sich nicht durch das langsame Esstempo beirren, zu dem Sie in der soeben absolvierten Übung ermutigt wurden. Auch eine schnelle Mahlzeit kann man genauso achtsam zu sich nehmen. Nur fällt es den meisten Menschen leichter, wenn sie die Dinge beim Erlernen zunächst etwas verlangsamen. Ob Sie daran glauben oder nicht, das Essen wird dadurch wesentlich befriedigender und genüsslicher.

Hat Sie an dieser Übung etwas überrascht? Unterschied sie sich deutlich von der Art, wie Sie sonst essen? Wie war es, ohne Ablenkung zu essen – ohne Fernsehen, Handy, Zeitschriftenlektüre, Buchlektüre, Internet? Und wie war es, ganz allein zu essen, ohne gleichzeitig mit anderen zu reden? Haben Sie Abstufungen Ihres Hungers bemerkt? Haben Sie zur Kenntnis genommen, welche Emotionen im Spiel waren? Ist Ihnen an der Schokolade irgendetwas aufgefallen, das Sie nie zuvor bemerkt haben – am Geruch, am Erscheinungsbild oder am Geschmack? Seltsamerweise kommen manche Menschen bei dieser Übung gar nicht mehr zum Essen, weil sie das Stück oder den Brocken nach genauerer Betrachtung nicht mehr in den Mund stecken wollen. Es ist zwar nicht Ziel dieser Übung, doch wenn Sie auf diese Weise davon abgehalten werden, industriell verarbeitete und übermäßig verfeinerte Nahrungsmittel zu sich zu nehmen, ist das vielleicht gar keine so schlechte Idee.

Wir haben uns von unseren Lebensmitteln so weit entfernt, dass wir in den Supermarkt gehen und Packungen mit zubereitetem Salat, ästhetisch einwandfreies Obst, keimfrei verpackte Fleisch- oder Fischstücke oder Gemüsekonserven kaufen – was wir eben von Kindheit an zu essen gewohnt sind. Diese gelten als »gute« Nahrungsmittel. Oft wissen wir nicht einmal, warum wir so einkaufen, wie wir einkaufen; es ist die reine Gewohnheit – etwas, das wir schon immer so gemacht haben. Nur selten wissen wir, woher unsere Nahrungsmittel kommen oder welche Zutaten bei der Herstellung des Fertigprodukts hinzugefügt wurden. Solche Einzelheiten haben vielleicht keine unmittelbar erkennbare Bedeutung für den Umfang Ihrer Taille, doch sie spielen, wie Sie im vorliegenden Buch noch sehen werden, trotzdem eine entscheidende Rolle.

So gehört zum achtsamen Essen zwar die simple Aufgabe, beim Essen präsent, konzentriert und entspannt zu sein, doch eigentlich umfasst achtsames Essen viel mehr. Wenn Sie nämlich Ihren Blick auf die Vorstufen lenken, lässt sich leicht erkennen, dass das Potenzial zur Veränderung beim Essen schon wesentlich früher beginnt. Nämlich dann, wenn Sie Lebensmittel in die Hand nehmen, Mahlzeiten zubereiten, also schon beim Kochen oder Einkaufen. Es beginnt, wenn Sie sich hinsetzen und einen Einkaufszettel schreiben und wenn Sie auf der Grundlage von Wünschen, Gewohnheiten oder unter dem subtilen Einfluss der Werbung für Sonderangebote Einkaufsentscheidungen treffen. So weit müssen wir also zurückgehen, um unsere ersten Gedanken zum Essen zu entdecken; hier entstehen die Gefühle, die uns dazu verführen, etwas zu essen, von dem wir dann wünschen, wir hätten nicht so viel davon gegessen.

Wie Sie am meisten von diesem Buch profitieren können

Wie können Sie den größten Nutzen aus diesem Buch ziehen – so dass es Ihnen wirklich gute Dienste leistet, nicht nur für zehn Tage, sondern für den Rest Ihres Lebens? Wie wollen Sie wieder in Form *kommen* und in Form *bleiben* – endgültig und nicht nur vorübergehend? Dazu im Folgenden ein paar Tipps.

Bestimmen Sie Ihre Motivation

Wenn es um dauerhafte Veränderungen geht, ist Motivation alles. Wenn Ihre Motivation klar definiert ist und Sie genau wissen, warum Sie etwas tun, dann ist die Gefahr, in alte Muster zurückzufallen, deutlich geringer. Manchmal ist unsere Motivation vielleicht ein wenig unscharf. Dann haben wir nur die vage Idee, fit werden, abnehmen oder unsere Figur verändern zu wollen, ohne wirklich eine klare Vorstellung davon zu haben, warum wir das tun, wie wir es erreichen wollen und was genau unser Ziel ist. Deshalb geraten wir oft schon beim ersten Hindernis aus dem Takt oder finden eine Ausrede, um bei der ersten passenden Gelegenheit ganz aufzugeben. Ich denke mal, Sie finden den hier vorgestellten Plan so ansprechend, dass Sie völlig problemlos dabeibleiben und sich an die *Headspace*-Diät halten werden. Gleichwohl sollten Sie sich zu Beginn dieses Programms darüber im Klaren sein, *was* Sie tun, *warum* Sie es tun, was Sie *erreichen* wollen und was Sie für einen *realistischen Zeitplan* halten, um die gewünschten Änderungen herbeizuführen. Wenn es Ihnen hilft, halten Sie diese Punkte bitte schriftlich fest.

Lassen Sie sich inspirieren

In den letzten Jahren sind auf der ganzen Welt mehr als zweitausend wissenschaftliche Artikel über die positiven Auswirkungen von Achtsamkeit geschrieben und in angesehenen medizinischen Fachzeitschriften veröffentlicht worden. Zigtausend weitere Arbeiten warten auf ihre Veröffentlichung. Sie stammen aus renommierten Institutionen, darunter Spitzenuniversitäten wie Yale, Harvard, Princeton, Oxford und Cambridge. Wir bei Headspace arbeiten sogar mit einigen dieser Institutionen direkt zusammen, um das Verständnis für und den Nutzen von Achtsamkeit zu mehren. Schließlich gibt es einen guten Grund für dieses weltweite Interesse: Achtsamkeit wirkt! Ihre Auswirkungen auf viele Bereiche der körperlichen, emotionalen und mentalen Gesundheit konnten gezeigt werden. Es gibt auch schon erste Studien, die deutlich machen, dass Achtsamkeit bei den für Essstörungen und niedriges Selbstwertgefühl verantwortlichen Faktoren genauso wirksam ist. Machen Sie sich dieses Fachwissen zunutze, lassen Sie sich davon inspirieren, vertrauen Sie der Technik, die Sie anwenden, und integrieren Sie das achtsame Essen in Ihren Alltag.

Halten Sie durch

Das klingt selbstverständlich, aber Sie wären erstaunt, wenn Sie wüssten, wie viele Leute mit der Absicht, etwas in ihrem Leben zu verändern, ein Buch kaufen, es lesen und ins Bücherregal stellen, ohne auch nur eines der in dem Buch dargestellten Prinzipien anzuwenden. Und dann gibt es solche, die das Buch wirklich lesen, aber unzufrieden sind, nicht auf Anhieb einhundert Pfund abgenommen zu haben; sie legen das Buch einfach beiseite und brechen das

Programm ab. Und schließlich gibt es noch jene, die das Programm buchstabengetreu befolgen, großartige Ergebnisse erzielen und sich dann aus unerfindlichen Gründen entscheiden, das Ganze einfach sein zu lassen. Der vorliegende Plan wird auch bei Ihnen nur funktionieren, wenn Sie ihn ausprobieren, ihn sich zunutze machen und sich wirklich bemühen, ihn umzusetzen. Es handelt sich um keine konventionelle Diät, aber es kommt auch nicht nur auf Willensstärke an. Darum ist *Meditier dich schlank. Wer den Kopf frei hat, kann besser auf den Bauch hören* ja auch ein praktikabler Plan für Ihr *Leben*.

Werfen Sie Ihre Waage weg

In *Meditier dich schlank* geht es um einen Lebensstil und eine Existenzweise. Wenn Sie diese gefunden haben, werden Sie *weniger* Zeit darauf verwenden, sich auf Ihr Gewicht zu konzentrieren, und mehr Zeit damit verbringen, das Leben selbst zu genießen. Niemand hat je Gewicht beim wiederholten Stehen auf einer Waage verloren (es sei denn, er oder sie hätte extrem lange darauf gestanden, ohne etwas zu essen). Wenn es um die Messung von Körperfett geht, ist eine Waage das falsche Instrument. Sie unterscheidet nicht nach fettloser Muskelmasse, Wasseranteil oder anderen Komponenten, die alle zusammen unser Körpergewicht ausmachen. Wenn Sie sich wirklich dem achtsamen Essen widmen, finden Sie auf ganz natürliche Weise das zu Ihnen passende Körpergewicht. Wann dieses erreicht ist, erfahren Sie allerdings nicht auf der Waage, sondern Sie sehen es auch so. Wichtiger noch, Sie *fühlen* es selbst. Suchen Sie sich also ein neues Hobby anstelle des endlosen Kalorienzählens und ziehen Sie die Waage gleich mit aus dem Verkehr.

Suchen Sie dauerhafte Zufriedenheit

Solange Ihr Glück von Ihrem Brustumfang, vom Maß Ihrer Taille oder von der Größe Ihres Hinterteils abhängt, ist das Leben ziemlich unbefriedigend. Das soll natürlich nicht heißen, dass Sie sich mit Ihrem Aussehen und Ihrer Figur nicht wohl fühlen dürfen – es ist doch toll, wenn Sie Ihre Größe und Ihr Aussehen bewundern können. Aber unsere Größe und Gestalt können sich, wie alles im Leben, jederzeit verändern. Das darauf basierende Glück ist demnach sehr flüchtig und instabil. Deswegen sind ja bei dieser Diät die Teile, die sich der Achtsamkeit und der Meditation widmen, so wichtig. Denn sie unterstützen Sie nicht nur dabei, neue Ernährungsgewohnheiten einzuüben, sondern helfen Ihnen auch, Zugang zu innerer Zufriedenheit und tiefem Glück zu finden, die für Sie immer erreichbar sind, nicht nur vorübergehend – völlig unabhängig von Ihrer Figur, Ihrem Leibesumfang oder Ihrem Gewicht.

Probieren Sie etwas anderes aus

Halten Sie sich ruhig weiterhin an all die guten Ernährungsratschläge, die Sie in der Vergangenheit erhalten haben, aber lassen Sie bitte umgehend von allen alten Vorstellungen ab, die Ihnen schnelles Abnehmen mit einer Wunderdiät versprechen. Wenn solche Patentrezepte wirklich wirksam wären, hätten sie Ihnen schon längst geholfen, und der Diätindustrie ginge es schon lange nicht mehr gut. Jo-Jo-Diäten gehören nicht zu einem gesunden, zielgerichteten Lebensstil, und es bringt auch nichts, jede einzelne Kalorie auf Ihrem Teller zu zählen. Vergessen Sie also diese alte Denkweise und versuchen Sie stattdessen, Ihr Idealgewicht durch ein neues, *gesundes* Verhältnis zum Essen zu finden. Es geht in *Meditier dich schlank* nicht darum, *was* oder *wie viel* Sie essen (wenngleich beides durchaus bedeutsam ist), sondern *wie* Sie essen. Es geht um Ihr *Verhältnis* zum Essen und darum, wie dieses Ihre Ernährung *beeinflusst*.

Vergessen Sie die Selbstvorwürfe

Wir alle können Ausflüchte dafür finden, warum wir so sind, wie wir sind, warum wir so aussehen, wie wir aussehen, und warum wir so essen, wie wir essen. Vorwürfe sind dann schnell bei der Hand, ob sie sich nun gegen uns selbst oder andere richten. Doch solche Vorwürfe sind völlig unproduktiv. Sie können weder Ihre Figur verändern noch Ihr Idealgewicht damit erreichen, anderen die Schuld am Jetzt-Zustand zu geben. Vorwürfe bestärken nur negative Gedankenmuster, und damit bleiben Sie genau dort stecken, wo Sie sich festgefahren haben. Schließen Sie lieber – ganz gleich was in der Vergangenheit getan oder versäumt wurde, ganz gleich was in der Vergangenheit gesagt oder nicht gesagt wurde, ganz gleich was Sie in der Vergangenheit gedacht oder nicht gedacht haben – einen Pakt mit sich selbst. Lassen Sie all das hinter sich. Lassen Sie es dort, wo es hingehört: in der Vergangenheit. Eben darin liegt die Schönheit der Meditation. Sie zeigt Ihnen, wie Sie loslassen können. Achtsames Essen und Achtsamkeit überhaupt zeigen Ihnen, dass Sie die Freiheit besitzen, genau so zu sein, wie Sie sein wollen, ohne an alte Denkmuster und an das nutzlose Spiel mit Schuldzuweisungen gebunden zu sein, die schon so viele Versuche abzunehmen sabotiert haben.

Akzeptieren Sie, dass Sie sich verändern können

Einige emotionale Muster sitzen so tief, dass sie schon als Teil der eigenen Identität wahrgenommen werden. Dann ist vielleicht die Versuchung groß, das Handtuch zu werfen, bevor es überhaupt richtig losgegangen ist, und sich zu fragen: »Was soll's?« Doch wer so handelt, leugnet eine einfache Tatsache des Lebens: Alles und alle verändern sich ständig. Es konnte wissenschaftlich nachgewiesen werden, dass schon nach nur fünf Tagen Praxis mit einer leicht zu erlernenden, auf Achtsamkeit basierenden Meditationstechnik das mit Selbstkontrolle befasste Gehirnareal signifikant aktiver wird. Und was noch beeindruckender ist: Nach insgesamt elf Stunden Meditation zeigt ebendiese Hirnpartie erste strukturelle *physische* Veränderungen. Vereinfacht gesagt, das Gehirn vernetzt sich neu und beginnt, alte Verhaltensweisen zu verlernen und zu ersetzen. Es geht dabei nicht nur um neue Denkweisen, sondern um die Bereitstellung der richtigen Bedingungen für grundlegende Veränderungen auf Ihrer »Festplatte«.

Hören Sie auf Ihre natürliche Intelligenz

Es gibt in der ganzen Natur nichts Faszinierenderes als den menschlichen Körper. Dessen Fähigkeiten, sich anzupassen, sich zu verändern und zu überleben, sind außergewöhnlich. Und doch meinen wir irgendwie immer, wir müssten in seine Regulierungsmechanismen eingreifen. Statt unsere Ernährungsgewohnheiten am natürlichen Hunger auszurichten, richten wir sie nach unseren Gefühlen und unserem Selbstbild aus. Doch der Körper weiß, was er braucht; er weiß, was für ein optimales Gewicht und für eine optimale Größe getan werden muss. Wir müssen unsererseits nur wissen, wie man auf ihn hört, auf welche Gefühle wir reagieren müssen und welche wir besser unbeachtet lassen. Das ist schon das ganze Geheimnis der Achtsamkeit – die Fähigkeit, hinzuhören, zu lernen und der natürlichen Intelligenz von Körper und Geist zu vertrauen. Wie das geht, zeigt das achtsame Essen.

Ihr Körper braucht Bewegung

Achtsames Essen wird Ihnen beim Abnehmen helfen, aber ganz ohne körperliche Bewegung werden Sie es wahrscheinlich nicht schaffen, Ihre Figur nachhaltig zu verändern. Irgendeine Form körperlicher Betätigung ist zweifellos gut für Sie – aber das ist gewiss keine Neuigkeit. Sie müssen nicht dauernd ins Fitnessstudio rennen; meistens reicht schon ein zügiger, längerer Spaziergang am Tag, ergänzt durch ein paar einfache gymnastische Übungen, die gezielt beim Abnehmen helfen. Indes, was immer Sie sich vornehmen, Sie müssen es *regelmäßig* tun, wenn es etwas bewirken soll. Wenn Sie körperlich aktiv sind, geschehen in Ihrem Körper wunderbare Dinge. Sie setzen nicht nur das Verbrennen der im Körper abgelagerten Fette in Gang, Sie aktivieren außerdem Ihren Stoffwechsel, die Durchblutung und der Kreislauf verbessern sich, und hochwirksame Botenstoffe werden ausgeschüttet, die Ihnen Energie spenden und ein Gefühl des Wohlbefindens vermitteln. Sehr oft verschwinden dann Anspannung und Stressgefühle wie von selbst. Tun Sie Ihrem Körper also bitte den Gefallen und sorgen Sie jeden Tag für genug Bewegung.

Vermeiden Sie Vergleiche

Auf vielerlei Weise sind wir Menschen uns alle bemerkenswert ähnlich. Doch zugleich ist jeder von uns zweifellos einzigartig: Unsere Gene unterscheiden sich leicht von denen des Nachbarn; wir sind anders aufgewachsen als unser Arbeitskollege; und unser Alltag ist mit Sicherheit markant anders als der eines Models, das uns von der Titelseite eines Hochglanzmagazins anstrahlt. Merken Sie sich einfach, es geht in *Meditier dich schlank* nicht darum, Idealgewicht und Kleidergröße eines anderen Menschen zu erlangen; vielmehr sollen Sie Ihr *eigenes* Idealgewicht und Ihre *eigene* Idealgröße finden.

Jeden Tag 10-für-mich

Meditation als Bestandteil einer Strategie, kontrolliert zu essen und/oder eine Diät zu machen, ist Ihnen bisher vielleicht noch nicht begegnet. Trotzdem sollten Sie deren Bedeutung als Teil des Planes nicht unterschätzen. Denken Sie daran: Die Meditation bietet Ihnen perfekte Bedingungen für das Erlernen von Achtsamkeit, und achtsam zu sein ist bei diesem ganzheitlichen Ansatz der Schlüssel zum Erfolg. Wenn Sie lernen können, das Prinzip der Achtsamkeit zu kultivieren, indem Sie jeden Tag ruhig und ungestört eine Zeitlang dasitzen, werden Sie keinerlei Problem damit haben, dasselbe Gefühl der Ruhe und Klarheit auf Ihre Ernährungsgewohnheiten zu übertragen. Alle Einzelheiten, die Sie zu *10-für-mich* wissen müssen, finden Sie im siebten Kapitel dieses Buches. (Manche von Ihnen wollen vielleicht lieber durch die Meditationsübungen geführt werden; das ist mit Hilfe der *Headspace*-Website oder auch der App möglich, die ich unter dem Namen »*Headspace* on-the-go« [*Headspace* für unterwegs] zusammengestellt habe.) Selbst wenn Sie die Übung nur an den zehn Tagen des Programms absolvieren, wird sie Ihnen einen einzigartigen Einblick in Ihren eigenen Geist gewähren: wie und warum Sie so denken und fühlen, wie Sie es tun.

Leben Sie achtsam

Unser Geist begleitet uns im Leben auf Schritt und Tritt. Wenn Sie in einem Bereich Achtsamkeit erlernen, gilt das Erlernte natürlich auch für alle anderen Bereiche. Indem

Sie die Fähigkeit entwickeln, achtsam zu sein und ein Gespür für Ruhe und Klarheit im Zusammenhang mit Essen
und Ernährungsgewohnheiten zu entwickeln, ergibt sich
automatisch das Potenzial, diese Eigenschaften gleichzeitig auf sämtliche Aspekte Ihres Lebens anzuwenden. Seien
Sie also nicht überrascht, wenn Achtsamkeit auch immer
mehr positiven Einfluss auf andere Bereiche Ihres Lebens
ausübt. Dann ist es ganz normal, in Situationen, in denen
Sie normalerweise ängstlich waren, nun ein Gefühl der
Ruhe zu verspüren. Die Erfahrung, dass Beziehungen glat-
ter laufen, wenn Sie geduldiger und anderen gegenüber
verständnisvoller werden, ist beileibe nicht ungewöhnlich.
Und es ist auch ganz normal, wenn Sie bei wichtigen Entscheidungen im Leben jetzt klarer sehen – ob es nun ums
Essen oder um andere Belange geht.

Denken Sie mehr an andere

Bei den meisten Menschen ist viel Interesse an der eigenen
Person gefordert, wenn sie fit werden, gut essen oder auch
nur abnehmen wollen. Doch oft werden Menschen von
dieser ichbezogenen Art zu denken, geradezu besessen;
dann dreht sich ihr ganzes Leben um ein obsessives, fanati-
sches Interesse an Figur, Leibesumfang und Gewicht. Das
ist keine erfreuliche Lebensweise, weder für die Betroffenen noch für die Menschen um sie herum. Darum kann es
nützlich sein, dann und wann einen Schritt zurückzutreten,
um zu sehen, welche Auswirkungen Ihr Verhalten auf
andere in Ihrem Umfeld hat. Vielleicht bestand Ihre Motivation dafür, wieder in Form zu kommen, darin, für Ihre
Kinder, Ihre Eltern oder für andere, die Ihnen im Leben
nahestehen, fit und gesund bleiben zu wollen. Schließlich
geht es ja nicht nur darum, attraktiv zu sein; auch innerlich

gesund zu bleiben, ist Teil des Ganzen. Viele Menschen machen die Erfahrung, dass sich das Leben, wenn sie ihre Motivation stärker auf andere ausrichten, nicht nur bequemer und entspannter anfühlt, sondern dann auch die lästigen, oft schwer erreichbaren Ziele gefühlt viel leichter zu erreichen sind.

Nutzen Sie die Headspace-Website

Denken Sie daran: Dieses Buch enthält zwar alles, was Sie benötigen, um sich auf den Weg zu einem achtsamen Leben und zu mehr Achtsamkeit beim Essen zu machen, aber die *Headspace*-Website bietet Ihnen auf jeden Fall noch mehr. Dort finden Sie Animationen, Videos und Tonaufnahmen, die die Meditation leicht verständlich machen, damit auch das achtsame Essen leichter fällt. Achten Sie also im vorliegenden Buch immer auch auf die Links zu nützlichen Einträgen der *Headspace*-Website. Sollten Sie in den nächsten zehn Tagen äußerlich oder innerlich Veränderungen an sich feststellen und sich dann mehr Unterstützung und Rat wünschen oder gar für ein ganzes Jahr an der *Headspace Journey* und ihrem auf Achtsamkeit basierenden Meditationsplan teilnehmen wollen, finden Sie alle relevanten Informationen unter www.getsomeheadspace.com.

2.
Das dicke, fette Gesamtbild

Verrückte Welt

Wenn Sie Ihr Verhältnis zum Essen besser verstehen wollen, kann es ganz nützlich sein, den Blickwinkel ein wenig zu erweitern. Wir leben in einer Welt, in der mehr als anderthalb Milliarden Menschen als übergewichtig oder fettsüchtig gelten. Im Klartext: Fast ein Viertel aller Menschen auf der ganzen Welt gefährdet die eigene Gesundheit und das Wohlbefinden mehr oder weniger direkt durch Übergewicht. Damit geht jeder Vierte das direkte Risiko ein, am Herzen zu erkranken oder Diabetes, Bluthochdruck, Krebs oder Arthritis zu bekommen. Und in ebendieser Welt hungern gleichzeitig Tag für Tag geschätzte 800 Millionen Menschen. Somit gibt es heute weltweit doppelt so viele Menschen, die durch Überernährung oder Bewegungsmangel gesundheitlich gefährdet sind, wie Menschen, die durch Nahrungsmangel oder das Fehlen angemessener Nährstoffe vom Hungertod oder von Unterernährung bedroht sind.

Allein in Großbritannien hat sich das Ausmaß der Fettleibigkeit in den letzten zwanzig Jahren verdreifacht; inzwischen gelten dort mehr als 60 Prozent aller Erwachsenen als übergewichtig oder fettsüchtig. Und bei der jungen Generation sieht es nicht viel besser aus. Bei den Sechsjährigen hat sich die Fettleibigkeit in den letzten zehn Jahren verdoppelt, bei den Fünfzehnjährigen sogar verdreifacht. Und die Zukunftsaussichten sind nicht besser. In einer kürzlich veröffentlichten internationalen Studie unter Federführung der Oxford University wurde prognostiziert, bis 2030 könnte fast die Hälfte aller Männer und Frauen in Großbritannien fettsüchtig sein. Dieser massive Anstieg hätte wahrscheinlich ernsthafte Folgen für den Rest der Gesellschaft, nicht zuletzt für das Gesundheitssystem. Nach den Schätzungen dieses Berichts werden 668 000 zusätzliche Fälle von Diabetes zu verzeichnen sein, 461 000 zusätzliche Fälle von Herz-Kreislauf-Erkrankungen und 130 000 zusätzliche Krebsfälle. Auf jährlich mindestens 2 Milliarden Pfund (2,3 Milliarden Euro) werden sich die Zusatzkosten für das nationale Gesundheitssystem, den National Health Service, belaufen. Diese Zahlen sind so unerhört hoch, dass man sich nur schwer klarmachen kann, was das heißt. Da ist es manchmal einfacher, sich nur für die eigene Person vorzustellen, wie unglücklich es einen macht, wenn man unter Übergewicht leidet, oder wie viel Sorgen und Traurigkeit damit verbunden sind, wenn ein geliebter Mensch unter den Folgen von Übergewicht oder Fettsucht leidet. In diesem Lichte gewinnen die riesigen Zahlen noch einmal an Bedeutung.

Besonders schockierend ist, dass diese Statistiken in überwiegend hochentwickelten Ländern erhoben wurden – in Gesellschaften, in denen es schon seit vielen Jahren umfassende Erziehungsprogramme gibt, die speziell der Fettleibigkeit entgegenwirken sollen (und die zugleich für gesunde Ernährung werben). Im Großen und Ganzen handelt es sich hier nicht um ungebildete Menschen, die nicht wüssten, was sie essen und worauf sie lieber verzichten sollten. Gleichwohl hat das Problem epidemische Ausmaße angenommen und schreitet in höchst beunruhigendem Tempo voran. Was ist da nur los? Wo hapert's? Warum werden wir immer dicker?

Keine Frage, sosehr wir von Regierungen und anderen Gesundheitsorganisationen auch aufgefordert werden, weniger und gesünder zu essen und uns mehr zu bewegen, so sehr werden wir gleichzeitig ermutigt, *mehr* zu essen, *weniger* gesund zu essen und uns *weniger* zu bewegen – von einer Industrie, die auf uns angewiesen ist, die ihre Produkte verkaufen muss. Ohne irgendwie zynisch oder konspirativ klingen zu wollen, hilft es schon, sich die einfache Tatsache klarzumachen, dass bestimmte Kreise der Nahrungsmittelindustrie Geld damit verdienen – viel Geld, ja Unmengen von Geld. Sie versuchen, uns genau *die* Nahrungsmittel aufzuschwatzen, denen wir uns mit aller Kraft widersetzen (sollten).

Es handelt sich um eine Billionen-Dollar-Industrie, eine der größten weltweit. Und wir sollten uns, was die primären Motive der Nahrungsmittelindustrie angeht, keinen Illusionen hingeben: Sie betreiben ihr Geschäft, um Geld zu verdienen. Wenn sie uns mehr verkaufen können, indem sie den Geschmack immer weiter verfeinern (sprich, indem sie mehr Fett, mehr Salz und mehr Zucker hinzufügen), dann tun sie es auch. Wir sollten von ihnen also auch nichts anderes erwarten. Wir sollten uns das einfach nur bewusst machen. Wäre es gut, diese Zustände zu ändern? Definitiv ja, aber das erfordert Zeit. Sollten wir bis dahin unsere Auswahl an Lebensmitteln den taktischen eigennützigen Empfehlungen und verführerischen Werbekampagnen der Nahrungsmittelindustrie überlassen? Nein, definitiv *nicht*.

Was aber oft übersehen wird: Die *Diät*industrie ist Teil der *Nahrungsmittel*industrie und steigerte ihre Umsätze trotz einer Rezession in den letzten Jahren jährlich um mehr als zehn Prozent. Gegenwärtige Prognosen besagen in der Tat, 2014 werde die weltweite Industrie zur Gewichtsreduzierung geschätzte 586,3 Milliarden Dollar umsetzen. Ich habe mir diese Zahl immer wieder angesehen, denn zuerst hielt ich sie für falsch. Aber sie ist wirklich korrekt. Es werden tatsächlich 586,3 Milliarden Dollar für Diätprodukte, entsprechende Getränke, Hilfsmittel und Nahrungsergänzungsmittel ausgegeben. Und fast 90 Prozent dieser Ausgaben werden allein in den USA und in Europa getätigt.

Nur um diese Zahl in einen anderen Kontext zu rücken, komme ich nochmals darauf zurück. Zum Vergleich: Die Vereinten Nationen schätzen die Kosten, die erforderlich wären, um den Hunger in der Welt zu besiegen, auf 195 Milliarden Dollar jährlich. Wir werden also 2014 fast das Dreifache dafür ausgeben, unser Körpergewicht zu reduzieren, als benötigt würde, um allen Hungrigen auf der Welt genug zu essen zu geben. Kann man das als sinnvollen Umgang mit Nahrungsmitteln oder gar als achtsames Essen bezeichnen? Kann das als achtsame Lebensweise durchgehen? Nein, hier ist wirklich die ganze Welt aus den Fugen geraten. Das heißt aber nicht, uns bliebe keine andere Wahl, als Teil dieses Wahnsinns zu werden. Wir können uns entscheiden, anders zu sein, achtsamer beim Einkauf von und im Umgang mit Nahrungsmitteln, beim Kochen, Zubereiten und Essen. Wir können, wenn wir unterwegs sind, bei der Auswahl von Restaurants und Speisen umsichtig und achtsam sein. Wenn wir hier gute Entscheidungen treffen, verbessern wir nicht nur unser eigenes Leben, erreichen wir nicht nur unsere eigenen Ziele, sondern beginnen auch, das Leben anderer Menschen zu verändern.

Die Welt der Gewichtsabnahme

Haben Sie jemals einen genauen Blick auf die Welt der Diätindustrie geworfen? Und zwar nicht in den schuldbewussten Augenblicken direkt nach einem übermäßigen Mahl, wenn Sie fast alles Angebotene kaufen würden, sondern in einem dieser rationalen Momente, in denen Sie sich einfach darüber informieren wollen, was es so gibt? Ich habe einen solchen Augenblick erlebt, als ich mit den Recherchen für dieses Buch begann. Nun will ich nicht gerade behaupten, es habe sich dabei um ein mir völlig unbekanntes Gebiet gehandelt. Ich habe ja schon berichtet von meiner früheren Anhängerschaft diverser Diätprodukte, bevor ich das achtsame Essen entdeckte. In der Tat habe ich nicht nur ein wenig am Angebot der Fettverbrennungsindustrie geschnuppert, sondern mich eifrig und kopfüber hineingestürzt. Ich kaufte mir entsprechende Bücher, Zeitschriften, Nahrungsmittel, Getränke und was sonst noch so im Angebot war. Wenn ich mich jedoch heute umsehe, erkenne ich Veränderungen in der Schlankheitsindustrie. Inzwischen werden mehr chirurgische Maßnahmen und Arzneimittel angeboten, zum großen Teil auch über das Internet. Es gibt wirklich Menschen, die bereit und willens sind, ihren Verdauungstrakt verkürzen oder ihre Eingeweide zusammenbinden zu lassen, um so nur noch eine begrenzte Menge an Nahrungsmitteln aufnehmen zu können; Menschen, die bereit sind, sich operativ einen gefüllten Wasserballon in den Magen einsetzen zu lassen, damit sie schneller ein Völlegefühl empfinden. Es werden sogar Pillen angeboten, die die Fettaufnahme in den Blutkreislauf verhindern. Das sind massive Eingriffe, die in chronischen und besonders akuten Fällen zweifellos angebracht sein mögen, die aber viele Menschen auch anfällig für Missbrauch und Missverständnisse machen. Zum Glück werden die meisten sich niemals solch drastische Maßnahmen aufschwatzen lassen.

Aber was ist mit Durchschnittsmenschen, die nur ein bisschen Übergewicht haben und gern ein paar Pfunde verlieren würden? Nun, die große Bandbreite an Diätbüchern, die es schon immer gab, ist weiterhin allgegenwärtig. Da gibt es Bücher, die Sie ermutigen wollen, keine Kohlenhydrate mehr und nur noch Proteine zu essen, womit Sie dazu beitrügen, den weltweiten Tierbestand Mahlzeit für Mahlzeit drastisch zu reduzieren. Am anderen Ende des Spektrums stehen Bücher, die einen veganen Lebensstil fördern, bei dem selbst Milchprodukte tabu sind. Es gibt Diäten, die Ihnen versprechen, mit Hilfe von Zitrusfrüchten eine Bikinifigur zu bekommen, und Diäten, die für eine hohe Zufuhr an Ballaststoffen werben, damit Sie auf der Toilette keine Probleme haben. In vielen Diäten wird der völlige Verzicht auf feste Nahrung propagiert; alle Nahrungsmittel gelangen durch sogenannte »Gesundheitsshakes« in den Körper. Diese haben dann oft hochtrabende, wissenschaftlich klingende Namen und enthalten Zutaten, die man eher in einem Chemielabor vermuten würde.

Ganz im Ernst, auf solche Ideen würden Sie niemals kommen. Es gibt Diätangebote für jeden nur denkbaren Personenkreis, und solche Ernährungsempfehlungen sind oft grenzwertig. Es gibt sogar Hunderte von Diätbüchern, die sich ausdrücklich an Kinder und Teenager richten.

Egal ob es um Bücher, Pillen, Getränke oder Lotionen geht, viele Behauptungen der Hersteller solcher Diätprodukte sind schon fast absurd: Einige dehnen die Grenzen der Wissenschaft und der Physiologie ins Unendliche aus, andere die Grenzen der reinen Phantasie. Bestenfalls sind solche Behauptungen harmlos oder gar lächerlich, schlimmstenfalls bereiten sie Menschen finanzielle Probleme, Sorgen oder im Extremfall körperliche Schäden. Vor ein paar Jahren veröffentlichte die Federal Trade Commission der USA eine Studie, in der es heißt, 55 Prozent aller Behauptungen zum Thema Gewichtsverlust seien wenig glaubwürdig. Ich bewundere die diplomatische Sprache dieser Studie. Mir würden zu diesem Thema ganz andere Beschreibungsmöglichkeiten einfallen.

Das Marktforschungsunternehmen Mintel stellte in einer neueren Analyse fest, annähernd 13 Millionen Menschen in Großbritannien seien dauerhaft auf Diät gesetzt. Damit versucht ein Viertel der Bevölkerung zu jedem beliebigen Zeitpunkt, seine Kalorienaufnahme zu beschränken. Bei diesen Recherchen kam auch heraus, den Menschen sei zwar bewusst, dass man sich aus gesundheitlichen Gründen gut ernähren müsse, doch die Mehrheit entscheide sich aus ästhetischen Gründen für eine Diät: um gut auszusehen. Und dieser Trend verstärkt sich weiter. Sind die hohen Umsätze der Diätindustrie da verwunderlich?

Ich bin mir zwar sicher, dass viele Bücher und Diätprogramme höchsten Qualitätsansprüchen genügen und schon vielen Menschen im Leben geholfen haben, aber ich habe begründete Zweifel am Langzeiterfolg solcher Programme. Wir wissen, dass viele Diäten kurzlebige Modeerscheinungen sind. Anders als beim achtsamen Essen kann ich mir einfach nicht vorstellen, dass die Existenz solcher Diätprogramme in

2000 oder 3000 Jahren noch im Wissen der Menschheit verankert sein wird (auch wenn ich mehr als glücklich wäre, wenn sich das Gegenteil als wahr erweisen sollte). Wie viele Diäten haben Sie schon ausprobiert? Stellen Sie, wenn nötig, eine Liste auf. Und was zeigt sich? Wie viele dieser Methoden haben tatsächlich funktioniert? Haben Sie Ihr *Ideal*gewicht damit erreicht und *gehalten?* Eben.

Laut National Institutes of Health müssen die meisten Diätanhänger damit rechnen,»zwei Drittel ihres verlorenen Gewichts innerhalb eines Jahres nach Beendigung ihres Diätplans wieder zugelegt zu haben«. Dieselben Diätanhänger müssen auch damit rechnen, dass sie »innerhalb von fünf Jahren ihr altes Gewicht ganz zurückbekommen oder sogar noch weiter zugenommen haben«. Nachdem ich mich bei den Recherchen für dieses Buch mit vielen betroffenen Männern und Frauen unterhalten habe, neige ich zu der Annahme, dass die Zahlen des NIH noch viel zu optimistisch sind. Die meisten Menschen, mit denen ich gesprochen habe, sagten, sie hätten nach dem Ende ihres Diätprogramms ihr neues Gewicht nur selten mehr als ein paar Wochen halten können. Und genau hier liegt das Problem: Diäten sind auf einen Beginn und ein Ende angelegt. Sie gelten als etwas zeitlich Begrenztes. Doch wie kann etwas Vorübergehendes dauerhaft wirken, wie kann etwas, das eine kurzlebige Episode sein soll, ein Lebensstil werden? Genau in diesem Punkt ist achtsames Essen so andersartig. Es geht um eine Art zu essen, aber es geht genauso auch um eine Art zu leben, um eine Existenzweise – für den gesamten Rest Ihres Lebens. Achtsames Essen ist eine Methode, wieder in Form zu kommen und dann in Form zu bleiben, ein Leben lang.

Die Werte der Gesellschaft

Warum wollen Sie abnehmen? Warum wollen Sie Ihre Figur ändern, warum wollen Sie anders aussehen als jetzt? Sind es gesundheitliche Gründe? Hat man Ihnen gesagt, Sie *müssten* abnehmen? Oder sind Sie unzufrieden damit, wie Sie aussehen oder sich fühlen? Hat eine Ihrer Freundinnen gerade abgenommen? Oder wollen Sie bald in den Urlaub fahren? Haben Sie sich durch ein Foto in einer Zeitschrift oder durch einen Erfahrungsbericht in einem Fernsehmagazin inspirieren lassen? Nehmen Sie sich ein paar Minuten Zeit, um sich wirklich darüber klar zu werden, warum Sie diesen Zehntagesplan, diese neue Art zu essen, realisieren wollen. Vielleicht wollen Sie auch gar nicht abnehmen, sondern nur Ihre Ernährungsgewohnheiten verbessern und Ihr Verhältnis zum Essen ändern. Wie dem auch sei, bemühen Sie sich um Klarheit über Ihre Ziele. Welches Ziel motiviert Sie am meisten? Und wie soll es weitergehen, wenn Sie Ihr Ziel erreicht haben?

Das sind wirklich wichtige Fragen, um dahin zu gelangen, wo Sie mit Ihrer Gesundheit, Ihrem Gewicht, Ihrer Größe und Ihrer Figur hinwollen. Es ist ganz natürlich, sich verbessern und so gut wie möglich fühlen zu wollen; das sind gute, positive Veränderungen. Es ist aber auch wichtig, nicht aus dem Blick zu verlieren, dass all dies nur ein Bruchteil dessen ist, was Sie zu dem macht, der Sie sind. Solche Eigenschaften haben nicht die Kraft, Sie zu *definieren,* auch wenn es sich für Sie manchmal so anfühlen mag, ganz gleich auch, wie viele öffentliche Bilder Sie verleiten mögen, anders darüber zu denken. Damit das achtsame Essen funktionieren und für den Rest Ihres Lebens zu einem Bestandteil Ihrer Ernährungsgewohnheiten und Lebensweisen werden kann, müssen Sie diese beiden Dinge unbedingt auseinander-halten: *Ihre Persönlichkeit wird nicht durch Ihr Aussehen bestimmt.* Ihr Körpergewicht, Ihr Taillen- oder Ihr Brustumfang, diese Maße definieren nicht, wer Sie sind. Darum ist es ja so wichtig, diesen Zustand der tiefen Zufriedenheit zu erreichen, während Sie *gleichzeitig* abnehmen.

Es liegt in der menschlichen Natur, an etwas zu glauben, und ebenso, dass dieser Glaube sich in unseren Werten widerspiegelt. Ob wir an eine Idee glauben, an eine Person, ein Konzept, eine Methode, einen Lebensstil oder eine Existenzweise, wir alle glauben an etwas, selbst wenn es das Nichts sein sollte. Im Allgemeinen reflektieren diese Überzeugungen, Werte und Ambitionen diejenigen eines größeren Teils der Bevölkerung. Das war schon immer so. Wie absonderlich, oberflächlich oder unbedacht etwas auch erscheinen mag, solange nur genug Menschen in einer Gesellschaft (oder wenigstens unter deren Entscheidungsträgern und Meinungsbildnern) damit konform gehen, wird es als normal, akzeptabel und sogar wünschenswert gelten. Es gab einmal eine Zeit, in der Übergewicht als erstrebenswertes Statussymbol galt. Es war ein Zeichen der Männlichkeit, der Fruchtbarkeit, der Macht und des Wohlstands, und zwar gleichermaßen bei Männern wie bei Frauen. Tatsächlich gibt es in der Welt noch immer einige Kulturen, in denen sich diese Einstellung erhalten hat. Doch was geschieht, wenn diese Werte durcheinandergeraten? Was geschieht, wenn das Streben der Gesellschaft die eigentlichen Wünsche des Individuums nicht mehr widerspiegelt? Und was geschieht, wenn diese Überzeugungen der Gesellschaft schaden?

Die meisten Menschen, die ich kenne, wollen einfach nur glücklich sein. Letztlich wollen sie sich nur in ihrer

Haut wohl fühlen. Der Wunsch, abzunehmen oder straffer zu werden, beruht nicht auf ihrem persönlichen Ehrgeiz, sondern entspringt einer breiten gesellschaftlichen Vision, die ein solches Verhalten fördert. Dementsprechend entspringt auch die Nutzung von Angeboten der Diätindustrie mit ihrem endlosen Kreislauf von immer neuen Diäten, die kommen und gehen, nicht eigener persönlicher Überzeugung, sondern einem Gefühl, unter Druck zu stehen und gezwungen zu sein, mit den anderen »Schritt zu halten«. Stellen Sie sich doch einmal vor, Sie lebten auf einer einsamen Insel und niemand würde Sie jemals wiedersehen. Hätten Sie dann immer noch den gleichen Ehrgeiz abzunehmen, den gleichen Wunsch, Ihre Figur zu verändern? Ich vermute, die Intensität solcher Gefühle würde enorm abnehmen.

Maßnahmen zu ergreifen, um Ihr Idealgewicht zu erreichen, ist zweifellos eine positive Vorgehensweise. Aber wir sollten uns sicher sein, dass die Veränderungen, die wir anstreben, in der richtigen Absicht erfolgen. Resultieren die Maßnahmen, die Sie ergreifen möchten, vorrangig aus einem Pflichtgefühl, kommen sie unter Druck oder wegen äußerer Einflüsse zustande, werden sie wahrscheinlich wirkungslos sein. Denn irgendwann verspüren Sie Lust, gegen dieses Pflichtgefühl zu rebellieren, und wir alle wissen, was in solchen Situationen passiert: Dann ist der Weg zu Kuchen, Keks und Schokolade geradewegs vorgezeichnet. Stellen Sie bitte sicher, dass Ihre Motivation zur Teilnahme an *diesem* Programm Ihre *eigenen* Werte reflektiert und nicht nur die der Gesellschaft, in der Sie leben. Wir alle wissen, dass der heutige Maßstab für Gewicht, Figur, Leibesumfang und Teint, so, wie er auf den Titelseiten der Magazine propagiert wird, unrealistisch ist – selbst für umsichtigste und gewissenhafteste Diätanhänger. Paradoxerweise sind seine Zielmarken sogar für die meisten Models nicht zu erreichen. Aus diesem Grund werden die Fotos ja so gründlich retuschiert und auf Hochglanz gebracht. Solche Bilder sind reine Phantasieprodukte – Computerbilder, denen wir nacheifern sollen.

Aber wir sind keine Computerbilder, und im wahren Leben gibt es auch keine Retuschiermöglichkeiten. Wir sind Menschen aus Fleisch und Blut, und das äußert sich auch in unserem Gewicht, unserer Figur und unserer Kleidergröße. Natürlich bedeutet das nicht, dass wir nicht auch wunderbar, großartig, schön oder hübsch aussehen können. Auch sollten wir durchaus versuchen, so gut wie möglich auszusehen. Wir sollten uns jedoch an unserer *eigenen* Idealversion messen und nicht an irgendeiner Idealvorstellung, welche die Medien als Sprachrohr der Gesellschaft uns auferlegen. Behalten Sie also bitte im Auge, was Sie *selbst* mit Hilfe von *Meditier dich schlank* erreichen wollen, mit welchem Gewicht Sie glücklich wären und welche Figur *Ihnen* zu dem Gefühl verhelfen könnte, wunderbar auszusehen.

Sie und Ihr Körper

Wie wohl fühlen Sie sich in und mit Ihrem Körper? Seien Sie bitte schonungslos ehrlich – Sie müssen es ja keinem anderen verraten. Welchen Einfluss hat das auf Ihre Gefühle? Mir ist klar, eine solche Fragestellung fühlt sich für manche Menschen wie Folter an, und auch Sie sollten nicht überrascht sein, wenn diese Frage bei Ihnen ein Gefühl des Unbehagens an die Oberfläche spült. Sollte das der Fall sein, dann lassen Sie diese Gefühle bitte für ein paar Minuten zu, statt sofort nach Ablenkung zu suchen. So wenig intuitiv das auch erscheinen mag, es handelt sich um einen Schlüsselaspekt der Achtsamkeit und wird Ihnen, je mehr Sie im vorliegenden Buch lesen, immer sinnvoller erscheinen.

Stellen Sie sich bitte bei nächster Gelegenheit unbekleidet vor einen Spiegel (aber lesen Sie den Satz bitte erst zu Ende, bevor Sie sich ausziehen) – an einem sicheren Ort, zu Hause, wo Sie bestimmt von niemandem gestört werden. Sehen Sie sich nun im Spiegel an und schauen Sie wirklich genau hin. Und jetzt noch einmal, aber ohne eingezogenen Bauch, aufgepumpten Brustkorb, geschürzte Lippen oder angehobene Kieferpartie. Wie fühlen Sie sich jetzt? Herrscht in Ihrem Kopf gerade entspannte Ruhe oder Chaos? Klarheit oder Verwirrung? Schauen Sie einfach hin, ohne jeden Versuch, Ihre Gefühle zu ändern, Ihr Aussehen mit einer Geschichte zu kommentieren oder unbequeme Gedanken beiseitezuschieben. Betrachten Sie einfach, was Sie sehen, und *registrieren* Sie, wie Sie sich fühlen. Seien Sie sich bewusst, dass die Gedanken sich automatisch auf die Bereiche konzentrieren, die Ihnen unangenehm sind, und bemühen Sie sich, das Gesamtbild zu betrachten, den ganzen Körper, statt nur auf eine bestimmte Partie zu starren.

Wenn Sie wie die meisten anderen Menschen sind, haben Sie sich bei beiden Übungen etwas unwohl gefühlt – und zwar weil die *Realität* oft ein wenig unbequem ist. Ich meine damit nicht die *Idee* von unserem Aussehen, die wir im Geiste mit uns herumtragen und dann auf unser Bild im Spiegel projizieren. Und ich meine auch nicht unser Selbstbild, das darauf basiert, was andere uns in der Vergangenheit gesagt (oder nicht gesagt) haben. Ich meine wirklich die Realität – jenen ungeschönten, oft unbequemen Ort, an dem wir uns genau so akzeptieren müssen, wie wir sind. Wir müssen am Ausgangspunkt beginnen, dort, wo wir gerade sind. Wie schwer es auch fallen mag, die Realität anzuerkennen und hinzunehmen, damit sich etwas zum Besseren verändern kann, muss sie erst einmal klar gesehen werden. Sonst basieren alle Veränderungen, die Sie vornehmen, auf Verwirrung, auf einer falschen Idee von Ihrem Aussehen. Damit Veränderungen dauerhaft wirken können, muss zunächst Akzeptanz herrschen – ein klares Verständnis des Ausgangspunktes, an dem Sie jetzt stehen.

Viele Menschen haben eine so genaue Vorstellung davon, wie sie gerne aussähen, dass sie schwer damit zu kämpfen haben, sich so zu akzeptieren, wie sie sind. Das ist weit verbreitet, aber etwas, das sich mit Hilfe von Achtsamkeit ändern lässt. Viele andere haben jedoch *Angst* vor der Akzeptanz, weil sie fürchten, diese werde sie daran hindern, ihr Wunschgewicht zu erreichen, sie werde dazu führen, sich nicht mehr anstrengen zu wollen, dieses Wunschgewicht zu erlangen. Doch das ist ein Missverständnis. Akzeptanz heißt nicht, sich zurückzulehnen und nichts zu tun; Akzeptanz ist nicht gleichbedeutend mit Gleichgültigkeit gegenüber einer Situation, die sich verbessern ließe. Akzeptanz heißt, die Situation so anzuerkennen, wie sie ist, dabei die Notwendigkeit von Veränderungen zu erkennen und diese dann angemessen und mit Ruhe und Klarsicht vorzunehmen. Viel zu oft haben Veränderungen ihren Ursprung in Verwirrung und Unruhe, in Angst, Trauer, Frustration, Selbsthass, Einsamkeit oder Schuldgefühlen. Denken Sie einmal darüber nach, wie oft solche negativen Gefühle in Ihrem Leben schon den Wunsch geweckt haben, Veränderungen an sich vorzunehmen.

Und jetzt bedenken Sie, was das heißt: Sie stehen dann nämlich vor der Wahl, den Antrieb, der sich aus negativen Gefühlen speist, zu akzeptieren, bis Sie Ihr Wunschziel erreicht haben, oder Sie müssen, wenn die negativen Gefühle wirklich Ihre einzige Motivation waren, mit dem – eigentlich erfreulichen – Verschwinden dieser Gefühle auch das Scheitern Ihrer Veränderungsbemühungen hinnehmen.

Das ist tragisch, und doch ist es genau der Konflikt, den zahllose Menschen mit ihrem Körper durchleben. Es gibt also da draußen Millionen von Menschen, die – bewusst oder unbewusst – aktiv Gefühle des Selbsthasses und der Angst kultivieren, um ihr Ziel einer Gewichtsreduktion zu erreichen. Wenn sie ihr Ziel jedoch erreicht haben (*falls* sie es jemals erreichen), haben sich diese negativen Gefühle meistens schon so sehr verfestigt, dass sie zur Gewohnheit geworden sind, ohne die er oder sie nicht mehr leben kann. Man ist dann im Teufelskreis des Selbsthasses gefangen; man will immer anders sein, als man ist, man strebt nach Perfektion (was immer damit gemeint sein mag). Und bei den anderen, die nicht in der Lage sind, ihre endlosen Selbstvorwürfe durchzuhalten, die ihre negativen Emotionen also loslassen, bevor sie ihr Gewichtsziel erreicht haben, herrscht dann noch größere Unruhe und Verwirrung, weil sie sich, ohne sich einer Schuld bewusst zu sein, als elende Versager vorkommen. Kommt Ihnen etwas davon bekannt vor? Wenn ja, dann sind Sie damit keinesfalls allein.

Lassen Sie uns nun die Dinge im Zusammenhang sehen. Können Sie Ihr Aussehen verändern? Ja, natürlich. Mit der richtigen Ernährung, dem richtigen Maß an körperlicher Bewegung und mit Achtsamkeit bei Ihren Ernährungsgewohnheiten können Sie Ihre Figur, Ihre Kleidergröße und

Ihr Gewicht tatsächlich verändern, und zwar dauerhaft. Dieses Buch zeigt Ihnen, wie das geht. Doch unterschätzen Sie bei der Realisierung Ihres Vorhabens nicht die Bedeutung eines ruhigen Geists und einer klaren Perspektive. So seltsam und wenig intuitiv es auch klingen mag: Wenn Sie akzeptieren, wie Sie jetzt aussehen, wird diese mentale Einstellung Ihnen erlauben, die richtigen Bedingungen für künftige Veränderungen zu schaffen. Denken Sie daran, Akzeptanz bezeichnet nicht einen Ort, an dem keine Veränderungen möglich sind, sondern Veränderungen, die am richtigen Ort beginnen. Und selbst *wenn* Sie sich verändern, bedeutet das nicht, dass Sie Ihre *Identität* ändern, sondern nur Ihr *Aussehen*. Darin liegt für mich die wahre Schönheit der Achtsamkeit. Sie zeigt Ihnen, wie Sie den Ort ruhiger Akzeptanz in Ihrem Inneren finden, der frei ist von Grübelei, Urteilen, Kritik oder Tadel. Achtsamkeit zeigt Ihnen, wie Sie sich dem Ort absoluten Friedens nähern können, an dem Selbstwertgefühl, Selbstachtung und Selbstvertrauen herrschen, unabhängig davon, wie Sie aussehen oder wie viel Sie wiegen.

Warum wollen Sie abwarten, bis Sie Ihr Idealgewicht und Ihre Idealfigur erreicht haben, um sich erst dann zu gestatten, glücklich zu sein? Warum wollen Sie nicht lernen, dieses grundlegende Gefühl der Zufriedenheit *gleichzeitig* mit der von Ihnen angestrebten Gewichtsabnahme zu finden? So stellen Sie sicher, dass Sie Ihre Ziele immer von einem guten Standort aus angehen, mit einer gesunden, klar definierten Motivation. Das heißt auch, dass keine außergewöhnliche Anstrengung erforderlich ist und Sie nicht alles andere anhalten müssen, um die sogenannten negativen Gefühle in Schach zu halten. Stattdessen können Sie entspannt darangehen, die gesetzten Ziele zu erreichen, zu leben und das Leben dabei zu genießen. Klingt das nicht nach einem erfrischend gesunden Weg, sein Idealgewicht zu finden?

Sie und Ihre Ernährung

Kennen Sie jemanden, der ein völlig gesundes Verhältnis zum Essen hat? Ich meine einen Menschen, der keinen Heißhunger kennt, der keine Sorgen und Bedenken hat, bestimmte Lebensmittel zu essen, und der sich beim Essen eher vom Hunger als von seinen Gefühlen leiten lässt? Kennen Sie jemanden, der *niemals* etwas Bestimmtes nur isst, um abzunehmen, der *niemals* nach dem Essen Schuldgefühle hat und der sich *niemals* von Gedanken ans Essen oder von widersprüchlichen Gefühlen darüber, was man essen oder nicht essen sollte, überwältigen lässt?

Ich wünschte, ich könnte sagen, viele solcher Menschen zu kennen, die ein derart gesundes Verhältnis zum Essen haben. Ich kann nur mit größter Mühe einige wenige nennen. Natürlich ist auch in dieser Hinsicht jeder Mensch einzigartig, aber Sie sollten unbedingt zur Kenntnis nehmen, dass Sie nicht allein sind und es völlig normal ist, solche schwierigen Gedanken und Gefühle hinsichtlich des Essens zu durchleben, wenn auch mit unterschiedlicher Intensität. Weil wir in einer modernen Gesellschaft mit bestimmten Werten leben, die gefördert und als »normal« deklariert werden, ist es geradezu unmöglich, solchen Gedanken oder Gefühlen zu entgehen.

In vielerlei Hinsicht ist unser Verhältnis zum Essen ganz anders als alle anderen Beziehungen, weil wir dieses Verhältnis niemals ganz abschütteln können. Vor sich selbst davonzulaufen ist unmöglich; auch dem Essen entkommen Sie nicht, und wenn Sie nicht ganz aussteigen wollen, um im Regenwald am Amazonas oder im Himalaja zu leben, können Sie sich auch den Werten und Einstellungen der modernen Gesellschaft nirgends entziehen. Darum müssen wir, ob wir wollen oder nicht, einen Weg finden, um ein gesundes Verhältnis zum Essen zu entwickeln – in der Welt, in der wir leben, und trotz des damit verbundenen Drucks. Der Ausgangspunkt liegt im Hier und Jetzt. Zu verstehen, wie Sie *jetzt* über das Essen denken, ist entscheidend für das Erreichen von Veränderungen *in der Zukunft*. Sehen Sie zum Beispiel in Lebensmitteln etwas Erfreuliches oder etwas Feindliches? Etwas, das man genießen, oder etwas, dem man sich widersetzen sollte? Verursacht Essen Ihnen Freude oder Schmerzen? Sehen Sie das Essen so, wie es ist, oder nur unter dem Gesichtspunkt, wie es sich wohl auf Ihr Gewicht auswirken wird? Sehen Sie im Essen eine Gabe oder nur Brennstoff für den Körper? Hat Essen für Sie mit Wertschätzung zu tun oder mit Widerwillen?

Nehmen Sie Papier und Bleistift zur Hand und notieren Sie sich die ersten zehn Wörter, die Ihnen beim Stichwort »Essen« einfallen. Denken Sie dann an eine Speise, die Sie für gesund oder »gut« halten, und notieren Sie sich die drei ersten Wörter, die Ihnen dabei in den Sinn kommen. Wiederholen Sie die Übung nun mit Speisen, die Sie für ungesund oder »schlecht« halten. Die Sprache, die wir im Zusammenhang mit dem Essen verwenden, kann manchmal überraschend sein – bisweilen überraschen wir uns gar selbst mit der Intensität unserer Gefühle. Ich habe kürzlich einer Patientin, die unsere *Headspace*-Klinik besucht, diese Aufgabe gestellt. Zu den Begriffen auf der ersten Liste gehörten so unterschiedliche und starke Assoziationen wie

»Freunde, Mama, Liebe, Gier, Kuchen, Fett«. Wenn die Befragte an gesundes Essen denken sollte, fielen die Begriffe »rein, glücklich, gut«, bei der Frage nach ungesundem Essen »schmierig, Fett, miserabel«.

An dieser Stelle werden Achtsamkeit und achtsames Essen wirklich relevant. Denn wenn derartige Gedanken im Kopf umherspuken, ist es sehr leicht, darauf zu *reagieren* und sich entweder hineinzusteigern oder dagegen anzukämpfen und dann in einen noch größeren gedanklichen Konflikt verstrickt zu sein. Achtsamkeit zeigt Ihnen, wie man sich der Gedanken und Gefühle im eigenen Kopf bewusst wird, *frei* von Verurteilungen oder Kritik. So können Sie, statt auf diese Gedanken und Gefühle zu *reagieren* (und damit die üblichen essensbezogenen Kommentare oder den inneren Konflikt erneut anzuheizen), einfach mal einen Schritt zurücktreten, diese Gefühle in neuem Licht betrachten und wirklich darauf *antworten* – von einem Ort der inneren Ruhe und der umsichtigen Entscheidungen aus. Derartiges ereignet sich aber nur, wenn Sie präsent sind und ganz in der Gegenwart leben. Wenn Sie in viele ablenkende Gedanken verstrickt sind, ohne sich dieser Verstrickungen voll bewusst zu sein, sind solche Unterscheidungen unmöglich.

Jetzt überlegen Sie mal einen Augenblick, wie oft Sie das Essen, das Sie zu sich nehmen, wirklich *schmecken*. Klar, den ersten Bissen werden Sie immer schmecken, schon allein, weil Sie überprüfen wollen, ob Sie auch wirklich das essen, was Sie erwarten. Sicher überprüfen Sie auch, ob Sie das Essen gefahrlos zu sich nehmen können oder ob es bereits verdorben ist. Doch gleich danach wechseln Sie sicher in den Modus des halbbewussten Essens. Das klingt Ihnen vertraut? Ich meine damit natürlich nicht, dass Sie beim

Essen fast einschlafen oder am Tisch zusammensacken, sondern eher, dass Sie Ihre Aufmerksamkeit jetzt anderen Dingen zuwenden. Es ist ja nicht schwer, die Gabel vom Teller zum Mund und zurück zu führen oder ein Sandwich in den Mund zu stecken. Zweifellos haben Sie längst die Fähigkeit entwickelt, diese Aufgabe zu erledigen, ohne groß darüber nachzudenken, so wie Sie auch ohne bewusste Anstrengung in der Lage sind, zu gehen oder zu atmen. Das heißt, wir können essen, während wir Zeitung lesen, am Computer arbeiten, fernsehen, telefonieren oder im Geiste unsere Pläne für den folgenden Tag sondieren. Und dabei schaufeln wir die ganze Zeit Essen in unseren Mund. Unsere Aufmerksamkeit reicht dann nur so weit, uns nicht zu bekleckern.

Das ist durchaus keine geringe Leistung, aber letztlich heißt es, dass wir nicht mehr bewusst essen, dass wir das Essen nicht mehr *erleben*. Wir essen, und wir essen auch dann noch weiter, wenn wir keinen Hunger mehr verspüren. Wir greifen aus Gewohnheit zum Essen, nicht aufgrund einer bewussten Entscheidung. Wir essen im Rhythmus unserer Tätigkeiten (haben Sie jemals versucht zu essen, während Sie eine Sportübertragung oder einen Action-Film im Fernsehen angeschaut haben?). Wir essen, ohne das Essen wertzuschätzen, wir schmecken es nicht, Geruch und Konsistenz sind uns gleichgültig. Und wenn wir beim letzten Bissen angekommen sind, wachen wir wieder auf. Nur beim ersten und letzten Bissen präsent zu sein, wie eben beschrieben, ist ganz normal.

Achtsamkeit (und spezieller, achtsames Essen) wird Ihnen zeigen, wie Sie diesem Irrsinn entkommen können, wie Sie präsent, bewusst und bei der Nahrungsmittelauswahl sorgfältig sein können. So werden Sie die Fähigkeit und das Vertrauen entwickeln, auf die wahren Bedürfnisse Ihres Körpers zu hören, statt einfach auf flüchtige Gefühle zu reagieren. Dies ist die Grundlage für nachhaltige Veränderungen unserer Ernährungsgewohnheiten, und damit wären wir im Zentrum von *Meditier dich schlank* angekommen.

3.
Warum wir so essen, wie wir essen

Sie müssen klar unterscheiden zwischen dem *Verstehen*, warum Sie so essen, wie Sie essen, und der Suche nach den Umständen oder Personen, denen Sie *Vorwürfe* wegen Ihres gegenwärtigen Verhältnisses zum Essen machen können. Wenn man die Ursache von etwas versteht (ohne sich dabei zu sehr in Analysen zu verlieren), führt das im Allgemeinen zu einem stärkeren inneren Frieden und zu einer gelasseneren Annahme der Lage, wie sie ist. Vorwürfe indes führen meistens zu *weniger* Seelenfrieden, zu innerer Unruhe und zu Konflikten. Wie ich schon in der Einleitung erwähnt habe, wird Akzeptanz oft als eine zu passive Haltung missverstanden, die Veränderungen irgendwie entgegensteht. In Wahrheit erlaubt uns Akzeptanz aber, Veränderungen vom richtigen Ort aus anzugehen, mit der richtigen Motivation und genügend Klarheit, damit die Veränderungen von Dauer sein können. Zu wissen und zu akzeptieren, wo Sie jetzt gerade stehen, unterscheidet sich nicht von der genauen Kenntnis Ihres Standorts auf einer Landkarte, wenn Sie sich auf eine Reise begeben wollen. Eine solche Standortbestimmung ist unverzichtbar. Wenn

Sie zum Ort der Akzeptanz gelangen wollen, müssen Sie einige der vielen Faktoren, die Ihr Verhältnis zum Essen vielleicht negativ beeinflussen, und überdies auch die Art und Weise, wie Sie mit Ihrem Körper umgehen, verstehen und sich damit arrangieren. Aber denken Sie bitte immer daran: Hier geht es nicht um Vorwürfe, sondern um Verständnis.

Veranlagung gegen Ernährung

Jeder von uns ist einzigartig, eine individuelle Persönlichkeit mit spezifischen Zügen. Das kann man schon bei Babys erkennen, die erst wenige Tage alt sind. Manche sind von Natur aus ruhig, anscheinend damit zufrieden, einfach dazuliegen und zu schlafen, während andere von Anfang an unruhig und laut sind. Bei diesen ganz jungen Babys haben weder die Eltern noch die Gesellschaft schon die Möglichkeit gehabt, entscheidenden Einfluss auszuüben. Unterschiedliche Charakterzüge werden also meistens der Vielfalt der Natur zugeschrieben.

Bei Erwachsenen werden Sie oft erleben, dass sich diese Charaktereigenschaften viel deutlicher auswirken – mit starkem Einfluss auf Ess- und Ernährungsgewohnheiten. Manchmal können Sie sich auch selbst bei dem Wunsch ertappen, lieber ganz anders veranlagt zu sein, als Sie es tatsächlich sind. Oder Sie sagen, alles wäre viel einfacher, wenn Sie so wären wie Herr oder Frau Soundso. Doch wenn Sie sich völlig andere Veranlagungen wünschen, ist das ungefähr so, als sollte ein Apfel lieber rot statt grün oder eine Mohrrübe lieber ein Stück Kuchen sein.

Die angeborenen, charakterlichen Grundzüge werden jedoch von einer Persönlichkeit überlagert, die sich erst im

Laufe des Lebens herausbildet. In diese Persönlichkeit dringen schon in jungen Jahren Werte, Meinungen, Vorlieben und Verhaltensweisen der Menschen aus unserem Umfeld ein. Diesen Einfluss können Eltern und Geschwister haben, die weitere Verwandtschaft oder andere Menschen. Sie alle tragen zur Formung unserer Persönlichkeit bei, und zwar schon sehr früh. Viele Psychologen glauben, die Persönlichkeit sei schon im Alter von fünf oder sechs Jahren weitgehend ausgebildet. In dieser Zeit wurden sicher auch die Grundlagen für viele unserer frühen Einstellungen zum Essen gelegt. Bis dahin haben wir nämlich bestimmt schon registriert, wie über das Essen gesprochen wurde, und bemerkt, wie Nahrung konsumiert, wie sie auch als Belohnung und Strafe eingesetzt wurde. Außerdem haben wir bis dahin sicher auch gemerkt, was im Zusammenhang mit Essen als gutes Benehmen galt und was nicht.

Damit soll natürlich nicht gesagt sein, dass *all* unsere Ernährungsgewohnheiten aus jener frühen Zeit stammen, denn viele haben sich mit Sicherheit erst später herausgebildet. Gleichwohl ist die Erkenntnis hilfreich, wie viele von unseren Gedanken und Verhaltensweisen beim Thema Essen schon so weit zurückreichen. Das ist ja einer der Gründe, warum dauerhafte Veränderungen niemals mit einer zeitlich begrenzten Diät zu erzielen sind; es braucht Zeit, solche etablierten Verhaltensmuster zu durchbrechen und Gewohnheiten neu zu etablieren. Viele Menschen entdecken, wenn sie erst einmal begonnen haben, achtsames Essen zu praktizieren, ganz nebenbei auch, woher ihre alten Ernährungsgewohnheiten kommen. Nur wenn diese Erkenntnis durch das Verstehen der Zusammenhänge und nicht aus einer vorwurfsvollen Haltung sich selbst gegenüber zustande kommt, kann sie von Nutzen sein. Es mag überraschend für Sie sein, immer wieder an bestimmten Punkten festzustellen:»Ach, *deshalb* mache ich das so und so ...«

Der genetische Code

»Ich bin einfach so gebaut. Diese Figur habe ich doch schon immer gehabt. Ich habe einfach schwere Knochen. Das liegt in den Genen unserer Familie. Was kann ich schon daran ändern?« Wie oft haben Sie Leute schon so etwas sagen hören? Vielleicht haben Sie es auch schon selbst gesagt. Fraglos neigen manche Menschen mehr als andere dazu, beim Gewicht zuzulegen. Ausführliche, jahrelange wissenschaftliche Untersuchungen haben gezeigt, dass manche Menschen nur sehr langsam zunehmen (versuchen Sie bitte, solche Menschen nicht allzu sehr zu beneiden), während andere Schwierigkeiten beim Abnehmen haben. Ebenso trifft es zu, dass manche Menschen aus Familien kommen, die – wie soll ich es sagen? – etwas robuster veranlagt sind. Diese Familien haben tatsächlich einen kräftigen Körperbau und sind von Natur aus stärker, robuster. Früher wäre das ein beträchtlicher Vorteil im Leben gewesen, aber ich verstehe natürlich, dass dies für die Betroffenen unter meinen Lesern nur ein schwacher Trost ist – für diejenigen, die gerne leichter, zierlicher oder dünner wären, weil wir uns heutzutage ja nicht mehr in freier Wildbahn tummeln, wo eine robuste Statur von Vorteil wäre.

Liegt die Lösung des Rätsels unserer immer größeren Taillenumfänge in unserem genetischen Code begründet? Wissenschaftler sind sich da noch nicht sicher. Es hat bei genetischen Forschungen zwar einige signifikante Funde gegeben, aber noch ist es einfach zu früh, um die Gene als direkte Ursache für Übergewicht oder Fettleibigkeit auszumachen. Was sich jedoch aus diesen Forschungen abzeichnet, ist, dass es in Zukunft ohne weiteres möglich sein wird, die Gene so zu manipulieren, dass Übergewicht oder Fettleibigkeit vermieden werden können. Hingegen reicht unser Wissen noch längst nicht aus, um zu beurteilen, welche Auswirkungen das Herumdoktern an einer komplizierten DNA-Kette hätte, die sich – ohne großen Schaden für den Menschen – schon seit zig Millionen Jahren erfolgreich entwickelt. Nur für den Fall, dass Sie jetzt aufhorchen: Die Möglichkeit genetischer Klempnerei liegt noch in weiter Ferne, also halten Sie die Kühlschranktür geschlossen und hören Sie bitte nicht auf zu lesen.

Der Gedanke, unser Gewicht, unsere Figur und unsere Statur würden allein von den Genen bestimmt, erfreut sich großer Beliebtheit. Denn wenn es stimmen würde, der Schlüssel zu den Genen aber noch nicht zur Verfügung steht, betrachten das viele Menschen als Freibrief für sich, beim Essen zu tun und zu lassen, was sie wollen. Wer bereits zu dem Schluss gekommen ist, man könne sowieso nichts machen, bei dem wird sich garantiert auch nichts ändern. Eine solche Einstellung wird oft mit Akzeptanz verwechselt, aber in Wahrheit ist sie natürlich etwas völlig anderes; vor allem beschneidet diese Haltung unser Potenzial, etwas zu verändern, drastisch. Schließlich handelt es sich ja nicht um eine Akzeptanz im objektiven Sinne des Worts, die Veränderungen ermöglicht, sondern um eine selbstzerstörerische Form des Hinnehmens, die man besser als Kapitulation bezeichnet. Klar, Ihren natürlichen Körperbau können Sie nicht verändern, aber das heißt doch nicht, dass Sie nicht Ihr eigenes Idealgewicht finden können, verbunden mit einem gesunden Gefühl der Wertschätzung und Achtung für Ihren Körper.

Lob und Strafe

Wie oft haben Sie schon etwas Ungesundes (aber Köstliches) gegessen, weil Sie sich gesagt haben, Sie hätten es »verdient« oder Sie müssten sich für etwas »belohnen«? Vielleicht weil Ihnen bei der Arbeit etwas besonders gut gelungen ist oder weil der Tag daheim mit den Kindern mal wieder die reinste Hölle war, vielleicht aber auch, weil Sie gerade wieder ein paar Tage oder Wochen der neuesten Diätmode gefolgt sind (Achtung, Ironie!). Können Sie sich noch an das erste Mal erinnern, als Sie das getan haben? Vielleicht auch eher noch an das erste Mal, als Ihnen solches »widerfuhr«? Erinnern Sie sich noch an das erste Mal, bei dem Essen als Belohnung genutzt wurde, weil Sie irgendetwas besonders gut gemacht hatten? Oder als eine Form der Ermunterung (sprich: Bestechung) für gutes Benehmen in einer bestimmten Situation? Als Elternteil haben Sie in manchen Situationen ja nicht allzu viele Möglichkeiten, motivierend auf Ihre Kinder einzuwirken, wenn diese sich »benehmen« sollen – und so werden Nahrungsmittel oder Süßigkeiten verständlicherweise oft zur Verhaltenskontrolle eingesetzt. Auf diese Weise kann man vielleicht ein wütendes Kind besänftigen, ein trauriges aufmuntern; vielleicht sollen die Kleinen auch einfach etwas »zu tun« haben, wenn sie sich langweilen. In solchen Zusammenhängen auch Essbares einzusetzen ist keine sinistre Methode der Verhaltensmanipulation, sondern eine subtile Methode, positive soziale Einstellungen zu fördern. Jeder, der Kinder hat, wird Ihnen bestätigen, dass Süßigkeiten in der Tasche manchmal die letzte Rettung sind.

Und wie sieht es im umgekehrten Fall aus? Wurden Ihnen je bestimmte Speisen verboten oder verwehrt? Hat man Ihnen je gesagt, Sie dürften etwas, das Sie gern mochten, *nicht* essen? Oder mussten Sie mal zur Strafe etwas essen, das Sie überhaupt nicht mochten? Vielleicht mussten Sie auch gegen Ihren Willen am Tisch sitzen bleiben und aufessen, weil Sie sich zuvor am Esstisch danebenbenommen hatten oder weil die Erziehenden Ihnen Schuldgefühle damit machen wollten, dass es »so viel hungrige Kinder auf der Welt gibt«. Und wie ist es heute? Setzen Sie manchmal im eigenen Leben Essen als Strafe ein? »Gönnen« Sie sich bestimmte Nahrungsmittel nicht, wenn Sie »böse« waren und sich nicht an Ihre Diät gehalten haben? Zwingen Sie sich dazu, bestimmte Speisen zu essen, weil Sie meinen, dies tun zu müssen? Solche Verhaltensweisen sind tief verwurzelt.

Man benötigt ja auch keinen Psychiater, um zu erkennen, dass Langzeitfolgen für Ernährungsgewohnheiten und Selbstwertgefühl unvermeidlich sind, wenn man Essen und Verhaltensweisen so eng miteinander verknüpft, zumal diese elterlichen Aktionen gehäuft gerade dann stattfinden, wenn sich die Persönlichkeit des Kinds herausbildet. In dieser Lebensphase werden Verhaltensweisen konditioniert, in dieser Lebensphase wird mit Verhaltensreaktionen experimentiert. Man wird nun oft versucht sein, jetzt endlich mit den früh herausgebildeten Gewohnheiten zu *brechen* und dem Drang, sich immer wieder so zu verhalten, zu *widerstehen* oder sich selbst zu *überzeugen*, sich endlich anders zu verhalten. Aber: Brechen, überzeugen, widerstehen – das klingt nicht gerade nach einem Rezept für Seelenfrieden, oder? Wenn es je so etwas wie einen Modellfall für innere Konflikte und eine obsessive Auseinandersetzung mit dem Essen gab, ist er genau hier.

Bedenken Sie, der Verstand, der Ihnen sagt »Ich muss«, ist derselbe, der Ihnen sagt »Ich darf nicht«. Es gibt nur einen Verstand, nicht zwei. Wie kann so etwas also jemals friedlich ausgehen? Ganz abgesehen vom hellen Wahnsinn, mit sich selbst im Streit zu liegen – in einem solchen inneren Konflikt muss doch immer die eine Seite gewinnen, die andere verlieren. Und das bedeutet nichts anderes, als dass ein Teil Ihres Selbst zurückgewiesen, ignoriert oder unterdrückt werden muss, während der andere Teil zu einem Hochgefühl verleitet wird. Viel öfter aber siegt keine der beiden Seiten wirklich, und stattdessen herrscht im Inneren nur jede Menge Streit darüber, was richtig und was falsch ist.

Darum ist achtsames Essen ja so einzigartig. Denn dort geht es nicht um Selbstgespräche, positives Denken oder darum, diese leise innere Stimme, die niemals wirklich verstummen will, lautstark zu übertönen. Stattdessen lernen Sie, vom »Muss« und »Darf nicht« gleichermaßen Abstand zu nehmen, damit Sie die Dynamik der Prozesse in Ihrem Inneren deutlich beobachten können. Und wenn Sie Ihren Geist mal aus diesem Blickwinkel betrachten, dann ist es, als wären Sie *Zeuge* der Gefühle, die Sie gerade empfinden, und nicht mehr deren *Geisel*. Es ist, als könnten Sie nun von einem Standort sorgfältig erwogener Absichten aus reagieren, als von einem Standort der Verwirrung oder Frustration aus.

Die Teenagerjahre

Für die meisten Menschen markiert der Eintritt in die Teenagerjahre den Beginn des bedeutenden (und schmerzhaften) Lebensabschnitts, in dem Größe, Gewicht, Figur und Ernährungsgewohnheiten festgelegt und begriffen werden. Zugleich ist es die Zeit, in der sich viele unserer Ansichten über uns selbst herausbilden und zu einem Selbstbild formen. Dabei ist es zwar gesund, wenn wir uns weitgehend unter unseresgleichen bewegen, doch unsere Altersgenossen müssen gerade zu dieser Zeit herausfinden, was nur freundschaftliches Geplänkel ist und was eher verbaler, emotionaler und körperlicher Gewalt gleichkommt, also an Misshandlung grenzt. Und als wäre das noch nicht genug, ändert sich jedes Mal, wenn wir meinen, wir hätten unser Aussehen jetzt in den Griff bekommen, der Körper erneut und zwingt uns, unser Verhältnis zur eigenen Leibesfülle und Gestalt abermals neu zu bewerten. Das ist übrigens nicht nur ein Thema, das Frauen interessiert, über solche Schwierigkeiten berichten genauso viele Jungen wie Mädchen. Der Unterschied besteht nur darin, dass Mädchen beim Versuch, ihr Aussehen zu verändern, viel eher dazu neigen, Mahlzeiten ganz auszulassen oder ihr Essen zu rationieren.

Bevor ich elf Jahre alt war, wäre ich niemals auf die Idee gekommen, über mein Gewicht nachzudenken. In der Schule gab es ein paar übergewichtige Kinder, und ich vermute, meine Eltern hatten auch ein paar übergewichtige Freunde, doch über mein eigenes Gewicht, meine eigene Figur oder Kleidergröße habe ich in dieser Zeit niemals ernsthaft nachgedacht. Dann lief ich in meinem ersten Jahr auf der weiterführenden Schule eines Tages bei einem Fußballspiel auf dem Sportplatz umher, und dabei rief mir der Vater eines Freundes etwas zu. Es war ein Kommentar, der mir viele Jahre im Gedächtnis blieb und der mich lange Zeit verfolgte, ehe ich ihn endlich loswerden konnte. Ich benutzte ihn zur Selbstmotivation, wenn ich mich gut fühlte, und zu Selbstkasteiung, wann immer ich das Gefühl hatte, dick und fett zu sein. Dabei war es eigentlich nur etwas leicht Dahergesagtes. Ich bin mir sicher, dass der Kommentator vorher nicht darüber nachgedacht hatte; und auch später dachte er sicher nicht mehr darüber nach, was er gesagt hatte. Außerdem galt damals noch die Auffassung, Jungen müssten stark sein und dürften sich von Beleidigungen nicht beeindrucken lassen.

Wie gesagt, als ich am Vater meines Freunds vorbeilief, sah er mich an, lachte und sagte: »Mein Gott, Pudds [das war mein Spitzname in der Schule], was hast du dir denn für 'ne Wampe angefressen? Du siehst ja aus wie'n kleiner Fettsack.« Als ich betroffen an mir heruntersah, musste ich ihm recht geben; es stimmte, das enge Fußballtrikot aus Nylon und Polyester spannte deutlich sichtbar am Bauch. Ein kleiner Kommentar, eine flüchtige Bemerkung, nicht gerade sensibel, aber auch keineswegs boshaft – und doch schmerzte sie sehr. Und das, obwohl ich nicht wirklich übergewichtig war. Jedenfalls beeinflusste diese Bemerkung meine Einstellung zum Essen auf eine Weise, die sich der Vater meines Freundes sicher niemals hätte vorstellen können. Wären damals nicht die anderen Jungs um mich herum gewesen, hätte ich wahrscheinlich auf der Stelle zu heulen angefangen. Ich fühlte mich in diesem Moment so schwach, so unsicher und mehr als nur ein bisschen wertlos. Vor allem hatte ich das Gefühl, dick und fett zu sein. Und dieses Gefühl sagte mir absolut nicht zu.

Alle, mit denen ich in der Phase der Vorbereitung zu diesem Buch gesprochen habe, konnten ähnliche eigene Geschichten aus ihrer Zeit als Teenager bieten, und ich bin ganz sicher, Sie auch. Doch ganz gleich, was Ihnen damals widerfuhr, ganz egal wie schmerzhaft und schwierig das damals war, wichtig ist allein anzuerkennen, dass die Sache abgeschlossen, dass sie Vergangenheit ist. Das ändert nichts an der gelebten Erfahrung, und es verdrängt oder negiert auch nicht die Gefühle, die diese Begebenheit bei Ihnen hervorgerufen hat. Nein, diese Gewichtung ermöglicht Ihnen nur, sich weiterzuentwickeln und Vergangenes hinter sich zu lassen. Denn solange Sie den Rucksack der Vergangenheit mit sich herumtragen, fühlt sich das Leben sehr schwer an. Außerdem verstärken sich bei dem immer und immer wieder neuen Durchspielen der erlebten Verletzung die alten Gefühle aufs Neue wie auch die Gewohnheiten, die Sie als Reaktion darauf entwickelt haben. Achtsamkeit indes zeigt Ihnen, wie Sie diese alten Geschichten und Gefühle loslassen können. Und achtsames Essen wird Ihnen zeigen, was Sie an deren Stelle setzen können.

Gefühle

Dieser Abschnitt verdient eigentlich ein eigenes Kapitel. Manche von Ihnen sind sicher der Ansicht, er verdiene sogar ein eigenes Buch. In Kapitel 5 gehe ich auf das Thema Gefühle detailliert ein, doch es muss auch hier zumindest erwähnt werden.

Ich vermute, dass in den entwickelten Ländern der Welt nur sehr wenige Menschen, die oberhalb der Armutsgrenze leben, allein deshalb essen, um ihren Hunger zu stillen.

Ich behaupte sogar, dass die meisten dieser Menschen nach Gefühl essen. Mehr noch, ich glaube, dass viele die Auswahl ihrer Nahrungsmittel und den Verzehr ihrer Mahlzeiten im direkten Verhältnis zu der Art und Weise gestalten, wie sie Größe und Gestalt ihres eigenen Körpers sehen. Sind die Betreffenden dabei nur von der Sorge um ihr Wohlbefinden und dem Wunsch motiviert, fit zu bleiben, dann kann man natürlich sagen, das sei eine wirklich gute Sache. Aber wenn die Motivation sich aus festen Verhaltensmustern, Gefühlen der Unsicherheit, geringem Selbstwertgefühl, gesellschaftlichem Druck und inneren Konflikten ableitet, sieht die Sache schon völlig anders aus.

Nehmen Sie sich bitte nochmals einen Augenblick Zeit, um Ihre eigenen Gründe zu hinterfragen, was eine Veränderung Ihrer Figur betrifft. Und versuchen Sie, die maßgeblichen Punkte nicht als gut oder schlecht, richtig oder falsch zu bewerten. Es ist, als würden Sie für einen Moment zurücktreten, um diese Gründe von einem objektiven Standpunkt aus klarer zu sehen. Wie viele dieser Punkte haben zentral mit der Gesundheit Ihres Herzens oder mit der Höhe Ihres Cholesterinspiegels zu tun? Und wie viele beruhen auf dem Wunsch, Diabetes oder zu hohen Blutdruck zu vermeiden? Wie viele Faktoren haben andererseits direkt damit zu tun, wie Sie sich selbst, die Gestalt, Größe und das Gewicht Ihres Körpers gerade sehen? Oder mit dem Grad Ihres Selbstvertrauens, der Art und Weise, wie Freunde, Familie und Kollegen Sie sehen sollen, wenn es nur nach Ihren Wünschen ginge, oder aber mit der Kleidergröße und mit der Mode, die Sie gerne mitmachen würden? Wie viele dieser Faktoren beruhen auf einem subtilen (oder auch nicht so subtilen) Leiden an sich selbst? Für die meisten Menschen werden die kosmetischen oder ästhetischen

Motive für eine Diät stets viel schwerer wiegen als alle potenziellen Gesundheitsrisiken, und zwar aus einem ganz einfachen Grund: Diese Leute werden von starken, als Gewohnheiten verankerten Gefühlen angetrieben, die sich im Lauf ihres Lebens herausgebildet und verfestigt haben.

Nehmen wir mal an, Sie wären allein zu Haus und ein wenig deprimiert. Was würden Sie in diesem Fall zuerst tun? Die meisten würden sich irgendwie abzulenken versuchen. Sie surfen im Internet, schalten den Fernseher ein, lesen ein Buch oder hören Musik. Doch diese Beschäftigungen lenken von den negativen Gefühlen wahrscheinlich noch nicht stark genug ab. Was kommt als Nächstes? Genau, der Gang zum Kühlschrank oder zum Tiefkühlfach, ohne dass Sie groß darüber nachdenken müssten. Und mit dieser Gewohnheit stünden Sie durchaus nicht allein da. Und was ist, wenn Sie unterwegs sind und sich aus irgendeinem Grund ein wenig ängstlich fühlen? Ertappen Sie sich dann dabei, wie ferngesteuert in einen Laden zu gehen, um sich Schokolade zu kaufen, damit Ihre Gedanken abgelenkt werden? Dabei muss man nicht mal auf das stereotype Beispiel der großen inneren Leere und Einsamkeit am Ende einer Beziehung zu sprechen kommen, die sich angeblich nur mit Hilfe klebriger Sahnebonbons oder einer Großpackung Stracciatella-Eis überwinden lasse.

Die Wahrheit lautet, dass wir oft Dinge tun, ohne dass uns bewusst ist, wovon unser Verhalten motiviert ist. In solchen Situationen handeln wir gewohnheitsmäßig und folgen den ausgetretenen Pfaden der Gefühle. Das passiert meist bei einfachen Tätigkeiten, auf die man sich nicht besonders konzentrieren muss, weshalb es ziemlich leicht ist, sie »halbbewusst« auszuführen. Ich bin ganz sicher, wir wären ehrlich schockiert, wenn uns jemand dabei filmte, wie wir so agieren, und uns den Film anschließend vorführen würde. Wir würden wahrscheinlich wie Roboter wirken, die auf Signale aus dem Gehirn oder auf Gelüste im Kopf automatisch reagieren: eine Handvoll Kartoffelchips nach der anderen, einen Keks nach dem anderen, ein Bier nach dem anderen, einen Schokoriegel nach dem anderen.

Das Problem ist nur: Wann immer wir einer Gefühlswallung oder einer bestimmten Gedankenkette nachgeben, verstärken wir damit auch das dazugehörige Verhaltensmuster. Indem wir unbewusst und unaufmerksam diesem Muster folgen, bekräftigen wir die Geschichte, die in unserem Kopf abläuft – oder unsere *Gefühlsreaktion* auf diese Geschichte. Darum ist achtsames Essen ja so wichtig und effektiv. Schließlich geht es nicht vorrangig darum, *was* Sie sich in den Mund schieben. Nein, bis dahin hat sich bereits ein so starker emotionaler Druck aufgebaut, dass Widerstand gegen die Verlockungen oder ein Rückzug aus der Situation gefühlsmäßig schon fast unmöglich geworden sind. Auch Ihre Versuche, sich selbst zu überzeugen, dass Sie sich ja eigentlich ganz anders fühlen, als es tatsächlich der Fall ist, gelingen dann nicht. Nein, es geht bei Achtsamkeit wirklich um die bewusste Wahrnehmung, wann ein Gefühl entsteht; es geht um die Identifikation seiner Ursprünge und – mit ein wenig Übung – auch um das Erkennen des allerersten Gedankens, der das ins Rollen brachte. So funktioniert Achtsamkeit.

Ohne diese wache Bewusstheit werden wir den auslösenden Gedanken stets verpassen, werden die Emotionen ungestört ihren Lauf nehmen und Druck aufbauen, werden wir uns weiterhin nur passiv von unseren Gewohnheiten leiten lassen. Wenn Sie dagegen achtsam sind und die Dinge bewusst verfolgen, werden Sie in die Lage versetzt, nicht mehr

unbewusst zu reagieren und sich von Ihren Emotionen überwältigen zu lassen, sondern an einen Ort der Ruhe und der
überlegten Handlung gelangen, an dem Sie selbstbewusst
Ihren Emotionen standhalten können. Welche Gefühle das
dann sind, spielt keine Rolle; es ist egal, ob es ein Verlangen,
ein Gelüst, eine Aversion oder ein Schuldgefühl ist oder ob es
sich um Niedergeschlagenheit, Angst, Wut, Langeweile oder
Einsamkeit handelt; das Prinzip ist immer das gleiche und
die Prozesse, die da ablaufen, gleichen einander völlig.

Bewegungsmangel

Wir leben in einer Welt, in der wir dazu ermuntert werden,
uns *weniger* zu bewegen, und in der wir gezwungen werden, *mehr* herumzusitzen; wir bewegen uns in einer Welt,
in der wir unablässig mit Produkten, Geräten und techni-
schen Neuheiten versorgt werden, die dazu ersonnen wurden, dass wir *weniger* tun müssen. Natürlich meldet sich
auch die Fitnessindustrie zu Wort, und Mediziner und Gesundheitsorganisationen warten mit Ratschlägen ebenso
auf wie Bücher und Magazine. Aber all diese Stimmen gehen oft unter im Lärm der Werbung, die uns dazu verleiten
will, *weniger zu tun und mehr zu essen.*

In meinen späten Teenagerjahren habe ich längere Zeit
in den USA gelebt, und ich kann mich noch genau daran
erinnern, wie ich zum ersten Mal eine *Mall* besuchte. Da
sah ich Leute, die aus einem Laden kamen, ins Auto stie-
gen, 20 oder 30 Meter weiter zum nächsten Parkplatz fuh-
ren und im benachbarten Geschäft ihre Einkäufe fortsetz-
ten. Ich traute meinen Augen nicht. Ganz gleich wie kurz
die Entfernung war, ganz egal, wie dringend diese Leute

Bewegung gebraucht hätten, alles wurde mit dem Auto erledigt. In der Kleinstadt, in der ich lebte, gab es nicht einmal Bürgersteige. Nachdem ich ein paar Wochen stur am Straßenrand entlanggelaufen war und nach mehreren Beinaheunfällen mit Autofahrern, die es einfach nicht gewohnt waren, auf Fußgänger am Straßenrand zu achten, gab ich schließlich auf und stieg ebenfalls in ein Auto.

Wenn die Gesellschaft uns nicht ermutigt, körperlich aktiv zu sein, hindert uns das zusätzlich daran, für unsere Gesundheit zu sorgen und sie zu optimieren. Und das oben genannte Muster wiederholt sich in allen Altersstufen der Gesellschaft. Viele Kinder spielen nicht mehr frei und ungezwungen mit ihren Freunden. Ob das daran liegt, dass Eltern oder Erziehende Bedenken haben, sie allein draußen spielen zu lassen, oder ob es an der zunehmenden Beliebtheit von Computerspielen oder an der Urbanisierung vieler ländlicher Gegenden liegt, ist schwer zu sagen. Aber eines ist sicher: Die wachsende Nutzung von Computern und elektronischen Geräten, die man mit den Händen bedient, wird bereits die nächste Generation in ihrem Körperbau verändern. Der menschliche Körper hat sich als Bewegungsapparat für die ganzkörperliche Fortbewegung entwickelt. Nun muss er neue Arten der Bewegungen erlernen, die im Sitzen stattfinden. Dies wird unweigerlich Auswirkungen auf die Gesundheit haben. Die Folgen sind jetzt schon sichtbar, etwa in den Statistiken von Fettleibigkeit bei Kindern; aber auch langfristig werden sie zu beobachten sein, denn jetzt entstehen Verhaltensmuster für die nächste Generation, die potenziell deren ganzes Leben bestimmen werden.

Und was ist mit *dieser* Generation hier und jetzt? Ist für sie schon alles zu spät? Wir wissen ja, was wir tun *sollten,* um gesünder zu sein; aber wie oft tun wir es wirklich? Im

Januar haben Fitnessclubs stets Hochsaison, weil die guten Vorsätze zum neuen Jahr umgesetzt werden; dann bemühen sich offenbar viele Leute enthusiastisch darum, Gewicht zu verlieren. Doch wie lange halten solche Vorsätze? Die Schwundquoten in den Fitnesscentern gleichen denen bei konventionellen Diäten. Ich habe mal den Manager eines Fitnesscenters scherzen gehört, reich werde man in dieser Branche nicht an den Leuten, die regelmäßig kämen, sondern an den zahllosen Menschen, die zahlende Mitglieder sind, ohne jemals zu erscheinen.

Irgendwie ist es ja tragisch, dass wir überhaupt solche künstlich konstruierten Formen natürlicher Bewegung brauchen, wie sie in Fitnesscentern angeboten werden. Doch die Realität des modernen Lebens legt nahe, dass dies eine der wenigen Möglichkeiten ist, die uns noch zur Verfügung stehen, um das für optimale Gesundheit und Fitness erforderliche Maß an körperlicher Bewegung überhaupt noch zu erreichen. Allerdings muss ich wohl nicht eigens betonen, dass es völlig in Ordnung ist, wenn Ihnen etwas anderes an körperlicher Bewegung einfällt, das Spaß macht und regelmäßig betrieben werden kann, sei es eine bestimmte Sportart oder etwas anderes abseits der Fitnesscenter, vielleicht auch nur ein langer, zügiger Spaziergang pro Tag. Denn Bewegung an frischer Luft ist nicht nur gut, sie macht sogar Spaß! Leider ist Sport heute für viele Menschen so fest mit einem Pflichtgefühl verbunden, dass ihnen die Sache viel weniger Spaß macht, als sie es normalerweise tun würde. Außerdem lassen sich viele Menschen nur ungern von anderen sagen, was sie tun sollen, oder dass es ihnen einfach am nötigen Selbstbewusstsein fehlt, um in ein Fitnessstudio zu gehen. Manche Leute sind vielleicht auch vom Sportunterricht in der Schule traumatisiert worden. Sind aber alle hier aufgezählten Hindernisse erst einmal aus dem Weg geräumt, wird sich körperliche Bewegung als eines der besten Hilfsmittel erweisen, Ihr Idealgewicht, Ihre Idealgröße oder Ihre Idealfigur zu erlangen.

Suchtverhalten

»Sucht« ist ein Begriff, mit dem man sparsam umgehen sollte – wie eigentlich mit allen Etiketten, vor allem mit den negativen, denn sie verstärken die Überzeugung, Ihr Verhalten sei Bestandteil Ihrer Identität und damit mehr oder weniger unveränderlich, während es hier in Wirklichkeit um vorübergehende und veränderbare Gewohnheiten und Zustände geht. Trotzdem legen einige Menschen bei manchen Nahrungsmitteln zweifellos ein Suchtverhalten an den Tag oder fühlen sich von ihrem Essensdrang so sehr überwältigt, dass sie sich nicht mehr in der Lage sehen, dieses Verhalten zu ändern.

Es kann ein intensives Verlangen nach dem nächsten Zuckerrausch sein (oft in Form von Schokoriegeln oder süßen Limonaden), das Verlangen nach einem Koffeinstoß oder der unwiderstehliche Drang, alles auf dem Teller stark nachzusalzen; es kann auch das intensive Verlangen nach einer besonderen Speise sein, die Sie mit einer bestimmten Emotion verbinden (auch als »Trostessen« oder »Frustessen« bekannt). Ganz gleich ob die treibende Kraft der Griff zum Teelöffel, das Öffnen einer Packung oder der Griff zu Tasse oder Glas ist, das Ganze hat immer eine Aura der Unwiderstehlichkeit und Verzweiflung.

Bei einem solchen Prozess sind etliche Faktoren am Werk, und es ist ganz nützlich, sie separat zu betrachten.

Erstens geht es um eine ganz spezifische Dynamik von Körper und Geist; darauf werde ich in den Kapiteln 5 und 6 detaillierter eingehen. Hier möchte ich den Blick lieber auf externe Faktoren lenken, vor allem auf die industrielle Lebensmittelproduktion und die dazugehörigen Konzernstrategien. Weniger interessieren mich dabei die vielen bewundernswerten ethischen Initiativen auf der ganzen Welt, die uns zu Verhaltensänderungen beim Einkauf, bei der Zubereitung, beim Essen und beim inneren Verhältnis zu unserem Essen ermutigen wollen. Auch liegt es mir fern, eine globale Verschwörung in der Nahrungsmittelindustrie zu wittern, die absichtlich Suchtverhalten fördere und uns ermutige, noch mehr Ungesundes zu essen.

Denn die Nahrungsmittelindustrie existiert, um uns Lebensmittel zu verkaufen. Wie jedes andere gewinnorientierte Unternehmen arbeitet sie daran, uns noch mehr von ihren Waren zu verkaufen, vor allem Lebensmittel zu entwickeln, die unwiderstehlich sind, und uns zu deren Kauf zu animieren; denn damit verdient sie ihr Geld. So einfach ist das im Grunde. Doch im Unterschied zu anderen Industriezweigen hat die Nahrungsmittelindustrie den unschätzbaren Wettbewerbsvorteil, uns etwas verkaufen zu können, das wir unbedingt brauchen, um am Leben zu bleiben. Darum sollte es uns eigentlich nicht überraschen, dass Produkte entwickelt und angeboten werden, die so attraktiv und appetitanregend wie nur möglich sind. Schließlich liegt der Nahrungsmittelbranche daran, dass wir nicht nur *eine* Packung ihres Produkts kaufen, sondern *viele*. Und wenn sie uns erfolgreich dazu gebracht hat, so viel zu kaufen, dass wir beginnen, uns übergewichtig zu fühlen, dann werden als Nächstes eben fettarme Varianten ihrer Produkte oder Diätprodukte zum Abnehmen angeboten. Zynisch?

Vielleicht. Tatsache? Keine der eben gemachten Aussagen kann plausibel bestritten werden.

Wenn Sie all dies im Auge behalten, dann hören Sie bitte auf, sich Vorwürfe zu machen, Sie seien »süchtig« nach bestimmten Produkten. Diese Produkte sind so gemacht, sie *sollen* so sein, um genau diese Reaktion der Kunden zu provozieren. Das ist Präzisionsarbeit: perfekt ausgewogene Anteile von Fett, Zucker, Salz und Zusatzstoffen und alles so kombiniert, dass die Waren geradezu unwiderstehlich wirken. Wenn Sie diese einfache Tatsache erkennen und akzeptieren, werden Sie umgehend das Gefühl eigener Schwäche, Unzulänglichkeit oder eigenen Versagens loswerden. Was wäre Ihnen denn anderes übriggeblieben, als ständig nach *mehr* zu greifen? Genau dafür sind diese Produkte doch gemacht. Zum Glück können wir diesen Kreislauf mit Hilfe von Achtsamkeit durchbrechen.

Alkohol

Ein Zweig der Nahrungsmittelindustrie setzt auf den Alkoholkonsum. Dazu gehören in erster Linie Fastfood-Restaurants, Imbisswagen und Döner-Kebab-Buden in unmittelbarer Nachbarschaft zu stark frequentierten Kneipen und Clubs. Oft handelt es sich um Imbissstätten, die wir tagsüber keines Blickes würdigen würden, die aber nach etlichen Bierchen plötzlich als tolle Attraktion erscheinen. Alkohol reduziert nicht nur unsere Willenskraft und unser Gespür für Ziele und Richtungen; er erschwert auch Bewusstheit und Wachheit im Hinblick auf Zustände und Abläufe in unserem Kopf. Alkoholkonsum führt zur geistigen Bereitschaft, sich auf Versuchungen einzulassen und jegliche Vorsicht in den

Wind zu schlagen. Kurz gesagt, Alkohol ist für Unmengen unguter Entscheidungen verantwortlich. Das soll nun nicht heißen, Sie dürften sich nicht gelegentlich ein oder zwei Bierchen gönnen. Es heißt aber: Wenn Sie wirklich mehr Achtsamkeit beim Essen durchhalten wollen, müssen Sie Ihren Alkoholkonsum unbedingt in engen Grenzen halten.

Vielleicht liegen die Tage, da Sie häufig in Kneipen gingen, schon lange zurück, vielleicht sind es jetzt ein paar Gläser Wein zur abendlichen Entspannung auf dem Sofa. Dann überlegen Sie bitte mal einen Augenblick, was zum Trinken gewöhnlich noch hinzukommt. Ein Schälchen mit Kartoffelchips oder Nüssen? Eine mitgebrachte Pizza? Ungesundes Essen und Alkohol scheinen Hand in Hand zu gehen. Wann haben Sie zuletzt zu einem Glas Wein oder Bier einfach nur Möhren oder Selleriesticks (*ohne* Dip) gegessen? Eben. Auch hier sage ich nicht, das sei schlecht, Sie sollten es nicht tun. Doch wir müssen uns einfach dessen bewusst bleiben, dass die vom Alkohol angeregten Essentscheidungen unweigerlich Einfluss darauf haben, wie wir aussehen und wie wir uns damit fühlen.

Was am Alkohol aber so gefährlich ist und all unsere Versuche, Figur und Gewicht zu verändern, konterkariert, sind die versteckten Kalorien. Schwerlich findet man eine derart konzentrierte Kalorienbombe wie Alkohol. Und nicht nur das: Es sind enorm viele Kalorien, die aber fast keinen Nährwert haben. Wenn Sie nur gelegentlich mit überzähligen Alkoholkalorien sündigen, mag es ja, was Ihre Figur und Ihr Gewicht betrifft, noch angehen, aber wenn Sie regelmäßig Alkohol konsumieren, sind unvorteilhafte Veränderungen bei Aussehen und Gewicht unvermeidlich.

Für alle, die nach Ruhe und Klarheit suchen, die sich nach emotionaler Stabilität sehnen und die das Streben nach einem gesunden Verhältnis zum Essen und zum eigenen Körper einigermaßen ernstnehmen, ist es absolut nicht hilfreich, regelmäßig Unmengen von Alkohol in sich hineinzuschütten.

Sozialer Druck

Ob es um ein Geschäftsessen geht, ein Wochenendtreffen mit Freunden, eine Geburtstagsfeier in der Familie, einen Videoabend mit der Partnerin oder ein Rendezvous mit einem Liebhaber: die Art und Weise, wie wir gemeinsam mit anderen essen, hat maßgeblich Einfluss auf unser Gewicht, unsere Figur und unsere Kleidergröße. Wir treffen Entscheidungen, die wir niemals träfen, wenn wir alleine essen würden; und wir bringen nur einen Bruchteil der Bewusstheit auf, die wir normalerweise beim Essen walten ließen. Essen ist ja eine unglaublich gesellige Angelegenheit. Egal ob wir uns im Büro treffen, zu Hause, in einem Café, in einem Restaurant oder im Park, fast immer gibt es irgendetwas zu essen – und sei es nur ein Keks zur Tasse Tee. In vielerlei Hinsicht ist das tröstlich, weil es uns ja allen so geht.

Wenn man dabei aber die Kontrolle verliert, kann dieses Verhalten leicht alle Mühen, das Idealgewicht zu erreichen oder zu halten, ruinieren. Dazu kann das Gefühl beitragen, dass uns die anderen irgendwie sogar *erlauben,* Dinge zu essen, die wir, aus eigener Motivation, gewöhnlich nicht essen würden. Man hat dann das Gefühl, »wenn die anderen sich ein großes Eis mit Schokolade gönnen, dann kann ich das auch«. Ein andermal kann es auch das Pflichtgefühl sein, jemandem Gesellschaft leisten zu sollen oder in einer geschäftlichen Sitzung für einen gut geschmierten Ablauf sorgen zu müssen. Meistens ist es aber einfach ein Verlust von Aufmerksamkeit, weil die Unterhaltung so anregend oder intensiv ist und wir dabei, ohne es zu merken, eine Handvoll Nüsse oder Kartoffelchips nach der anderen in den Mund schieben.

Gemeinsam zu essen ist eine wunderbare, kostbare Sache, und ich will keineswegs davon abraten. Auch habe ich nichts gegen ein Gefühl der Entspannung und Freiheit, wenn Sie sich mit anderen zum Essen treffen. Was ich allerdings sage, ist, dass wir oft gerade in solchen Situationen unseren für uns gesetzten Umgang mit dem Essen verlieren und mehr oder weniger bewusst Entscheidungen treffen, die wir später bereuen. Wenn wir das im Auge behalten, fällt es uns womöglich leichter, in solchen Situationen mit größerer innerer Ruhe zu handeln, damit uns immer klar bleibt, was unseren wahren Werten und Wünschen beim Essen am ehesten entspricht. Und wenn wir uns dann trotzdem für den zweiten Nachtisch entscheiden, dann tun wir es wenigstens im vollen Bewusstsein der Konsequenzen.

Faulheit

Sie können der produktivste, effizienteste und konzentrierteste Mensch sein, den Sie kennen. Sie können unendlich Energie und grenzenlosen Enthusiasmus für das Leben haben. Und doch ertappen Sie sich hin und wieder bei dem Gedanken: »Ach weißt du, heute habe ich einfach keine Lust zum Kochen.« Dadurch werden Sie nicht zu einem schlechten Menschen und schon gar nicht zum Faulpelz.

Sie werden eigentlich nur zu einem erfrischend normalen Menschen. Und doch beeinflussen diese flüchtigen Augenblicke der Trägheit oder Gleichgültigkeit einen der wichtigsten Faktoren, die zur Gewichtszunahme führen. Darum müssen wir diesen Punkt einmal genauer unter die Lupe nehmen.

Wir haben das alle schon mal erlebt: einen langen Arbeitstag, stundenlang ununterbrochen auf den Beinen, und jetzt wollen wir nur noch eins, uns hinsetzen und etwas essen. Jeder Gedanke ans Einkaufen von Lebensmitteln, ans Vorbereiten und Kochen ist da zu viel; man hat einfach keine Lust dazu. An solchen Tagen kann es sogar als harte Arbeit erscheinen, die Tür der Mikrowelle zu öffnen und ein paar Knöpfe zu drücken. Eigentlich kein großes Problem und auch ein ganz normales Gefühl. In Schwierigkeiten bringen kann uns nur die Art und Weise, wie wir mit diesem Gefühl umgehen. Denn wenn wir auf dieses Gefühl reflexartig mit der Einstellung »Ist doch alles ganz egal« reagieren, werden unsere Essentscheidungen diese Einstellung widerspiegeln. Wenn es jedoch um das Aussehen Ihres Körpers geht, ist es Ihnen ganz bestimmt nicht egal; es macht Ihnen etwas aus und Sie geben sich dabei auch selten mit einem »Was soll's« zufrieden.

An dieser Stelle kommt wieder die Achtsamkeit ins Spiel. Wenn Sie nämlich das Gefühl der Faulheit oder Gleichgültigkeit *erkennen* können, anstatt sich mit diesem Gefühl so sehr zu identifizieren, dass Sie tatsächlich faul oder gleichgültig *werden,* dann haben Sie auch die Möglichkeit, mit Ruhe und Gelassenheit darauf zu *reagieren.* Sie können sich dann immer noch für eine schnelle und einfache Mikrowellenmahlzeit entscheiden, was ja auch völlig in Ordnung ist. Der Unterschied besteht allerdings darin, dass

Sie, statt direkt zur Pizza oder zum Hamburger zu greifen, höchstwahrscheinlich eine gesündere Lösung wählen werden, in der Ihre grundlegende Motivation und Ihre grundlegenden Ziele besser zum Ausdruck kommen, als wenn Sie unreflektiert den festgefahrenen Gewohnheiten nachgegeben hätten.

Schlaf

Sie fragen sich vielleicht, welchen Einfluss der Schlaf auf Ihr Gewicht und Ihre Ernährungsgewohnheiten hat. Da liegt die Annahme nahe, ich meinte wohl, zu viel Schlaf sei gleichbedeutend mit zu wenig Bewegung und einem verlangsamten Stoffwechsel. Tatsächlich ist es aber ganz anders. Forscher haben nämlich kürzlich entdeckt, dass Menschen, die zu *wenig* schlafen – also nicht so lange, dass sich ihr Körper im erforderlichen Maße erholen und regenerieren kann –, zunehmen, und zwar erhöht sich deren Körperfettanteil um bis zu 32 Prozent.

Dieselben Wissenschaftler haben auch herausgefunden, dass die Auswirkungen möglicherweise geerbter »Fettleibigkeitsgene« durch einen langen erholsamen Nachtschlaf außer Kraft gesetzt werden können. Obwohl sie sich bislang nicht vollständig sicher sind, warum das so ist und auf welchem Wege es zustande kommt, wissen sie auf jeden Fall genau, dass wir bei Schlafdefiziten im Stoffwechsel mehr Muskelmasse und weniger Fett verbrauchen. Bei einer bestimmten Studie kam zum Beispiel heraus, dass die Teilnehmer, wenn man ihren Nachtschlaf nur knapp zwei Wochen lang regelmäßig unterbrach und störte, um durchschnittlich drei Pfund zunahmen.

Es gibt aber noch eine zweite, genauso wichtige Auswirkung des Schlafs. Forschungsergebnisse haben nämlich auch gezeigt, dass Menschen, die am Tage stark an Schläfrigkeit leiden, viel häufiger als andere nach zuckerhaltiger Nahrung gieren. Als Folge bewegen sie sich beim Essen in einem Teufelskreis, einer Achterbahnfahrt zwischen zu hohen und zu niedrigen Zuckerspiegeln. Das führt letztlich zu einem ungesunden Essverhalten, zu einem erhöhten Verzehr kalorienreicher Nahrung, zu Gewichtszunahme und größerem Körperumfang. Eine weitere Folge ist ein stark reaktives Verhaltensmuster beim Essen und bei den Ernährungsgewohnheiten. Dies wiederum erschwert es wesentlich, eine aktive Strategie der Ruhe und Klarheit zu entwickeln, um die Probleme zu lösen. Entsprechend schwerer fällt es den Betroffenen, positive Entscheidungen beim Essen zu treffen, die sie ihrem Ziel näherbringen. Das erwünschte positive Körpergefühl stellt sich nicht ein. Hier liegt nun der große Vorteil von *Meditier dich schlank*: Das Buch kann Ihnen nicht nur zu einer besseren Figur verhelfen, sondern auch zu einem besseren Schlaf.

Stress

Wann treffen Sie Essentscheidungen, die Sie später bereuen? Wann neigen Sie dazu, sich negativen Essmustern hinzugeben, deren Änderung Sie sich eigentlich wünschen? Wann neigen Sie am ehesten dazu, auf körperliche Bewegung zu verzichten, weil Sie sich nicht danach fühlen oder keine Zeit dafür haben? Wenn Sie wie die meisten anderen Menschen sind, wird all das nicht vorkommen, solange Sie sich gut fühlen, mit sich im Reinen und zufrieden sind, wie gut Sie Ihr Leben im Griff haben. Nein, diese Dinge geschehen, wenn Sie sich gestresst, überarbeitet und unter Druck fühlen. Sie treten gehäuft auf, wenn es kaum Augenblicke innerer *Ruhe* gibt, wenn Ihre Gedanken Gefühle der Unruhe oder Ruhelosigkeit erzeugt haben. Wahrscheinlich auch in Augenblicken, in denen nur sehr wenig *Klarheit* herrscht, weil sie mental typisch reaktiv funktionieren – im Gegensatz zu echtem, überlegtem Reagieren. Darum überrascht es nicht, dass Gewichtszunahme nicht nur eine *Ursache* für großen Stress ist, sondern auch ein *Symptom* von Stress.

Stressreaktionen sind den meisten von uns vertraut, und wenn Sie regelmäßig angespannt sind, befinden Sie sich in bester Gesellschaft. Bei einer großen Erhebung, die 2010 von der Mental Health Foundation in Großbritannien durchgeführt wurde, kam heraus, dass deutlich mehr als 80 Prozent das Gefühl hatten, dass das Lebenstempo und eine überwältigende Zahl von Verpflichtungen eine wesentliche Ursache für Stress, Unglück und Krankheit seien. Mehr als die Hälfte der Befragten gab an, sie wüssten einfach nicht, wie sie abschalten und sich entspannen sollten. Auch hier kommt der wahre Wert der Achtsamkeit ins Spiel, doch dazu später mehr. Lassen Sie uns zunächst die Frage klären, welche Folgen Stress für unsere Ernährung hat. Wie beeinflusst er unsere Essentscheidungen, was richtet er im Körper an, wodurch erschwert er das Abnehmen?

Stress bringt die heikle Balance von Hormonen und Chemikalien in unserem Körper aus dem Gleichgewicht. Eine der wichtigsten chemischen Reaktionen in Stresszeiten ist die Ausschüttung von Cortisol, das oft auch als »Stresshormon« bezeichnet wird. Wir benötigen Cortisol zwar zum Leben, aber wenn es im Übermaß oder über einen langen Zeitraum hin produziert wird, wird es für den Körper sehr schädlich. Es beeinträchtigt die Verdauung und bringt sie manchmal fast ganz zum Erliegen. Es kann auch zu Heißhunger führen, und in mehreren wissenschaftlichen Studien konnte gezeigt werden, dass Cortisol für die Gewichtszunahme beim Menschen ein signifikanter Faktor ist. In der Tat schafft Cortisol die schlimmstmöglichen Bedingungen für die Gewichtsabnahme oder Gewichtskontrolle. Denn es beschleunigt und fördert die Fettansammlung im Taillenbereich, während es gleichzeitig eine tragende Rolle beim Abbau der von Ihnen so sehr geschätzten, fettfreien Muskelmasse spielt – also das genaue Gegenteil dessen, was Sie bestimmt gerne erreichen würden.

Und was die Langzeitfolgen von Stress betrifft, so wissen Sie wahrscheinlich schon, dass Stress den Blutdruck erhöht und den Cholesterinspiegel steigen lässt; gehäuft treten Schlaganfälle und Erkrankungen der Herzkranzgefäße auf. Auch konnten ungünstige Auswirkungen auf das Immunsystem nachgewiesen werden, was Infektionen begünstigt. Kürzlich wurde außerdem entdeckt, dass Stress die Empfängnischancen bei Paaren vermindert.

Spätestens an dieser Stelle kommt meistens der Einwand: »Kann denn Stress nicht auch seine guten Seiten haben?« Nur Sie selbst wissen, wie es sich anfühlt, gestresst zu sein, und ob Sie das als gesund oder angenehm empfinden. Aber ist es denn nicht gut, eine Herausforderung zu spüren, hochmotiviert und konzentriert zu sein, ein Ziel im Leben zu haben? Natürlich ist das gut, und wenn Sie das als positiven Stress bezeichnen, ist eine richtige Dosis davon sogar hervorragend. Wenn wir unter Stress jedoch verstehen, dass wir überfordert, unglücklich, angespannt, müde oder erschöpft sind, dann werden Sie, glaube ich, nicht viele Menschen finden, die in Stress etwas Positives sehen.

In scharfem Kontrast zu den kurzfristigen chemischen Reaktionen der »Stressreaktion« fördern die Technik und Praxis der Achtsamkeit erwiesenermaßen eine »Entspannungsreaktion«. Hierbei wird meistens eine ganze Reihe körperlicher Reaktionen in Gang gesetzt, die die meisten von uns als ein starkes Gefühl des Wohlbefindens und der Gelassenheit beschreiben würden. Zum Beispiel sinkt der hohe Blutdruck, die Atmung verlangsamt sich, die Muskelanspannung lässt nach, und der Körper gerät in einen positiven Kreislauf des Wohlbefindens. Das heißt, der Geist erkennt die Entspannung des Körpers, und er entspannt sich dann auch selbst, was wiederum die Entspannung des Körpers verstärkt und fördert. Und so weiter. In einer positiven Endlosschleife beruhigen sich Körper und Geist gegenseitig. In diesem Zustand der Ruhe und Entspannung kann der Körper seine fettfreie Muskelmasse erhalten, während er Körperfett relativ leicht abbaut.

4.
Der Headspace-Test: Welcher Esstyp sind Sie?

Im letzten Kapitel wurden zahlreiche Faktoren identifiziert, die auch Sie dazu gebracht haben, so zu essen, wie Sie essen. In diesem Kapitel soll es nun vor allem darum gehen, herauszufinden, welches Gefühl Ihnen diese einzigartige Kombination von Faktoren vermittelt und zu welchen Neigungen sie bei Ihnen geführt hat.

Also, welcher Esstyp sind Sie? Welche Einstellung haben Sie zu Ihrem Körper? Und welche zu Diäten? Wir alle folgen einem persönlichen, individuellen Mix aus den Faktoren und Motiven, die im vorigen Kapitel genannt wurden. Dann greifen wir eher zu einem Stück Pizza als zu Gemüsesticks, eher zur Eiscreme als zu einem Apfel. Auch werden die einen ohne Gewissensbisse tagelang drauflosessen, während die anderen aufs Essen ganz verzichten, bis ihnen schwindelig wird und quälender Hunger einsetzt.

Manche Menschen scheinen fürs Essen geradezu zu *leben*, indem sie noch den letzten Bissen genießen und in Gedanken bereits bei der nächsten Schlemmerei sind, während andere alles ihnen Mögliche tun, um das Essen ganz zu vermeiden, und ständig auf der Suche nach Entschuldigungen sind, um nichts essen zu müssen. Manche Leute benutzen sogar Nikotin und Koffein, um ihren Kalorienkonsum deutlich zu reduzieren, während andere ihr Leben damit verbringen, joggend über den Asphalt zu traben oder Hanteln zu stemmen, nur damit sie anschließend mit gutem Gewissen beim Essen zulangen können; sie haben ja bereits etwas für die Kalorienverbrennung getan. Jeder Einzelne hat also seinen ganz eigenen Zugang zum Essen. Welcher Esstyp sind Sie?

Hier soll Ihnen kein Etikett verpasst werden, damit Sie es stolz präsentieren können; es geht nicht um Einordnung und Identifizierung als ein bestimmter Personentyp. Vielmehr sollen Sie bereits vorhandene Neigungen bei sich selbst entdecken und akzeptieren. Diese Selbsterkenntnis wird Ihnen dann dabei helfen, die von Ihnen gewünschten Änderungen tatsächlich herbeizuführen. Lesen Sie sich bitte die folgenden Beschreibungen durch und richten Sie Ihr Augenmerk darauf, welche Typ-Beschreibungen am ehesten zu Ihnen und Ihren gegenwärtigen Ernährungsgewohnheiten passen könnten. Vielleicht stellt sich dabei heraus, dass Sie in keine der genannten Kategorien passgenau gehören. Sie könnten ja zum Beispiel auch entdecken, dass Einzelaspekte aus *mehreren* Kategorien am besten zu Ihrem Charakter, Ihren Ernährungsgewohnheiten und Diät-Einstellungen passen. Das ist völlig in Ordnung, denn dieses Kapitel dient ja gerade *nicht* dazu, Sie in irgendeine Schublade zu stecken. Sie sollen nur ermutigt werden, darüber nachzudenken, *wie* Sie essen, *was* Sie essen und *warum* Sie essen. Auch sollten Sie Ihre Einstellung zu Diäten und zu den Vor- und Nachteilen eines solchen Ansatzes überprüfen. Und wenn Sie ernsthaft mit dem Zehntagesplan begonnen haben, können Sie natürlich hin und wieder auf diesen Abschnitt des Buches zurückkommen.

Eine Anmerkung zum folgenden Bewertungssystem
Alle in diesem Kapitel vorgestellten Esstypen sind mit Bewertungsskalen versehen, nämlich mit Headspace-Achtsamkeitsnoten und Headspace-Gesundheitsnoten. Diese Notenskalen reflektieren, wie hoch das Achtsamkeitsniveau beim betreffenden Charaktertypus wahrscheinlich ist und welche Auswirkungen die jeweilige Lebensweise wahrscheinlich auf die Gesundheit haben wird. Es gilt jeweils eine Notenskala von 1 bis 10, wobei 1 der schlechteste und 10 der beste Wert ist.

Der Knabberer

Merkmale Der Knabberer, auch als Zwischendurchesser bekannt, ist ständig am Essen. Die Hauptmahlzeiten meidet er, aus Angst, er könnte dann zu viel essen und dadurch zunehmen; stattdessen knabbert er den ganzen Tag einen Snack nach dem anderen. Knabberer haben normalerweise immer etwas zum Essen dabei: Nüsse, Kerne, Karottensticks. Manche Knabberer ernähren sich allerdings auch von ungesunden Snacks.

Typischer innerer Dialog »Wo sind denn bloß meine Dinkelkekse? Vielleicht sollte ich mir jetzt einen kleinen Muntermacher gönnen. Wie wär's mit etwas Schokolade? Nur ein paar Stückchen, damit ich in Gang bleibe und mein Blutzucker nicht zu sehr absackt. Könnte wohl etwas mehr Energie vertragen, will mich aber nicht schon wieder so aufgedunsen fühlen – vielleicht wären ein paar Kürbiskerne doch besser ...«

Vorteile Die ständige Stoffwechselstimulation kann Ihren Grundumsatz erhöhen – wenigstens in der Theorie. Es funktioniert auch bei all denen ganz gut, die im Terminstress zu sehr beschäftigt sind, um sich Zeit zum Essen zu nehmen. Früher gab es ausgiebige Diskussionen darüber, ob es nicht sogar gesünder und natürlicher sei; bisher gibt es aber keine wissenschaftlichen Beweise für die Stichhaltigkeit dieser Annahme.

Nachteile Weil der Knabberer oft mehr Kalorien zu sich nimmt als jemand, der sich an die üblichen Hauptmahlzeiten hält, geht er das Risiko ein, seinen Appetit übermäßig anzuregen. Indem er ständig isst oder ans Essen denkt, verstärkt er die entsprechenden Nervenbahnen und fördert dieses Essverhalten. Weil Knabberer sich immer nur auf Snacks verlassen, nehmen sie manchmal Ungesundes zu sich, weil es sich gerade so ergibt oder die Situation nichts anderes zulässt.

Einstellung zur Diät Der Knabberer wehrt sich oft gegen strikt formalisierte und strukturierte Diätpläne – in der Annahme, der selbstgewählte Weg der Knabberei sei der bessere. Weil das Knabbern aber nur selten wirklich so funktioniert, wie es soll, führt es oft zu einem Gefühl des Scheiterns oder der Enttäuschung, weil sich der erwünschte Gewichtsverlust nicht einstellt. Für die meisten Knabberer ist dieser Essstil fast zum Lebensstil geworden.

Aufmerksamkeit im Alltag Knabberer sind normalerweise sehr körperbewusst, was Figur, Leibesumfang und Gewicht betrifft, aber sie haben kein zuträgliches Verhältnis zu Hunger und Sättigung mehr. Sie hören nicht immer auf ihren Körper und frönen ihren Snacks, ohne wirklich zu merken, ob sie Hunger haben oder nicht. Mental befinden sie sich oft im Zustand des Verlangens oder der Rastlosigkeit, weil sie in Gedanken immer auf der Suche nach etwas Essbarem sind.

Headspace-Achtsamkeitsnote: 3
Headspace-Gesundheitsnote: 5

Der Fresser

Merkmale Als müsste er ständig Steroide knabbern, ist der Fresser permanent am Essen, aber er knabbert beileibe nicht nur. Zwar will er oft unbedingt abnehmen, aber er neigt zu Selbstsabotage beim Essen. Fresser nehmen große Mengen kalorienreicher und stark industriell verarbeiteter Nahrung zu sich – oft die Fastfood-Variante. Gewöhnlich ist sich der Fresser über seine Situation im Klaren, aber er lässt sich immer wieder so sehr von seinem Verhalten überwältigen, dass er es nicht ändern kann.

Typischer innerer Dialog »Mensch, ich könnte jetzt gut einen doppelten Cheeseburger mit Zwiebeln und Ketchup verdrücken ... vielleicht noch ein paar Pommes dazu ... und noch ein bisschen gebratenen Speck – wenn ich nur dran denke, läuft mir schon das Wasser im Mund zusammen. Wenn ich doch nur nicht so dick wäre ... Ach was, ich kann ja nachher immer noch zum Treffen der Weight Watchers gehen und beichten. Ooooh, vielleicht sollte ich zum Burger auch noch einen Milchshake nehmen.«

Vorteile Klipp und klar: Diese Art zu essen hat absolut keine Vorteile.

Nachteile Wer derart kalorienreiche und industriell stark verarbeitete Nahrung in rauen Mengen isst, geht unweigerlich Gesundheitsrisiken ein, von Fettleibigkeit über zu hohen Blutdruck bis zu Herzerkrankungen. Dieser Esstyp wird wahrscheinlich von verfestigten Denkmustern und starken Emotionen beherrscht. So werden Selbsthass und ein schwaches Selbstwertgefühl gewöhnlich aufrechterhalten.

Einstellung zur Diät Der Fresser ist gegen Diäten nicht immun und lässt sich gelegentlich sogar auf irgendeine restriktive Variante ein. Doch diese Phase hält nur *sehr* kurze Zeit an und hat auf langfristige Ernährungsgewohnheiten so gut wie keinen positiven Einfluss. Übergewicht ist fast unvermeidlich, und so will sich der Fresser beim Essen meist auch etwas zurückhalten, aber die überwältigende Intensität seiner Gefühle vermittelt den Eindruck, dies sei wohl unmöglich.

Aufmerksamkeit im Alltag Manche nennen es Verdrängung, andere Nachgiebigkeit. Egal wie man es bezeichnen will, der Fresser lebt nicht in der Gegenwart. Mit seiner starken Genusssucht und seinen zwanghaften Neigungen lässt er sich oft von seiner Begierde überwältigen, was selbstzerstörerisch ist. Daraus resultieren großes Unglück, Verwirrung und eine ständige innere Unruhe.

Headspace-Achtsamkeitsnote: 2
Headspace-Gesundheitsnote: 1

Der Diätsüchtige

Merkmale Diätsüchtige, nicht zu verwechseln mit Kalorienzählern, lassen sich dadurch charakterisieren, dass sie stets das neueste Buch über eine sensationelle Diät zur Hand haben oder ein Handbuch über das Abnehmen besitzen. Wie schon die Bezeichnung verrät, sind Diätsüchtige *süchtig* nach Diäten und gehen immer wieder davon aus, das nächste Programm werde wirklich *der* Renner sein. Nährwert und Zusammensetzung der Lebensmittel sind nicht von Interesse, denn der Diätsüchtige sieht im Essen oder Nichtessen allein ein Mittel zum Gewichtsverlust. Nur das Abnehmen zählt.

Typischer innerer Dialog »Sobald ich mit dieser Riesenpackung fertig bin, werde ich *sofort* mit der neuen Diät anfangen. Wenn die das in Hollywood machen, ist es auch für mich das Richtige. Her mit dem roten Teppich, Baby! Kaum zu glauben, dass die – wie-heißt-sie-doch-noch-gleich? – damit um vier Kleidergrößen abgespeckt hat. Wahnsinn! O mein Gott, ich werde ja soooo schlank aussehen. Vielleicht merkt Herr Soundso dann endlich, was ihm entgeht ...«

Vorteile Ehrlich gesagt hat es wirklich keine Vorteile, wenn man eine Diät nach der anderen ausprobiert, nur weil diese Methode gerade die neueste ist.

Nachteile Dem oder der Diätsüchtigen fehlen wahrscheinlich echte Nährwerte, abwechslungsreiche Kost und Durchhaltevermögen. Folglich wird der Körper oft im Habtachtmodus verharren und dadurch noch das letzte Gramm Fett bewahren wollen. Diätsüchtige sind häufig unzufrieden, enttäuscht, haben Angst und Schuldgefühle; und wer immer wieder das Scheitern von Diäten erlebt, dessen Selbstwertgefühl leidet auch auf Dauer.

Einstellung zur Diät Besonders gut sind Diätsüchtige im kurzzeitigen Befolgen vorgeschriebener Diätpläne; um Gewicht zu verlieren, sind sie bereit, alles oder auch nichts zu essen. Doch die Sache wird schnell langweilig, und weil sie unzufrieden sind, springen diese Leute von einer Diät zur nächsten. Eine Jo-Jo-Diätmentalität ist in diesen Kreisen üblich; darum gelingt es fast nie, eine Gewichtsabnahme auch einmal auf Dauer zu sichern.

Aufmerksamkeit im Alltag Vergessen Sie das Hier und Jetzt; der Diätsüchtige lebt nur für die Zukunft. Ständig giert er oder sie nach der nächsten Wunderkur und nach dem Traum von Perfektion. Das Glück dieser Menschen ist oft direkt mit ihrem Gewicht, ihrer Kleidergröße oder ihrer Figur verknüpft. Ein mangelndes Bewusstsein kann sich für Diätsüchtige als Quelle und auch als Grund für erheblich empfundenes Unglück erweisen.

Headspace-Achtsamkeitsnote: 2
Headspace-Gesundheitsnote: 2

Der Ökofreak

Merkmale Der Ökofreak befindet sich gegenwärtig im Aufwind, er gilt als Vorbild für umsichtiges Einkaufen, für ethische Werte und für nachhaltiges Konsumverhalten. Meist, aber nicht ausschließlich, sind Ökofreaks Vegetarier oder gar Veganer. Um herkömmliche Supermärkte machen sie einen großen Bogen. Übergewicht ist bei ihnen unwahrscheinlich, sie neigen zu ausgewogener Vollwertkost.

Typischer innerer Dialog »Ich leg besser mal meine Yogasachen bereit – mein innerer Schweinehund nimmt schon wieder überhand. Verdammt, hör auf, so über Yoga zu denken – lern doch endlich mal, einfach nur zu *sein*. Da fällt mir grad wieder ein, ich muss ja noch Manuka-Honig kaufen, der soll ja jede Menge Antioxidantien enthalten. Jede Wette, dass der auf diesen fair gehandelten, gluten- und milchfreien Bio-Dinkelkeksen super schmeckt. Ich kann's kaum erwarten.«

Vorteile Eine abwechslungsreiche Ernährung, reich an Naturprodukten, hat große Vorteile für Körper und Geist. Ein Ökofreak wird darum keine Probleme haben, sein gesundes Gewicht zu halten; auch wird er von stabilen Blutzuckerwerten profitieren. Mindestens genauso wichtig ist die umfassendere Perspektive, die durch den Öko-Ansatz gefördert wird. Erst so gerät in den Blick, welchen Einfluss unser Essverhalten auf den ganzen Planeten hat.

Nachteile Bei diesem Essverhalten kann es gelegentlich zu Nährstoffmängeln kommen; oft müssten mehr Proteine und Mineralien in der Nahrung enthalten sein, zum Beispiel Eisen. Leider geht der Ökofreak-Ansatz gelegentlich auch Hand in Hand mit einer leicht militanten und voreingenommenen Einstellung gegenüber anderen Esstypen.

Einstellung zur Diät Der Ökofreak wird wahrscheinlich so gut wie niemals irgendeine Diät ausprobieren. Mit der Idee zu fasten könnte er sich schon eher anfreunden. Er ist genau wie die Fitnessfreaks in der nächsten Rubrik (aber nicht so offen) daran interessiert, stets in Form zu bleiben. Darum sorgen Ökofreaks regelmäßig für körperliche Bewegung und wählen Nahrungsmittel, die nicht nur dem Planeten zugutekommen, sondern auch der eigenen Taille.

Aufmerksamkeit im Alltag Mit ihrem großen Bewusstsein von der äußeren und der inneren Welt erzielen Ökofreaks in dieser Bewertung sehr gute Noten. Ihre Ernährungsentscheidungen sind gut durchdacht und berücksichtigen in erster Linie den eigenen Grad des Hungers oder der Sättigung. Jeder innere Dialog zum Thema Essen und Körper wird sich also nicht ausschließlich auf Gewichtsverlust beschränken.

Headspace-Achtsamkeitsnote: 7
Headspace-Gesundheitsnote: 8

Der Fitnessfreak

Merkmale Der Fitnessfreak macht seine Übungen regelmäßig und maßvoll, aber sein Verhältnis zum Essen ist vorrangig vom Training und dem erstrebten Körperbild geprägt. Essensentscheidungen sind meist wohldurchdacht und werden im Hinblick auf das körperliche Aussehen getroffen.

Typischer innerer Dialog »Mensch, diese Schokokekse sind toll! Okay, okay, jeder hat wohl 30 Kalorien – wow, das hätte ich nicht gedacht – heißt also: pro Keks zehn Minuten länger in der Tretmühle. Wenn ich hier um halb sechs rauskomme, kann ich vielleicht noch 30 Minuten Extraschicht im Fitnesscenter einschieben. Das heißt also, drei ganze Kekse ... aber das ist es mir wirklich wert.«

Vorteile Mit einer breiten Palette naturbelassener Nahrungsmittel und meistens auch mit viel Obst und Gemüse ernährt sich der Fitnessfreak im Wesentlichen ausgewogen – unter Einbeziehung aller wesentlichen Gruppen von Nahrungsmitteln. Fitnessfreaks neigen auch im Lebensstil zu positiven Werten und erfreuen sich recht guter emotionaler Gesundheit.

Nachteile Typisch für Fitnessfreaks ist die Bewertung der Lebensmittel danach, wie viele Minuten sie im Fitnesscenter benötigen, um diese Kalorien wieder abzubauen. Diese auf Selbstrechtfertigung beruhende Grundeinstellung lässt nur wenig Raum für eine echte Wertschätzung des Essens. Wegen ihres starken Verlangens, eine bestimmte Figur zu haben, sind Fitnessfreaks in einem Kreislauf von Hoffnung und Furcht gefangen – sie hoffen, es zu schaffen, fürchten jedoch, es werde nicht gelingen.

Einstellung zur Diät Fitnessfreaks haben kaum jemals Übergewicht, auch Diätmoden lassen sie kalt; sie werden nie unter den Ersten sein wollen, die hier Neues ausprobieren. Trotzdem wären die meisten weiblichen Fitnessfreaks wohl nicht abgeneigt, Elemente aus bestimmten Diäten in ihre Ernährung einzubauen, wenn sie meinen, es könnte helfen. Männliche Fitnessfreaks sind da nicht ganz so flexibel. Für männliche wie weibliche Fitnessfreaks gilt: Wer für Diäten aufgeschlossen ist, wählt sie aus ästhetischen Motiven.

Aufmerksamkeit im Alltag Ihre Essmotivation mag fragwürdig sein, doch die Bewusstheit, was Nahrungsmittel, Ernährung, Essmuster und Körperbild angeht, ist bei ihnen zweifellos ausgeprägt. Weil sie aber Ernährung und Brennstoffzufuhr gleichsetzen, widmen Fitnessfreaks dem Prozess der Nahrungsaufnahme selbst nicht genug Aufmerksamkeit. Achtsames Essen wird ihnen darum ungewohnt vorkommen.

Headspace-Achtsamkeitsnote: 6
Headspace-Gesundheitsnote: 8

Der Heißhungrige

Merkmale Überraschenderweise nehmen Heißhungrige oft durchaus *gesunde* Kost zu sich (es sei denn, sie haben gerade einen Fressanfall). Tatsächlich folgen sie im Allgemeinen sehr strikten Diätregeln, die ein hohes Maß an Willenskraft erfordern – wobei ihnen jedoch ihr massiv gegensätzliches Essverhalten immer wieder in die Quere kommt. Es ist ein Leben der Extreme, das zwischen exzessiver Kontrolle und einem Gefühl der Ohnmacht hin- und herschwankt.

Typischer innerer Dialog »Mensch, diese neue Diät ist doch erstaunlich! Ich bin ja schon so viel schlanker geworden. Da habe ich mir doch 'ne Schokolade verdient, einfach zur Belohnung. Mm, hatte ja schon ganz vergessen, wie köstlich Schokolade schmeckt ... hallo, alter Freund ... nur noch ein Stück und noch eins ... und noch ein letztes; na, da lohnt der Rest doch auch nicht mehr, da kann ich gleich alles nehmen ... Schmeckt wirklich nach mehr. Ich könnte ja noch die Schokolade von diesen Keksen da kratzen.«

Vorteile Meist kommen Heißhungrige ja ganz gut mit dem Essen zurecht. Sie bevorzugen Lebensmittel mit hohem Nährwert aus allen wichtigen Bereichen. Das gilt oft für bis zu 90 Prozent ihrer Nahrungsaufnahme. Also: regelmäßige Mahlzeiten, abwechslungsreiche, ausgewogene Kost bei weitgehendem Verzicht auf industriell verarbeitete und verfeinerte Lebensmittel.

Nachteile Leider kann auch das gesündeste Essverhalten völlig aus der Bahn geraten, wenn einen gelegentlich der Wahnsinn überkommt. Zu diesem Essstil gehört ein enormer emotionaler Ballast: oft starke Scham- und Schuldgefühle, verbunden mit lebhaften inneren Auseinandersetzungen. Die stark zuckerhaltigen Süßigkeiten, die im Essrausch verschlungen werden, machen den Körper höchstwahrscheinlich auch süchtig.

Einstellung zur Diät Heißhungrige lieben Diäten. In einer Welt, in der sie oft unter Kontrollverlust leiden, bringt ein strenges Diätregiment mit vielen Vorschriften genau das Gefühl von Ordnung und Struktur in ihr Leben, das sie so verzweifelt in sich selbst suchen. Doch münden Diäten bei ihnen gewöhnlich in Fressorgien, die das Gefühl des Scheiterns verstärken, was letztlich weitere Fressorgien provoziert und dieses widersprüchliche Muster festigt.

Aufmerksamkeit im Alltag Heißhungrige sind sich ihrer destruktiven Essmuster oft bewusst und neigen deshalb zu großer Wachsamkeit beim Essen. In den Phasen, in denen sie nicht unter Heißhunger leiden, erfreuen sie sich meist einer durchaus gesunden Sicht auf ihr Verhalten. Doch fehlt dieser Perspektive die Stabilität. Von einem Augenblick zum nächsten kann alles ganz anders sein. Hier liegt die große Bedeutung, die der Achtsamkeit im Tagesablauf von Heißhungrigen zukommt.

Headspace-Achtsamkeitsnote: 5
Headspace-Gesundheitsnote: 4

Der Gesellschaftsesser

Merkmale Gesellschaftsesser *essen* eigentlich überhaupt nicht. Natürlich knabbern sie auf Partys beim Glas Wein an Kanapees herum, aber im Allgemeinen gilt ihnen Essen als Teufelswerk. Vielleicht richten sie zu viel Augenmerk darauf, wie sie aussehen (für sich selbst und für andere). So ist der Speiseplan des Gesellschaftsessers an kosmetischem Gewichtsverlust und ästhetischem Aussehen ausgerichtet. Oft ersetzen Zigaretten das Essen.

Typischer innerer Dialog »Hab heut Abend wirklich keine Lust zum Kochen. Ob die alte Schickse wohl auch in den Pub kommt – dann können wir vielleicht kurz ausgehen und später ein Joghurteis oder was Ähnliches essen, vielleicht auch einfach noch 'nen Wodka trinken … Wow, meine Leber muss ja auch mal was zu tun kriegen. Ist aber 'ne Kalorienbombe, und ich muss meinen Hintern doch am Freitag in das Partykleid zwängen. Da fällt mir grad ein, wo ist die Nummer von meinem Trainer?«

Vorteile Diese Ernährungsweise erfordert kaum Organisation, Vorbereitung und Kochen – übrigens auch kaum etwas zu essen. Eifrigen Strippenziehern, Managern, die permanent unter Druck stehen, oder Leuten, die nach gesellschaftlichen Kontakten süchtig sind, könnte diese Ernährungsweise auf den ersten Blick attraktiv erscheinen.

Nachteile Der Ernährungsweise des Gesellschaftsessers mangelt es außer an Alkohol und Nikotin wahrscheinlich an fast allem. Typischerweise fallen Frühstück und Mittagessen gleich ganz aus, dafür gibt es andauernd ungesunde Snacks. Folglich schwankt der Blutzuckerspiegel extrem – was zu Stimmungsschwankungen führt und manchmal auch zu Schlaflosigkeit. Eine überdurchschnittliche Neigung zu Ängsten ist meist eine weitere Folge dieses Essverhaltens.

Einstellung zur Diät Gesellschaftsesser haben meistens eher Unter- als Übergewicht. Die schlanke Taille sollte allerdings nicht mit einem geringen Körperfettgehalt verwechselt werden. Sie leiden höchstwahrscheinlich sogar an einem überproportional großen Anteil von Körperfett. Weil Gesellschaftsesser schnell gelangweilt und unzufrieden sind, sind Diäten für sie gleich mehrfach herausfordernd. Doch werden Gesellschaftsesser immer unter den Ersten sein, die hier etwas Neues ausprobieren wollen.

Aufmerksamkeit im Alltag Kleidergröße und Figur sind Gesellschaftsessern meist überdeutlich bewusst. Doch ironischerweise sind ihre Gedanken so sehr mit ihrer Figur beschäftigt, dass sie sich die Verhaltensweisen, die ihrer schlanken Linie wirklich gefährlich werden könnten, überhaupt nicht bewusst machen. Gesellschaftsesser kompensieren niedriges Selbstwertgefühl, Unsicherheit oder Konkurrenzdenken oft durch große Willensstärke und eine hohe Neigung zur Kontrollsucht.

Headspace-Achtsamkeitsnote: 4
Headspace-Gesundheitsnote: 2

Der Zombie

Merkmale Wie die Bezeichnung schon suggeriert, ist Zombies kaum bewusst, was sie essen. Es ist, als wären Körper und Geist auf Autopilot gestellt. Alles, was sie tun, wird von Gewohnheit oder Routine bestimmt. Zombies neigen zu einer sehr monotonen Ernährung, ihnen fehlen etliche wichtige Nährstoffe. Am Essen haben sie keine echte Freude, auch fehlt ihnen die Wertschätzung für gutes Essen. Kurz, hier wird nur gegessen, weil man ja irgendetwas essen muss.

Typischer innerer Dialog »Scheißlanger Arbeitstag heute; was wohl im Fernsehen kommt? ... Die sieht aber gut aus ... Mensch, wirklich warm heut Abend. Wenn doch bloß die Schlange nicht so lang wäre ... hey, wo ist die Kleine denn hin? Jeden Tag dieselbe alte Busfahrt; wie gut, dass es diese neuen Apps gibt ... Halt, Augenblick mal, ich hab, glaub ich, vergessen, gefrorene Käsesticks, die extragroßen Chips, Mayonnaise und Eis zu kaufen! Wie blöd ...«

Vorteile Diese Art zu essen erfordert kaum Gedanken, Planung oder Organisation. Außerdem hat man nur ganz selten mit Essensvorbereitungen und Kochen zu tun. Einzige Ausnahme: Die Mikrowelle ist dauernd in Betrieb. Das heißt, Zombies haben viel Zeit zum Essen, aber ihnen fehlen wesentliche Nährstoffe, um gesund zu leben.

Nachteile Für alle, die Gewicht verlieren wollen, ist dieses Essverhalten der direkte Weg in die Katastrophe. Dem Zombie sind seine Gedanken und Gefühle im Zusammenhang mit dem Essen oft nicht bewusst; auch an Einkauf und Verzehr geht er selten bewusst heran. Für Abwechslung und Veränderungen ist das sehr hinderlich. Zombies neigen auch dazu, hochgradig industriell verarbeitete und verfeinerte Nahrung ohne großen Nährwert zu sich zu nehmen.

Einstellung zur Diät Ernährung interessiert Zombies nicht, das Aussehen ihres Körpers hingegen schon. Dass sie irgendeine Diät in Erwägung ziehen würden, ist sehr unwahrscheinlich, und so leiden sie oft unter Übergewicht. Zombies verfügen über ein geringes Selbstwertgefühl und fühlen sich oft unglücklich. Und während ihrer selten klarsichtigen Momente kommen auch ihre unterschwelligen Ängste bezüglich ihres Aussehens zum Vorschein.

Aufmerksamkeit im Alltag Egal ob sie die Tatsache verdrängen, zugenommen zu haben, oder ob sie mit etwas anderem so sehr beschäftigt sind, dass Essen und Ernährung vollkommen nebensächlich werden, oder aber ob generell emotionale Gleichgültigkeit vorherrscht – Zombies leben selten im Hier und Jetzt. Das führt zu einer falschen Auswahl an Nahrungsmitteln, zu schlechten Ernährungsgewohnheiten und oft auch zu mangelhafter Gesundheit.

Headspace-Achtsamkeitsnote: 1
Headspace-Gesundheitsnote: 1

Der Kalorienzähler

Merkmale Kalorienzähler sind zwanghafte Menschen. Sie können Ihnen bis auf ein tausendstel Gramm genau sagen, welche Bestandteile in den jeweiligen Nahrungsmitteln enthalten sind. Kalorienzähler würden, wenn es sein müsste, sogar mit einem Mikroskop die Unterseiten von Nahrungsmittelverpackungen untersuchen, um nicht nur den Kaloriengehalt, sondern auch den jeweiligen Nährwert exakt zu erfassen. Im Supermarkt tummeln sie sich an den Regalen mit Produkten, die einen reduzierten Fettgehalt aufweisen. Ansonsten sind sie natürlich Stammkunden im Reformhaus.

Typischer innerer Dialog »Hätte ich gestern Abend diese Minipackung Pudding mit extra niedrigem Fettgehalt doch bloß nicht gegessen. Dafür muss ich wohl heute Mittag etwas kürzertreten: nur eine Selleriestange mit Quark. Macht 150 Kalorien, plus 45 für den Sellerie, dazu noch der Pudding von gestern Abend. Aber dafür keine Bratkartoffeln. Die hab ich ja zum Glück nicht essen müssen, als ich neulich bei Mutti zu Besuch war ...«

Vorteile In vielerlei Hinsicht ist die Ernährungsweise eines Kalorienzählers extrem gesund: regelmäßige, ausgewogene Mahlzeiten mit hohem Nährwert. Kalorienzähler müssen weit vorausplanen und sind darum bei der Essensvorbereitung gut organisiert. Mit diesem Essstil ist sichergestellt, dass der Blutzuckerspiegel immer stabil ist; darum kommt selten ein Hungergefühl auf.

Nachteile Bei allen Vorteilen dieser Ernährungsweise legt ein derart fanatisch wirkender Ansatz dennoch den Schluss nahe, dass das Verhältnis zum Essen irgendwie gestört ist. Der Kalorienzähler verwendet unverhältnismäßig viel Zeit und Gehirnschmalz auf Essensplanung und Gewichtsverlust; er neigt ganz besonders zur Ängstlichkeit. Eine so rigide, unflexible Haltung führt gewöhnlich zu vielen inneren Konflikten.

Einstellung zur Diät Das ganze Leben von Kalorienzählern ist eine einzige ausgedehnte Diät. Darum sind sie meist immun gegen modische Diättrends. Diese Denkweise, die mit dem Essen ganz eng verknüpft ist, spiegelt sich meist auch in anderen Entscheidungen, die den Lebensstil betreffen, wider. Kalorienzähler rauchen fast nie, und noch geringer ist die Wahrscheinlichkeit, dass sie Alkohol zu sich nehmen. Regelmäßig ist Gymnastik angesagt. All dies erscheint Kalorienzählern als wesentliche Hilfe zur Erreichung ihres Lebensziels.

Aufmerksamkeit im Alltag Es wäre zu erwarten, dass solche Menschen sehr aufmerksam sind, doch eine derart festgefahrene, obsessive Denkart vernebelt oft das Bewusstsein und macht es unmöglich, die Dinge klar zu sehen. Zudem, das wird niemanden überraschen, ist eine Beziehung, in der es so viele Regeln und Erwartungen gibt, selten glücklich. Der Kalorienzähler hat eine starke Neigung zur Zwanghaftigkeit, nicht nur beim Essen.

Headspace-Achtsamkeitsnote: 5
Headspace-Gesundheitsnote: 7

Der Feinschmecker

Merkmale Feinschmecker, auch Gourmets genannt, wissen nicht nur, was sie gerne mögen, sondern auch, wie sie es bekommen. Der Feinschmecker isst nur das Beste, selbst wenn er dafür sein Konto überziehen muss. Er verbringt viel Zeit mit Gedanken ans Essen, mit dem Reden übers Essen und mit dem Essen selbst. Wo die Lebensmittel hergekommen sind, interessiert ihn recht wenig, ebenso, welche Auswirkungen die Nahrung auf seinen Körper hat. So ist das Leben des Feinschmeckers.

Typischer innerer Dialog »Ich denke, ich geh heut Abend zu dem netten Italiener – oder vielleicht doch lieber Sushi? Ich frag mich, ob sie zurzeit diesen besonderen Fisch haben. Der Mann in dieser Naturschutzsendung im Fernsehen hat ja neulich gesagt, der wär so gut wie ausgerottet – hoffentlich wartet er mit dem Aussterben noch, bis auch ich ihn probiert habe. Da fällt mir grad ein, ich muss ja auf dem Heimweg noch etwas Kalbfleisch kaufen ...«

Vorteile Der Feinschmecker erfreut sich am zweifelhaften Luxus teurer, seltener und schwer zu beschaffender Nahrungsmittel und Speisen. Damit einher geht ein reiches Wissen und Verständnis verschiedener Kochkünste – allerdings nur, was den Geschmack betrifft; Nährwert, Auswirkungen und Nebeneffekte sind sekundär. Der Speiseplan ist sicher sehr abwechslungsreich, und das ist potenziell gut, solange die richtigen Zutaten enthalten sind.

Nachteile Weil der Nährwert seiner Speisen ihm weitgehend egal ist und er sehr oft Restaurants besucht, neigt der Gourmet zu schwerer, fett- und zuckerreicher Kost. Das ist dann zwar selten die industriell stark bearbeitete Variante schwerer Kost, aber der Körper hat trotzdem seine liebe Mühe damit, das alles zu verarbeiten. So kann man schnell an Gewicht zulegen. Zu beachten wären auch die aus diesem Lebensstil resultierenden sozialen und ethischen Fragen.

Einstellung zur Diät Für Gourmets ist schon der Gedanke an eine Diät lächerlich. Sie sagen dir, das Leben sei zu kurz und das Essen zum Genießen da. Um die Zukunft solle man sich keine Sorgen machen – auch wenn diese Zukunft beinhalten sollte, dank der Stopfleber irgendwann die Praxis des Herzchirurgen aufsuchen zu müssen. Es geht allein um Prioritäten, und für den Gourmet ist im Zweifelsfall das Essen immer wichtiger als das Abnehmen.

Aufmerksamkeit im Alltag Mit völliger Hingabe und Aufmerksamkeit wird sich der Feinschmecker dem Essen widmen und dabei stets auf Düfte, Aromen und Geschmacksrichtungen achten. Leider kennt diese Vorliebe oft kein Maß und artet in Völlerei aus. Auch sollte die exzessive gedankliche Beschäftigung mit dem Essen nicht unerwähnt bleiben, die gewöhnlich jeden Augenblick des Wachseins ausfüllt.

Headspace-Achtsamkeitsnote: 5
Headspace-Gesundheitsnote: 4

Der Bär

Merkmale Wie sein Namensvetter aus der Tierwelt, der gerne Winterschlaf hält, kann auch der menschliche Bär anscheinend seine Stoffwechselmaschine nicht in Gang bringen. Während andere regelmäßig essen und trotzdem abnehmen können, isst der Bär überraschend wenig und legt trotzdem kräftig zu. Weil das so ist, neigen Bären dazu, sehr wenig zu essen, was oft in auffälligem Gegensatz zu ihrer Figur und zu ihrem Körperumfang steht.

Typischer innerer Dialog »Das ist so was von ungerecht: Seit Wochen hab ich jetzt kaum was gegessen, und mein Gewicht rührt sich trotzdem nicht vom Fleck. Wie kann sich die kleine Dünne im Büro das leisten, ständig Sahnestückchen in den Mund zu schieben, während ich nur Joghurt und Obst esse und trotzdem so aussehe? Im Ernst, es gibt einfach keine Gerechtigkeit auf der Welt. Da kann ich mir doch auch selbst gleich Sahneteilchen reinziehen ...«

Vorteile Außer dass Bären ganz genau wissen, was und wie viel sie essen, fällt es schwer, irgendeinen Vorteil darin zu entdecken, dass so wenig gegessen wird – ganz abgesehen von Figur, Gewicht, Leibesfülle oder Körperbild.

Nachteile Wenn dem Körper ständig Kalorien entzogen werden, wechselt er automatisch in den Sparmodus. Das heißt, der Stoffwechsel wird gebremst, um kostbare Energiereserven nicht zu verpulvern. Das ist eine gute Nachricht für die Überlebensfähigkeit unserer Spezies, aber eine schlechte für den Wunsch abzunehmen. Ganz zu schweigen vom emotionalen Ballast: Gefühle des Versagens, der Frustration, Niedergeschlagenheit und Schuld sind weit verbreitet.

Einstellung zur Diät Bären sind sehr unsicher. Zwar reden sie über Diäten eher zynisch, aber sie werden trotzdem auf der Suche nach der »Wunderkur« alles Neue ausprobieren. Körperliche Bewegung wäre am besten geeignet, den Stoffwechsel in Gang zu bringen, aber nur wenige Bären sind selbstbewusst genug, sich körperlich zu betätigen. Der Fokus muss neu justiert werden – vom Kalorienverbrauch auf stundenlange körperliche Aktivität.

Aufmerksamkeit im Alltag Bären wissen zwar genauestens, was sie essen, aber ihre Gewohnheiten, die sich ständig selbst perpetuieren, bemerken sie nicht und tun sich darum schwer, sie loszuwerden. Das Aussehen ihres Körpers ist ihnen meist deutlich bewusst, aber sie verzerren die Realität, indem sie vor ihrem inneren Auge ständig nur Bilder sehen, die den Frust über das langsame Tempo des Gewichtsverlusts widerspiegeln. Meist herrscht bei ihnen weder innere Ruhe noch Klarheit.

Headspace-Achtsamkeitsnote: 4
Headspace-Gesundheitsnote: 3

Der Frustesser

Merkmale Der Frustesser isst selten, weil er Hunger hat, vielmehr hat seine Esserei emotionale Gründe. Er ist bestrebt, eine innere Leere zu füllen oder sich von dem eigentlich notwendigen Eingeständnis schmerzlicher und schwieriger Gefühle abzulenken – Essen als Gefühlsverwaltung. Frustesser essen selten gesund, ihre Ernährung besteht weitgehend aus industriell stark verarbeiteten und übermäßig verfeinerten Nahrungsmitteln.

Typischer innerer Dialog »Mir ist ja so langweilig ... wo sind die Kekse? Unglaublich, was der vorhin zu mir gesagt hat ... wo sind die Kartoffelchips? Und wie soll ich diese ganze Arbeit jemals schaffen ... wo sind denn bloß die Muffins? Gott, wenn ich doch nur jemanden hätte, mit dem ich über all das reden könnte ... vielleicht verhilft mir etwas Käse zu besserer Laune. Aber ich sollte das ganze Zeug wirklich nicht essen, jetzt fühl ich mich schon wieder schuldig ...«

Vorteile Diese Art zu essen hat überhaupt keine Vorteile, abgesehen von einer vorübergehenden Entlastung von besonders beunruhigenden Gefühlen.

Nachteile Frustesser gestatten sich oft keine guten, gesunden, ausgewogenen Mahlzeiten; sie bevorzugen fast ausschließlich Snacks und stark verarbeitete Lebensmittel. Dieser Ernährung mangelt es an Nährwert, stattdessen hat sie zu viele Kalorien. Wer Emotionen verdrängt, vermeidet oder sich von ihnen ablenkt, schafft sie damit nicht aus der Welt. Man kann sie bestenfalls in Schach halten, schlimmstenfalls aber verstärkt man sie noch.

Einstellung zur Diät Die meisten Frustesser werden jede Gelegenheit, eine neue Diät auszuprobieren, beim

Schopf packen, doch diese Versuche werden fast immer kurzlebig bleiben. Für die normalen Hungersignale des Körpers unempfänglich, ihren Gefühlen hilflos ausgeliefert – so ihre Empfindung –, fällt es Frustessern meist sehr schwer, einen vorgeschriebenen Ernährungsplan einzuhalten. Ironischerweise versuchen sie dann, sich durch Essen angenehmere Gefühle zu verschaffen.

Aufmerksamkeit im Alltag Emotionen kann man durch Essen nicht in den Griff bekommen, ganz gleich wie lecker dieses auch sein mag. Meist sind sich Frustesser ihrer Neigung, aus emotionaler Motivation heraus zu essen, nicht einmal bewusst. Wer (buchstäblich und im übertragenen Sinne) mit der einen Hand bremst und mit der anderen Gas gibt, provoziert in seinem Inneren endlose Diskussionen und ein ewiges Durcheinander.

Headspace-Achtsamkeitsnote: 2
Headspace-Gesundheitsnote: 2

Nun, wie ist es Ihnen mit diesem Kapitel ergangen? Haben Sie Aspekte der eigenen Persönlichkeit und eigene Gewohnheiten entdecken können? Behalten Sie aber bitte im Auge: Diese Einteilung in Esstypen ist nicht dazu gedacht, Ihnen ein für alle Mal ein Etikett zu verpassen. Vielmehr soll sie Ihnen helfen, eigene Neigungen, Ernährungsmuster und Einstellungen zum Essen, zur Diät und zu Ihrem Körper herauszufinden. Je besser es Ihnen gelingt, den Einfluss dieser Kräfte in Ihrem Alltag zu entdecken, desto bewusster wird Ihnen wahrscheinlich werden, was Sie da tun und warum Sie es tun. Und wer solches erkennen kann, dem werden auch Wahlmöglichkeiten bewusst: Er merkt zum Beispiel, dass er sich seiner Verwirrung einfach hingeben, aber auch, dass er sich im Zeichen innerer Klarheit mühelos zurückhalten könnte. Beschränken Sie diese Bewusstheit bitte nicht nur auf Ihre eigenen Essmuster, sondern schärfen Sie Ihren Blick auch für das Essverhalten der Menschen in Ihrer Umgebung. Welche Einstellung zum Essen haben Familienmitglieder und Freunde? Wie würden Sie diese Mitmenschen im obigen Kategoriensystem einordnen? Die Erkenntnis dieser Neigungen und Verhaltensweisen anderer kann Ihnen helfen, selbst klarer zu sehen und zu verstehen, was in Ihrem Inneren vorgeht.

5.
Die Dynamik des Körpers (Schmalzgebäck)

Obgleich wir den ganzen Tag mit unserem Körper, unseren Gedanken und Gefühlen verbringen, wissen die meisten von uns bemerkenswert wenig darüber. Natürlich ist das nicht allein unsere Schuld. Wenn diese Dinge in der Schule nicht unterrichtet werden, wenn wir sie für unsere Arbeit nicht genau verstehen müssen und wenn uns niemand ermuntert, sie genauer unter die Lupe zu nehmen, warum sollten wir uns damit beschäftigen? Erst wenn wir ein ureigenes Interesse daran haben, gewinnen diese Dinge an Bedeutung. Gehen wir also davon aus, dass Sie dieses Buch aus den von mir vermuteten Gründen gekauft haben, dann erhalten diese Fragen – die Relevanz unseres Körpers, unserer Gedanken und Emotionen – in Bezug auf unsere Ernährungsgewohnheiten eine naheliegende Bedeutung. Denn das Essen – da hilft kein Drumherumreden – geschieht nicht zufällig. Das Schmalzgebäck (Berliner, Krapfen oder wie im Englischen auch Doughnut genannt) springt nicht von selbst vom Teller in den Mund. Da läuft ein Prozess ab – normalerweise natürlich so schnell, dass man gar nicht mitbekommt, was da geschieht.

Doch wie wäre es mit einer Zeitlupe? Was wäre, wenn Sie den Ablauf als Ganzes und in jeder Stufe klar erkennen könnten? Was, wenn Sie auf alle Auslöser und Verlockungen geeicht wären und mit ruhiger Betrachtung darauf reagieren könnten? Wollen Sie die Reise vom Augenblick des ersten Sinnenreizes bis zum Verzehr nicht einfach mal nachverfolgen? Würde das vielleicht die Art, wie Sie essen, verändern? Oder Ihre Auswahl dessen, was Sie essen? Würde es Ihre Gefühle bezüglich des Schmalzgebäcks beeinflussen? Meine Vermutung lautet: Ja, es würde all dies für immer verändern. Denn genau darum geht es ja, wenn man achtsam sein will: sich Dinge bewusst zu machen, aufmerksam zu sein, auf die eigenen Gedanken und Gefühle zu hören – mit einem gesunden Sinn für die richtige Perspektive und mit der Fähigkeit, vernünftige, sorgsam überlegte Essentscheidungen zu treffen. In diesem Sinne lassen wir das Band jetzt mal zum Start des Prozesses zurücklaufen.

Eine Einführung in die Sinnlichkeit

Also, da liegt er nun, der Berliner, auf einem Teller mitten auf dem Tisch. In welchem Augenblick erregte er Ihre Aufmerksamkeit? Als Sie sich umdrehten und er zum ersten Mal als perfekte, mit Zucker bestreute Teigkugel in Ihr Blickfeld geriet? Oder als sich sein süßer Duft in Ihre Richtung ausbreitete? Vielleicht war es ja auch das Geräusch, als er aus der Verpackung geholt wurde, das bei Ihnen Vorfreude auf das kulinarische Vergnügen weckte? Oder lief Ihnen das Wasser erst im Munde zusammen, als Sie den Berliner in der Hand oder gar im Mund hatten? Was auch immer es war, es hing unmittelbar mit den menschlichen Sinnen zusammen.

Die fünf Sinnesfunktionen des Körpers (Sehen, Hören, Riechen, Tasten und Schmecken) ermöglichen die Wahrnehmung unserer äußeren Umgebung und die Interaktion mit ihr. Spezielle Gehirnregionen erhalten und interpretieren diese Sinneseindrücke und initiieren daraufhin Tätigkeiten wie das Essen. Jeder Mensch hat eine einzigartige Beziehung zu jedem seiner Sinne – manche Leute sind Augenmenschen, andere reagieren stärker auf Gerüche oder Geräusche. Das steht durchaus in Verbindung zu den jeweiligen Esstypen, die im letzten Kapitel vorgestellt wurden. Überlegen Sie bitte einen Augenblick, welches *Ihr* aktivster Sinn ist. Wenn es ums Essen geht, liegt es natürlich nahe, dass in irgendeiner Form *alle* fünf Sinne einbezogen sind, denn Essen ist eine sehr sinnliche Erfahrung. Darum können auch, wenn der Kopf nicht geschult ist und die Dinge nicht klar erkannt werden, die mit dem Essen verbundenen Gedanken und Gefühle als so übermächtig empfunden werden. Doch wenn wir unser Augenmerk auf die Sinne richten, wenn wir unsere Sinne beobachten und genauer verstehen, wie sie funktionieren, dann können wir uns auch die Vorgänge bewusst machen, die in einem viel früheren Stadium des Prozesses zu Heißhunger führen. Wenden wir uns also wieder unserem Berliner zu, um zu sehen, wie die verschiedenen Sinnesorgane mit unserem süßen Freund verfahren – oder auch mit unserer süßen Heimsuchung, je nachdem, wie man's sieht.

Sehen

»Oh, ich hab ja gar nicht gesehen, dass es heute im Büro Berliner gibt [sehen ja wirklich sehr appetitlich aus] ... sollte mich aber lieber zurückhalten, bin doch gerade auf Diät [ach, lass doch Diät Diät sein, sieh nur]. Na ja, nur einer kann doch nicht schaden [aber es ist ja eine ganze Pa-

ckung ... mein Gott, und auch noch mit Zuckerstreuseln] ...
Nein, nein, bitte nach Ihnen [ach komm, ganz schnell, bevor jemand kommt] ... danke sehr ...«

Sie sehen ihn, Sie wollen ihn, Sie essen ihn. So läuft das doch gewöhnlich ab, oder? Natürlich können all diese einzelnen Vorgänge mit kurzen Anflügen von Panik, Selbstrechtfertigung oder Schuldgefühlen einhergehen, aber bei den meisten Menschen bildet Sehen → Habenwollen → Essen die normale Kausalkette (zumal wenn sie zu den Fressern, Zombies, Heißhungrigen oder Frustessern gehören). Und diese Kausalkette begann mit den Augen, denn die sind meist das vorherrschende Sinnesorgan.

Wenn die Augen den ersten Kontakt zum Berliner herstellen, ist, so seltsam das klingen mag, noch nicht die Erkenntnis eingetreten, es handle sich um einen Berliner. Es könnte genauso gut Brokkoli sein. Die bewusste Wahrnehmung, um was es sich handelt, kann erst erfolgen, wenn die optischen Informationen über den Sehnerv zum primären Sehzentrum in der Hirnrinde und von dort ins sekundäre Sehzentrum des Gehirns gelangt sind. Der Sehnerv fungiert als Datenautobahn, die es visuellen Informationen ermöglicht, auf schnellstem Wege ins primäre Sehzentrum zu gelangen.

Die nächste Phase des Sehens ist als visuelle Wahrnehmung bekannt. Hier muss das Gehirn mithelfen, die visuellen Informationen zu verarbeiten und zu deuten. Dabei geht es um viel mehr als um ein simples Erkennen. Die Augen helfen auch dabei, Helligkeit, Größe und Entfernung des Objekts zu bewerten – möglichst auch noch die Geschwindigkeit, mit der Sie durch den Raum eilen müssten, um den Berliner zu ergattern, bevor ihn sich jemand anders genommen hat.

Hören

»Ja, tut mir leid, ich muss wirklich erst noch diese E-Mail fertig schreiben [warte mal, was war das denn? Ich hab da doch was gehört] ... ja, ist wirklich dringend [dies Rascheln da, hat sich da jemand anders einen Berliner geholt?] ... die brauchen die offenbar sofort [klang ja fast so, als sei die Verpackung schon leer] ... ja, das geht klar [hol dir den Berliner ... nein, erst noch die E-Mail ... nein, erst den Berliner ... sind das etwa Schritte, die ich da höre?]«

Das Gehör verfügt über eine außergewöhnliche Fähigkeit, Informationen zu vermitteln. Doch zunächst ist man sicher geneigt, dem Gehör kaum Einfluss auf unsere Ernährungsgewohnheiten zuzutrauen. Aber wie war das noch mit der Werbeansage, die Sie zum Kauf von Berlinern verleitete; wie war das mit der Empfehlung Ihrer Freundin, die Sie veranlasste, diese neue Variante mal auszuprobieren, oder mit dem Geräusch von siedendem Fett, in dem gerade frische Berliner gebacken wurden, als Sie morgens an der Bäckerei vorbeigingen?

Nehmen wir mal an, Ihnen fällt plötzlich, während Sie in einer Ladenpassage auf jemanden warten, das Brutzelgeräusch auf, weil gerade im Geschäft hinter Ihnen Berliner gebacken werden. Sie überprüfen vielleicht gerade auf dem Handy den E-Mail-Eingang und haben den Laden noch gar nicht registriert. Das hindert Ihre Ohren aber nicht daran, das Siedegeräusch vom Berliner-Backen zu verarbeiten. Das ist ja das Schöne am Hören – das Ohr kann Geräusche verarbeiten, ohne sich auf deren Ursprungsort zu konzentrieren. Tatsächlich arbeitet dieser Sinn auch ständig weiter, wenn wir schlafen.

Das Brutzelgeräusch wird zunächst im Außenohr »gesammelt« und dann über das Trommelfell ans Innenohr weitergeleitet. Daran beteiligt sind auch die Gehörknöchelchen. Die vom Sieden hervorgerufenen Schwingungen der Luft, die Schallwellen, gelangen über die windungsreichen Gehörgänge ins Gehirn, wo sie letzten Endes erkannt werden.

Wie beim Sehen muss auch beim Hören das Gehirn die Töne verarbeiten – anhand von Lautstärke, Tonhöhe und Frequenzart – und interpretieren, was es da gerade hört. Erst wenn das Gehirn das Geräusch bestätigt und, nach einem Vergleich mit Berliner-Siedegeräuschen im Gedächtnisspeicher, als solches eingeordnet hat, wird einem anderen Teil des Gehirns – jenem Teil, wo das Verlangen lokalisiert ist – ein entsprechender Impuls vermittelt.

Riechen

»Ja, da bin ich mit dir völlig einer Meinung [was ist denn das für ein Geruch?] ... ja, absolut, eine ganz tolle Idee [riecht das etwa nach frischen Berlinern?] ... ja, ich hab 'ne Menge drüber nachgedacht [ja, was ich da rieche, sind wirklich Berliner!] ... nein, nein, ich hör dir zu, ich hab nur gerade drüber nachgedacht [wo kommt der Duft denn her?] ... Klar doch, natürlich ... entschuldige mich bitte mal kurz ...«

Die Nase dient dazu, Gerüche einzufangen und diese ins Hirn zu leiten. Man kann sich kaum einen anderen physischen Sinn vorstellen, der mit unserem Verhältnis zum Essen so eng verknüpft ist wie der Geruchssinn. Denn für die meisten Menschen besteht das, was sie als Geschmack empfinden, tatsächlich zu mindestens 75 Prozent aus Gerüchen. (Achten Sie mal darauf, wenn Sie das nächste Mal eine Erkältung haben.)

Also, was geschieht in Ihrem Körper, wenn Sie in einen Supermarkt kommen und plötzlich der Duft von frischen Berlinern in Ihre Nase steigt (weil er raffiniert von der zugehörigen Bäckerei zum Eingang gelenkt wurde)? Nun, zahlreiche kleine Geruchsrezeptoren, mit den Riechnerven im Inneren Ihrer Nase verbunden, interagieren mit den Duftschwaden in der Luft und übermitteln diesen Sinneseindruck an einen bestimmten Teil des Gehirns.

Obwohl es wissenschaftlich noch nicht vollständig erklärt ist, nimmt man im Allgemeinen an, das Gehirn erkenne den Geruch, indem es ihn mit einem chemischen Geruchsregister vergleicht, wo die Erinnerung an Düfte gespeichert ist. Erstaunlicherweise besteht dieses Register wohl aus nur sieben Grundgerüchen. Trotzdem kommt das Gehirn *irgendwie* zu dem Schluss, es rieche jetzt nach Berlinern. Bei keinen zwei Menschen sind Riechvorgang und Geruchsbewertung genau gleich, darum kann ein Berliner für Sie wunderbar riechen, während sich bei einem anderen der Magen umdreht, wenn er diesen Geruch wahrnimmt.

Von allen Sinnen ist der Geruchssinn möglicherweise der am stärksten mit Gefühlen besetzte. Denken Sie mal kurz an Ihren Lieblingsessensgeruch – und dann an den Essensduft, den Sie am wenigsten mögen. Die Erinnerung an Gerüche ist oft so stark, dass dabei dieselben Geruchsprozesse ablaufen wie beim tatsächlichen Riechen von Speisen, die vor Ihrer Nase stehen. Gerüche können sogar Ihre Stimmung beeinflussen. Das hat für uns alle natürlich naheliegende Implikationen, vor allem für die, die zu Ernährungsgewohnheiten neigen, die gefühlsmäßig bestimmt sind, zum Beispiel Frustesser.

Tasten

»Nein danke, ich möcht wirklich nicht mehr [ach, reichen Sie mir den Teller doch bitte noch mal] … Nein danke, ich mache doch gerade eine Diät [bitte, bieten Sie mir's doch noch mal an] ... na gut, wenn Sie unbedingt darauf bestehn [puh, Gott sei Dank] ... vielen Dank [Mensch, der fühlt sich aber weich an, muss ganz frisch von heute Morgen sein ... fühlt sich ja noch warm an; da *muss* er doch schmecken] ... Sie sind ja wirklich unwiderstehlich. Dabei hab ich doch wirklich keinen Hunger ...«

Der Tastsinn ist unter den fünf Sinnen der erste, der sich entwickelt. Auch ist er für unser Verhältnis zum Essen unverzichtbar, was nicht sonderlich überrascht, wenn man bedenkt, dass Lippen, Zunge und Fingerspitzen zu den fünf sensibelsten Körperpartien gehören (die beiden übrigen können Sie sich bestimmt denken). Kurz gesagt, der Tastsinn gestattet uns, die stoffliche Beschaffenheit und die Temperatur des Berliners zu erkennen, sowohl beim Anfassen mit den Händen als auch im Mund.

Wenn wir den Berliner in die Hand nehmen, werden von den vier Millionen spezialisierten Sinnesrezeptoren einige in der Haut durch Temperatur, Vibration und Druck des Berliners aktiviert (vibrieren Berliner denn?). In diesem Stadium sammeln wir Informationen darüber, ob der Gegenstand hart oder weich ist, rau oder glatt, schwer oder leicht, heiß oder kalt, nass oder trocken. Diese Informationen werden dann über das Rückenmark ans Gehirn übermittelt, wo Zuordnung und Bewertung stattfinden. (Ist das hier ein Berliner oder ein Bagel, ist er frisch oder altbacken?) Diese Botschaft trägt dann dazu bei, dass ein Bild des Berliners in Ihrem Kopf entsteht, welches wiederum Ihr Verlangen oder Ihre Abneigung anregt. Daraus resultiert Ihre Entscheidung, ob Sie sich – auf der Grundlage der stofflichen Beschaffenheit – verlocken lassen oder Abstand nehmen, ob Sie den Berliner – eine Frage der Temperatur – gleich essen oder erst noch warten, bis er abgekühlt ist, und schließlich, ob Sie nur einen Berliner nehmen oder gleich zwei (was mit Druck zusammenhängt, der als Gewicht wahrgenommen wird). Wenn Sie allerdings ein Zombie sind, wird Ihnen das alles weitgehend egal sein. Sie essen den Berliner auf jeden Fall gleich auf.

Schmecken

»Tut mir furchtbar leid, aber der Bus hatte Verspätung [reg dich doch nicht so auf] ... konnte nicht mal richtig frühstücken, ein Kaffee und ein Berliner mussten reichen [schmeckt übrigens unglaublich gut] ... jaha [so süß] ... jaha [zergeht einem ja richtig im Mund] ... jaha [verstehe kein Wort von dem, was Sie sagen, lalalalalala] ...«

Wenn es um unsere Wertschätzung des Essens und um unser Verständnis der damit verbundenen Vorgänge geht – was übrigens nicht nur für Berliner gilt –, ist der Geschmack oder das Aroma wohl der bedeutendste Sinneseindruck. In vielerlei Hinsicht ist unser Geschmackserlebnis jedoch so sehr mit den anderen Sinneseindrücken verknüpft, dass man dieses nur schwer isoliert betrachten kann. Wie schon gesagt: rund 75 Prozent des Geschmackserlebnisses rühren vom Riechen her, und es kommen ja auch noch Tasteindrücke, Beschaffenheit, Temperatur und viele andere Dinge hinzu.

Doch in dem Augenblick, in dem Sie in den Berliner beißen, werden die Geschmacksrezeptoren auf der Zunge und im Gaumenraum (auch als Geschmacksknospen bekannt) aktiviert. Und wenn sich der Speichel mit den Bestandteilen der Nahrung vermischt, wird die Empfänglichkeit der Geschmacksknospen noch verstärkt. Sie haben bis zu 10 000 Geschmacksknospen in Ihrer Mundschleimhaut, und jede besteht aus über 100 Zellen. Manch leidenschaftlicher Esser besitzt gar die doppelte Menge, also bis zu 20 000 Geschmacksknospen. Damit kann man Berliner schon recht intensiv schmecken – und das ist auch die logische Erklärung dafür, warum derart Begabte oft das Essen zum Beruf machen und Testesser oder Weintester werden (wäre das nicht ein Job für Sie?).

Die meisten Menschen sind mit den vier grundlegenden Geschmacksrichtungen vertraut: salzig, süß, bitter und sauer. Jede dieser Geschmacksrichtungen spüren Sie, etwas vereinfacht gesagt, auf einem speziellen Teil Ihrer Zunge. Tatsächlich sind die Geschmacksknospen jedoch viel komplizierter. Es gibt zum Beispiel noch andere mögliche Geschmacksrichtungen: »Umami« ist ein fleischiger, herzhafter Geschmack, der sich in fermentierten oder alten Produkten findet, zum Beispiel in Sojasoße und in Käse. Der Geschmack von Pfefferminze und Eukalyptus ist kühlend, der von Chilischoten pfeffrig. Fettiges Essen schmeckt »fettig« oder gar ranzig, trocken ist der Geschmack unreifer Früchte. Doch egal um welchen Geschmack es sich handelt, sobald die Geschmacksrezeptoren den Geschmackstyp wahrgenommen haben, senden sie diese Informationen über drei verschiedene Nervenbahnen (Kranialnerven) ins Gehirn. Dort wird dann auf der Basis von Erfahrungen interpretiert, um welche Nahrung es sich möglicherweise handelt, wie sie schmeckt und ob es ungefährlich ist, mehr davon zu essen. Jeder von uns hat seinen ganz individuellen Geschmack: Was dem einen köstlich schmeckt, erweckt beim anderen Übelkeit. Darüber hinaus *werden* manche Geschmacksrichtungen auch erst im Lauf der Zeit als angenehm wahrgenommen, nachdem man sie anfangs überhaupt nicht mochte. (Probieren Sie doch die Übung am Ende von Kapitel 6 einmal aus, wenn Sie etwas

Bestimmtes haben, das Ihnen noch nicht schmeckt, dessen Geschmack Sie aber gerne »erlernen« möchten.) Doch zurück zu unserem Berliner ...

Eine Einführung in die Funktionsweise des Gehirns

Willkommen im Maschinenraum, unserem Gehirn, wo die von den fünf Sinnesorganen gesammelten Daten über den Berliner eingelaufen sind, um hier erkannt, bewertet und in Handlungsanweisungen umgemünzt zu werden (oder auch nicht, je nachdem). Warum wollen Sie überhaupt einen Berliner essen? Was treibt Sie zum Konsum? Zwei Verfahren sind hier am Werk. Das eine reguliert den Energiebedarf Ihres Körpers; durch eine komplexe Interaktion von Hormonen, Neuropeptiden und Neurotransmittern (im Bauch und im Gehirn) wird ein Hungergefühl geweckt – Sie werden zum Essen ermutigt. Das zweite Verfahren ruft Ihnen in Erinnerung, dass Berliner Ihnen einfach gut schmecken, weshalb Sie eine Art positive emotionale Bindung zu diesem Gebäck entwickelt haben. Sie *brauchen* Berliner nicht unbedingt, wollen sie aber trotzdem haben. Die Fähigkeit des Menschen, sich über die Bedürfnisse seines Körpers hinwegzusetzen, kann uns in allerlei Schwierigkeiten bringen. Hier wollen wir jetzt einfach annehmen, dass Sie den Berliner tatsächlich *benötigen,* um dem Körper genug Energie zuzuführen.

Um das Gehirn wissen zu lassen, ob Essen erforderlich ist oder ob es besser wäre, mit dem Essen aufzuhören, erzeugt der Körper Hormone, die einem bestimmten Teil des Gehirns, dem Hypothalamus, entsprechende Signale senden. Diese Gehirnregion arbeitet ähnlich wie ein Thermostat, nur dass hier nicht die Temperatur kontrolliert wird, sondern viele unserer grundlegenden Körperfunktionen geregelt werden. (Der Hypothalamus regelt zum Beispiel auch unseren Schlafzyklus und die sexuellen Bedürfnisse.) Bei der Regulierung der Nahrungsaufnahme überwacht der Hypothalamus unseren Insulin- und unseren Blutzuckerspiegel und lässt uns wissen, wann wir essen und wann wir mit dem Essen aufhören sollten. Wer diese Signale missachtet, isst tendenziell zu wenig oder zu viel. Normalerweise sind die entsprechenden Haltesignale ja vorhanden, doch übertönen dann andere Signale, die uns zum Essen ermuntern, die Signale, die uns wissen lassen, ob wir wirklich essen *müssten* oder nicht. Achtsamkeit kann uns helfen, diese subtilen Signale wieder zu stärken; so entsteht eine wirklich bewusste Wahrnehmung körperlicher Empfindungen.

Doch warum sollte unserem Körper je daran gelegen sein, uns zu ermuntern, mehr zu essen, als wir brauchen? Die kurz gefasste Antwort lautet: Weil die meiste Zeit, seit es Menschen auf der Erde gibt, Nahrungsmangel herrschte. Darum hat sich im Lauf der Evolution bei uns Menschen ein Vergnügen am Anblick von stark kalorienhaltigen Nahrungsmitteln wie Berlinern entwickelt, einfach weil solche »Kalorienbomben« uns über einen längeren Zeitraum am Leben halten können. Das Problem liegt inzwischen nur darin, dass keine Nahrungsmittelknappheit mehr herrscht. Und genau das erkennt unser körpereigenes Belohnungssystem nicht. Trotz des Überangebots an Nahrung schafft es weiterhin ein hohes Erregungsniveau und drängt uns immer mehr, den Berliner zu essen – denn die Kalorien sollen für schlechte Zeiten gespeichert werden.

Auf vielerlei Weise beeinflusst Nahrung das Belohnungssystem des Gehirns, ähnlich wie es beim Genuss von Drogen oder anderen potenziell süchtig machenden Verhaltensweisen der Fall ist. Dabei spielt sich diese Sucht nicht nur in unseren Gedanken und Gefühlen ab, sondern auch in unseren unbewussten Körperfunktionen, und zwar durch Ausschüttung eines Neurotransmitters namens Dopamin. Dopamin führt dazu, dass wir Dinge heftig begehren. Wenn also unser Gehirn den Anblick eines Berliners registriert, wird Dopamin ausgeschüttet, welches bei uns ein Gefühl von Heißhunger auslöst. Wenn wir den Berliner dann verzehren und dabei Vergnügen empfinden, lernt das Gehirn, dass wir gern noch mehr davon hätten, und schüttet, wenn unsere Sinne das nächste Mal einen Berliner wahrnehmen, sogar noch mehr Dopamin aus.

Mit jedem neuen Zyklus wird das Gehirn empfänglicher für diese Art von Belohnung – so sehr, dass andere irdische Vergnügungen, an denen wir zuvor Freude hatten, sich vergleichsweise schal ausnehmen. Gleichzeitig wird unsere Toleranzgrenze für Dopamin immer weiter angehoben, so dass wir immer höhere Dosen benötigen, um dieselbe Wirkung zu erzielen. Letztlich mag das Vergnügen gar nicht so überwältigend sein, aber das Verlangen danach ist, wenn wir nicht aufpassen, so übermächtig geworden, dass wir uns gezwungen sehen, immer mehr Berliner zu ergattern, um diesen Heißhunger zu stillen. Wer hätte je gedacht, dass der simple Verzehr eines Berliners so kompliziert sein kann? Je mehr Sie sich diese verschiedenen Auslöser, Assoziationen und Empfindungen bewusst machen, desto ruhiger und klarer wird sich Ihr Essverhalten entwickeln und desto besser können Sie die *für Sie* richtigen Essentscheidungen treffen.

Eine Einführung in die Funktionsweise des Magens

Damit das »Hungerzentrum« im Gehirn, der Hypothalamus, die richtigen Entscheidungen treffen und unser Essverhalten optimal regeln kann, muss es sehr sorgfältig auf die vom Körper ausgesandten Signale achten, speziell auf die Signale des Magens. Denn wenn wir sämtliche Nahrung verdaut haben und der Blutzuckerspiegel zu sehr sinkt, produziert unsere Magenschleimhaut ein als »Ghrelin« bezeichnetes Hormon (engl. Growth Hormone Release Inducing, »zur Freisetzung von Wachstumshormon führend«). Dieses lässt unserem Hypothalamus die Anweisung zukommen, er solle den Appetit anregen. Auf demselben Weg sondern Fettgewebszellen, wenn wir neue Nahrung aufnehmen, ein anderes Hormon namens Leptin ab, das den Hypothalamus veranlasst, den Appetit zu bremsen, damit wir mit dem Essen aufhören.

So wirkungsvoll und ausgeklügelt dieses System auch erscheinen mag, das Problem liegt darin, dass immer dann, wenn wir heißhungrig leckere Berliner verschlingen, die Signale aus dieser hormonalen Reaktion nicht mehr durchdringen. Sie werden einfach ignoriert.

Nach Meinung der meisten Wissenschaftler braucht das Gehirn rund zwanzig Minuten, um die Sättigung zu registrieren. Damit geht oft das bekannte Gefühl einer Anspannung im Bauchbereich einher (weshalb wir den Hosengürtel ein Loch weiter stellen oder in wirklich ernsten Fällen eine Hose mit elastischem Bund benötigen). Das ist einer der Gründe, warum uns Ernährungswissenschaftler raten, mehr zu kauen und langsamer zu essen. Der Magen soll die erforderliche Zeit erhalten, dem Gehirn zu signalisieren, dass wir satt sind. Wir wollen uns ja nicht überessen. Und dieser Rat ist goldrichtig, denn er fördert auch eine gute Verdauung; die Nährstoffe der konsumierten Nahrung werden optimal genutzt.

Beim Essen sind zwanzig Minuten jedoch eine erstaunlich lange Zeit, und in diesem Zeitfenster kann durchaus ernsthafter Schaden angerichtet werden. (Nehmen Sie etwa den Weltrekordhalter im Hotdog-Essen, einen gewissen Herrn Kobayashi. Seinen Spitznamen »Tsunami« trägt er, weil er schon einmal 69 Hotdogs in nur zehn Minuten verputzt hat.) Übermäßiges Essen geschieht meist im Rahmen dieser 20 Minuten, bevor die eigentliche Sättigung erkannt wird. Es ist also nicht immer gut, zu essen, bis man sich satt fühlt, wenn man zu schnell isst. Je vertrauter man jedoch mit dem achtsamen Essen wird, desto seltener wird man sich den Magen füllen, bis die Hosen- oder Rocknähte platzen, nur um sicher zu sein, dass man satt ist. Wer dauerhaft auf seine Körpersignale achtet, entwickelt schnell die Fähigkeit, zu erkennen, wann der Magen zur Hälfte gefüllt ist oder zu 75 Prozent, statt erst dann zu reagieren, wenn es schon mehr als 100 Prozent sind.

Die Auswirkungen von Achtsamkeit und Bewusstheitstraining auf den Körper

Bei Headspace bemühen wir uns sehr, nicht zu viel zu versprechen, weil jeder Mensch einzigartig ist und die Auswirkungen des Bewusstheitstrainings bei verschiedenen Leuten durchaus unterschiedlich ausfallen können. Oft fällt diese Zurückhaltung allerdings sehr schwer, weil es in diesem Bereich so viele spannende wissenschaftliche Untersuchungen und Forschungsergebnisse gibt. Ein ums andere Mal werden die erstaunlichen Vorteile von Achtsamkeit und anderen verwandten Bewusstheitstrainingsmethoden gezeigt. Im Folgenden berichte ich – ohne Garantieversprechen – einfach mal, was sich in der klinischen Forschung so tut, und liste meine zehn Lieblingsergebnisse der Achtsamkeitsforschung auf, wobei es stets um das Training von Körper und Geist geht, um das eigene Idealgewicht, die eigene Idealgestalt und die eigene Idealgröße zu entdecken oder wiederzuentdecken. Die Auswirkungen auf den Verstand und die Gefühle werden dann im folgenden Kapitel erörtert.

1. Achtsamkeit erhöht die Neuronendichte in Ihrem Hippocampus, jenem Teil Ihres Gehirns, das mit emotionaler Stabilität befasst ist. Wie Sie alle wissen, ist emotionale Stabilität gleichbedeutend mit einem gesunden Essverhalten.

2. Achtsamkeit erhöht die Blutzufuhr zur Reilschen Insel (Inselrinde), jenem Teil des Gehirns, der für die Wahrnehmung von Körpersignalen zuständig ist, also auch dem Sättigungssignal beim oder nach dem Essen.

3. Achtsamkeit reduziert die Produktion des Stresshormons Cortisol. Auf diese Weise ist es leichter, fettfreie Muskelmasse zu bewahren und gleichzeitig ungewollte Fettpolster abzubauen.

4. Achtsamkeit senkt den Blutdruck und damit auch das Herzinfarktrisiko.

5. Achtsamkeit erhöht die Blutzufuhr zum anterioren cingulären Cortex (ACC), dem Selbstkontrollzentrum des Gehirns im Frontallappen der Großhirnrinde an der Stirnseite des Hirns. Dadurch nimmt die Wahrschein-

lichkeit ab, von Heißhungergelüsten überwältigt zu werden.

6. Achtsamkeit erhöht die Aktivität des lateralen präfrontalen Cortexes, der für Selbstregulierung und Handlungsplanung verantwortlich ist. Das vereinfacht gesunde und vernünftige Essentscheidungen.

7. Achtsamkeit verringert die Symptome des Reizdarmsyndroms (IBS). Hier konnte eine dreimal höhere Effektivität der Achtsamkeit im Vergleich zur regelmäßigen Teilnahme an einer IBS-Selbsthilfegruppe bewiesen werden.

8. Achtsamkeit stärkt Ihr Immunsystem, was dazu beitragen kann, dass Sie sich sehr wohl fühlen und auch so aussehen. Wie Sie sich körperlich fühlen, kann die Art und Weise, wie Sie über Ihren Körper denken, dramatisch verändern.

9. Achtsamkeit erhöht die Aktivität ihres Kleinhirns, das die Geschwindigkeit, den Zusammenhang und die Angemessenheit Ihrer Gedanken und Emotionen reguliert.

10. Achtsamkeit verstärkt die Vernetzung zwischen den verschiedenen Gehirnarealen, wodurch sich Effizienz und Geschwindigkeit der Signalübertragung von einem Gehirnareal zum anderen verbessern ... (Haben Sie das gehört, Herr Kobayashi?)

Der Körper ist ein bemerkenswerter Organismus mit einem Sinnessystem, das uns unglaublich detaillierte Informationen über Nahrungsmittel vermittelt. Aber er ist auch ein Organismus, der ein sensibles Gleichgewicht benötigt, um gesund zu bleiben und sich wohl zu fühlen. Je genauer wir also auf die Signale unseres Körpers achten, desto mehr werden wir in Einklang mit ihm leben. Wenn wir unseren

Geist auf diese Weise trainieren und Achtsamkeit praktizieren, können wir lernen, unseren Gefühlen und Gelüsten nicht immer gleich nachzugeben. Das stärkt unser Potenzial, so zu leben, wie wir es wollen, obwohl wir gleichzeitig in einem Umfeld leben, das unsere physiologische Entwicklung gewissermaßen überholt hat. Diese Veränderungen in unserem Leben und in unserem Verhalten sind dabei nicht schwammig und kurzfristig, sondern von körperlicher, struktureller und nachhaltiger Art. Die durch Achtsamkeit bewirkten Veränderungen werden nach und nach Ihre »Festplatte« neu vernetzen, und dabei ändern sich auch Verhaltensweisen, von denen Sie früher möglicherweise angenommen hatten, sie ein Leben lang nicht loswerden zu können. Ein klares Bewusstsein und achtsames Essen gehen mit nachhaltigen Veränderungen einher.

Achtsamkeit ermöglicht Ihnen, mit Ihrem natürlichen Gewicht, mit einem Körperumfang, bei dem Sie sich wohl fühlen, sowie entspannt und selbstbewusst im Einklang mit Ihrem Körper zu leben.

Sie *wissen,* was Ihr Körper benötigt, um gut zu funktionieren. Er braucht eine ausgewogene Ernährung mit gesunden, frischen und nährstoffreichen Nahrungsmitteln. (Sollten Sie nicht genau wissen, was damit gemeint ist, dann schauen Sie bitte im praktischen Headspace-Ernährungsratgeber in Kapitel 10 nach. Weitere nützliche Informationen und Gedanken zur Ernährung finden Sie auch im Internet.)

Ganz gleich, für welche Nahrungsmittel Sie sich entscheiden – wenn Sie kleine, nährstoffreiche Mahlzeiten und Snacks einnehmen, wie sie im Zehntagesplan empfohlen werden, dann wird Ihnen das helfen, Ihrem Körper ein Gefühl der Zufriedenheit und Sättigung zu verschaffen. Das bringt nicht nur Ihren Appetit in eine gesunde Balance, sondern trägt auch zur Stabilisierung Ihres Blutzuckerspiegels bei, der Sie sonst am Nachmittag meist dazu veranlasst, in die Keksdose zu greifen.

Headspace-Übung: Spiel mit den Sinnen

Jetzt blättern Sie vielleicht dieses Buch durch und denken, achtsames Essen klinge zwar wie eine wirklich gute *Idee*, die Umsetzung sehe aber doch gar zu sehr nach harter Arbeit aus. Keine Angst, es gibt keinen Grund, warum die Erfahrung des achtsamen Essens nicht auch etwas Spielerisches haben sollte. Vielleicht wollen Sie diese sinnlichen Erfahrungen ja sogar gemeinsam mit Ihrem Partner oder Ihrer Partnerin machen (aber wahrscheinlich lieber nicht gleich beim ersten Kennenlernen oder in einem Restaurant). Doch ehe Sie jetzt vielleicht das ganze Programm aus dem Film »9½ Wochen« ausprobieren (wenn Sie alt genug sind, erinnern Sie sich vielleicht an diesen Filmklassiker von 1986 mit der berühmten Szene, die Lebensmittel involvierte), sollten wir uns einfach nochmals daran erinnern, dass es bei Achtsamkeit darum geht, sich nicht von den Gefühlen überwältigen und hinreißen zu lassen, sondern sich in die Lage zu versetzen, gelassen und vollkommen präsent zu sein – mit einer grundsätzlichen Ruhe und Klarheit. Aufs Essen angewendet bedeutet das, die Klarheit für Entscheidungen zu besitzen, die *für einen selbst* am besten sind. Und das ist Stoff zum Nachdenken, während Sie Schokoladensoße und Schlagsahne wieder in den Kühlschrank zurückstellen. Probieren Sie doch die folgende Übung einfach mal aus. Sie brauchen aber einen Freund oder Partner zum Mitmachen.

Übung

1. Setzen Sie sich mit verbundenen Augen auf einen Stuhl.
2. Bitten Sie Ihren Freund oder Partner, zehn verschiedene Lebensmittel aus der Küche mitzubringen. Am besten funktioniert das, wenn Sie keine Ratschläge erteilen und auch Ihre Vorlieben außer Acht lassen. Bitten Sie ihn oder sie, von allen Nahrungsmitteln mundgerechte Portionen zu servieren und diese auf einem Teller vor Sie hinzustellen. (Es muss natürlich, was ich hoffentlich nicht eigens erwähnen muss, dafür gesorgt sein, dass alles sauber und so zubereitet ist, dass man es gefahrlos essen kann.)
3. Bitten Sie Ihren Partner als Nächstes, Ihre Hand zum Teller zu führen und eines der Nahrungsmittel zum Probieren auszuwählen. Wenn Ihnen das lieber ist (und Sie Vertrauen haben), können Sie Ihren Partner auch bitten, Ihre Hand zu einem spezifischen Nahrungsmittel auf dem Teller zu führen. Wie auch immer, Sie sollten am Ende etwas zum Essen in Ihrer Hand halten.
4. Nehmen Sie sich die Zeit, dieses Nahrungsmittel mit Ihren Händen zu erkunden, und erklären Sie dem Partner fortwährend, was Sie fühlen können. Das wird Sie veranlassen, weitaus gründlicher zu sein, als wenn Sie sich alles selbst erklären würden. Nehmen Sie sich die Zeit, Beschaffenheit und Temperatur zu erfühlen, und sehen Sie, wie vor Ihrem inneren Auge sogleich ein Bild des betreffenden Nahrungsmittels erscheint, obwohl Sie es gar nicht sehen können.
5. Geben Sie das Nahrungsmittel nun Ihrem Partner zurück und legen Sie Ihre Hände in den Schoß. Nachdem Sie die Augen beim Erkenntnisvorgang bereits ausgeschaltet hatten, wird jetzt auch noch der Tastsinn ruhig gestellt. So können Sie sich noch intensiver auf Geschmacksnuancen, Geräusche und Düfte konzentrieren.

6. Bitten Sie die andere Person jetzt, Ihnen das Nahrungsmittel unter die Nase zu halten, damit Sie daran schnuppern können. Versuchen Sie, tief einzuatmen und dabei langsame, lange Atemzüge zu machen. Danach dann kürzere, heftigere Atemzüge, um auch subtile Düfte aufzunehmen. Viele verarbeitete Produkte haben überraschend wenig Eigengeruch, darum müssen Sie besonders auf der Hut sein, wenn sich auf der Verpackung viele E-Nummern zur Kennzeichnung von Zusatzstoffen finden.

7. Bitten Sie die andere Person als Nächstes, Ihnen das Produkt direkt ans Ohr zu halten und, wenn möglich, ein Stück abzubrechen. Wenn das nicht möglich ist, lässt sich das Produkt vielleicht schütteln, oder man kann mit dem Finger darauf entlangstreichen. Jedenfalls muss irgendein Geräusch mit dem Nahrungsmittel erzeugt werden. Dieser Teil der Übung ist wahrscheinlich viel schwieriger als die anderen, Sie müssen wirklich ganz genau hinhören.

8. Und jetzt kommen wir zum lustigen Teil. Bitten Sie die andere Person, das Nahrungsmittel *sanft* auf Ihre Zunge zu legen. Lassen Sie es dort einfach eine Weile liegen, um zu sehen, welche Aromen Sie erschmecken können. Schließen Sie dann Ihren Mund und bewegen Sie das Produkt ein wenig mit der Zunge hin und her. Stellen Sie fest, welche Geschmacksnuancen jetzt besonders deutlich hervortreten. In welchem Teil des Munds erleben Sie diese Aromen? Hinten auf der Zunge, vorne, am Gaumen, an der Seite der Zunge? Nehmen Sie sich die Zeit, genau darauf zu achten.

9. Wenn es Ihnen möglich ist, vergegenwärtigen Sie sich, welche Gedanken den Geschmack dieses Bissens begleiten. Gibt es zum Beispiel ein Gefühl des Vergnügens oder der Enttäuschung? Ein Gefühl der Vorhersehbarkeit oder

der Überraschung? Überschlägt sich Ihr Verlangen sozusagen, entsteht ein Heißhunger nach mehr, oder sehnen Sie sich eher nach einer Mundspülung, um den Geschmack wieder loszuwerden?

10. Nehmen Sie sich schließlich auch noch die Zeit, auf besonders starke emotionale Reaktionen zu achten. Verursacht der Bissen ein Gefühl der Geborgenheit und Sicherheit, oder führt er bei Ihnen zu Ängsten, Schuldgefühlen, Unsicherheit? Versuchen Sie zu erspüren, welche emotionalen Auslöser bei all diesen Nahrungsmitteln im Spiel sind. Und zum Schluss können Sie auch noch die Rollen tauschen und nun Ihren Partner oder Ihre Partnerin die Übung machen lassen.

6.
Die Dynamik des Geistes (Schokolade)

Nachdem wir nun die *körperlichen* Prozesse betrachtet haben, sind Sie vielleicht geneigt, für Ihre Ernährungsgewohnheiten Ihren Hypothalamus verantwortlich zu machen, weil der Ihr System nur unzureichend reguliere, vielleicht aber auch Ihr Dopamin-Belohnungssystem, weil es mehr Belohnungen verteile, als Sie wirklich benötigen. Aber das wäre ein Fehlschluss – nicht zuletzt, weil es hier gar nicht darum geht, irgend*etwas* oder irgend*jemandem* die Verantwortung dafür zuzuschieben, dass wir so sind, wie wir sind, sondern wir untersuchen hier, *warum* wir tun, was wir tun.

Neben den starken physischen und chemischen Reaktionen, die sich in unserem Körper abspielen, gibt es nämlich auch noch den Einfluss unserer Gedanken und Gefühle, und dieser zeigt sich mental. Was veranlasst Sie, zum Schokoriegel zu greifen, obwohl Ihr Körper ihn gar nicht benötigt? Ist es ein Gedanke oder ein Gefühl? Oder kann man zwischen Gedanken und Gefühlen möglicherweise gar nicht klar unterscheiden? Tun Sie das, weil Sie »*denken*«, es sei eine gute Idee, obwohl Sie sich gar nicht nach Schokolade *fühlen,* oder ist Ihnen *gefühlsmäßig* gerade danach, obwohl Sie diese Handlung *gedanklich* eher für eine schlechte Idee halten? Wenn es um den menschlichen Geist geht, sind Gedanken und Gefühle nicht immer klar zu trennen.

Eine Einführung in die Welt der Gedanken

»Verstand« und »Geist« werden oft wie austauschbare Begriffe behandelt. Für viele Menschen scheinen sie dasselbe zu sein. Es gibt jedoch einen großen Unterschied zwischen beiden, und der betrifft sowohl die Erscheinungsform als auch die Art und Weise, wie beide erlebt werden. Wenn Sie sich diesen Schokoriegel bildlich vorstellen, wo befindet er sich dann? Gleicht er einem projizierten Abbild? Können Sie ihn anfassen? Ist er kompakt und greifbar? Oder ist er etwas Weites, Luftiges, *nicht Greifbares?* Falls Sie nicht über die Fähigkeit verfügen, aus dem Nichts Schokoriegel herbeizuzaubern (das wäre doch mal eine süße Sache, oder?), gehe ich davon aus, dass Sie ... nun, nichts Greifbares gefunden haben. Es mag zwar seltsam klingen, aber wenn wir Gedanken genau analysieren, dann müssen wir erkennen, dass nichts Materielles da ist. Es ist, als könnten wir mit unserer Hand mühelos durch dieses Bild hindurchfassen.

Und doch ist etwas da, ein Bild, ein *Etwas,* nicht wahr? Schließlich können Sie es doch sehen; und es veranlasst bei Ihnen bestimmte Gefühle, erinnert Sie vielleicht sogar an den Duft und Geschmack von Schokolade. In dieser Hinsicht ähneln Gedanken ein wenig einem Regenbogen oder einer Wolke. Denn ein Regenbogen leuchtet einerseits hell und ist mit bloßem Auge klar zu erkennen, aber Sie können

andererseits (wenn Sie nicht gerade ein Kobold sind) anstellen, was Sie wollen, um ihn zu erhaschen: Sie werden
sein Ende niemals zu fassen bekommen, weil der Regenbogen einfach substanzlos ist. Mit dem Geist verhält es sich
genauso. Wenn ein Gedanke in Ihrem Kopf erscheint, wobei es keine Rolle spielt, ob er unwillkürlich gekommen ist
oder ob Sie ihn selbst heraufbeschworen haben, dann fehlt
ihm eine reale Substanz. So mag ein Gedanke zwar von Natur aus etwas Leeres sein, aber er ist trotzdem gefüllt mit
dem *Potenzial,* an Schokolade zu denken.

Der Vorgang

Sie sitzen also gerade da und schreiben eine E-Mail, als Ihnen plötzlich ein Gedanke in den Sinn kommt. *Bewusst* haben Sie diesen Gedanken doch nicht entwickelt, oder? Er
kam einfach aus dem Nichts. Vielleicht wurde er durch ein
Geräusch, einen Geruch, eine Erinnerung oder eine Assoziation angeregt, aber ganz egal, was diesen Gedanken ausgelöst hat, plötzlich dachten Sie einfach: »Wie wär's mit etwas Schokolade?« Dies ist ein interessanter Augenblick,
denn er hat Potenzial. Und wie wir alle wissen, kann sich,
wenn ein innerer Dialog in Gang kommt, das Potenzial in
alle Richtungen entwickeln.

Möglichkeit A: Nachgeben
»Wie wär's mit etwas Schokolade? ... vielleicht einem von
diesen neuen Karamell-Schokoriegeln ... ich kann ihn fast
schon schmecken ... sollte die Mail aber erst noch zu Ende
schreiben ... Nein, ich kann nicht mehr warten; außerdem
wird mir der zusätzliche Zucker bei der Konzentration hel-

fen ... Sollte vielleicht gleich zwei kaufen, falls später das Verlangen noch mal wiederkommt ... kann ja in der Schreibtischschublade immer einen bereithalten, für alle Fälle. Ja, auf geht's ... Aber ob der Riegel wohl länger als eine Stunde da bleiben wird? ... Na gut, dann kauf ich eben gleich drei ...«

Möglichkeit B: Widerstand

»Wie wär's mit etwas Schokolade? ... NEIN! Vergiss es ... weg mit dir! Karottenschnitze, Karottenschnitze, Karottenschnitze ... Nein, ich hör einfach nicht mehr hin, ich gebe nicht nach ... *Bitte,* lass mich nicht nachgeben ... lalalalala ... ach, warum lässt du mich nicht einfach in Ruhe? Ich *will* keine Schokolade ... Na gut, dann aber nur ein Stück ... nein, doch lieber nicht, sonst sehe ich nur so dick aus ... Mein Gott, wie ich wieder aussehe! ... Bitte, bitte, lass mich nicht noch einen Schokoriegel essen ...«

Möglichkeit C: Achtsamkeit

»Wie wär's mit etwas Schokolade? ... Ach was, das ist doch bloß ein Gedanke!«

Normalerweise *reagieren* wir, wenn im Kopf ein Gedanke aufblitzt, und erst indem wir darauf reagieren, verleihen wir ihm Durchschlagskraft. Diese Kraft kann – wie in Möglichkeit A – vorwärtsdrängen oder aber – wie in Möglichkeit B – darauf gerichtet sein, den Gedanken zurückzudrängen. In beiden Fällen führt eine reflexartige Reaktion (die sich oft außerhalb des bewussten Bereichs abspielt) zu einer Gedankenkette mit sich verstärkendem Handlungspotenzial. Es kommt zu Handlungen, die wir später vielleicht bereuen (etwa, wenn wir eine Familienpackung Schokolade auf einen Schlag verputzt haben). Es ist komisch, aber selbst Möglichkeit B kann trotz starker Widerstandskraft noch dazu führen, einen Schokoriegel zu kaufen. Denn oft entscheiden wir uns nach Widerstand und heftigem inneren Ringen dafür, das Handtuch zu werfen – um des lieben inneren Friedens willen.

Wahrscheinlich ist Ihnen schon die Kürze des inneren Monologs bei Möglichkeit C aufgefallen. Natürlich handelt es sich hier um einen Idealfall, aber nehmen wir einmal an, Sie wären wirklich achtsam und geistig präsent. Dann würden Sie klar sehen, dass der Gedanke, wenn er auftaucht, nur ein Gedanke ist: substanzlos wie ein Regenbogen, nicht existent, aber mit großem Potenzial. Wenn man einen Gedanken so klar sieht, verliert dieser seine Schlagkraft und löst sich in Luft auf. Man lässt sich einfach nicht darauf ein, und es entsteht auch kein zusätzlicher Vorwärtsdrang, kein Widerstand dagegen, kein Aufstauen, keine Antriebsumkehr. Es ist einfach ein Gedanke, der auftaucht und wieder verschwindet.

Natürlich braucht es etwas Übung, um sich des ersten Gedankens direkt bewusst zu werden – um ihn so klar als bloßen Gedanken zu erkennen und sich daran zu erinnern, dass er keinerlei Macht über einen hat, wenn er in diesem Kontext betrachtet wird. Wie Sie inzwischen wissen, sind Achtsamkeit und achtsames Essen Fertigkeiten, die erlernbar sind. Sie verlangen einfach etwas Übung: Sich einerseits Tag für Tag etwas Zeit nehmen, um sich mit dem Gefühl der Bewusstheit vertraut zu machen (dazu dient die *10-für-mich*-Übung im nächsten Kapitel), und andererseits einfach daran zu denken, im Alltag bewusster zu leben. Das Großartige daran ist, dass Ihnen, wenn Sie daran denken, bewusster zu leben, auch das Gefühl der Bewusstheit als solches vertrauter wird. Und wenn Ihnen Bewusstheit in Fleisch und Blut übergegangen ist, erinnern Sie sich viel leichter daran, bewusst zu leben. Das ist ein positiver, sich verstärkender Kreislauf.

Nun gibt es aber zweifellos physische Anlässe für das Auftreten der »ersten Gedanken«, und je besser wir die Ursprünge dieser Auslöser verstehen, desto mehr Aufmerksamkeit widmen wir wahrscheinlich den Gedanken und den Verhaltensweisen, die sie befördern. Widmen wir uns also einfach mal einer Auswahl dieser Auslöser unerwünschter Schokoladen-Gedanken.

Die Auslöser

Umwelt

»Ich fahr wirklich gern zum Tanken ... da gönn ich mir immer einen Riegel ...«

Was kaufen Sie sich beim Kinobesuch zum Essen? Und was, wenn Sie sich in einem Bahnhof oder Flughafen aufhalten? Zu welchem Essverhalten neigen Sie bei der Arbeit? Unsere Umgebung kann sehr leicht Gedanken auslösen. Bei manchen reicht schon ein Gang zum Kühlschrank, um den unwiderstehlichen Gedanken an Eiscreme aufkommen zu lassen. Analog weckt Kneipenatmosphäre vielleicht den Gedanken an eine Tüte Kartoffelchips oder Nüsse. Welche Köstlichkeiten assoziieren Sie mit welchen Orten?

Tätigkeiten

»Den spannenden Film im Fernsehen kann ich kaum erwarten ... sollte mir aber vorher lieber noch Schokolade holen, ehe ich mich niederlasse ...«

Was kommt Ihnen zuerst in den Sinn, wenn Sie sich vor dem Fernseher in den Sessel fallen lassen? Bei vielen wird es der Gedanke sein: »Hm, vielleicht sollte ich mir noch was zu essen holen«. Das ist eine starke Assoziation, und so stehen Sie dann sicher schnell wieder auf, um sich im Kühlschrank noch etwas »kulinarische Gesellschaft« für das Fernsehgucken zu holen. Das gilt auch, wenn wir unterwegs sind, am Steuer wie in der Bahn oder im Flugzeug, oder wenn wir mit bestimmten Freunden ausgehen, ganz besonders aber, wenn wir kochen oder eine Mahlzeit zubereiten.

Gesellschaft

»Ich will's gern wie Mama machen ... die hat immer Schokolade dabei ...«

Essen Sie bestimmte Dinge in Gegenwart bestimmter Menschen? Ruft zum Beispiel, wenn Sie bei Ihrer Mutter eine Tasse Kaffee trinken, diese Situation den Gedanken an selbstgebackenen Kuchen hervor? Stimuliert, wenn Sie mit Ihrem Partner oder Ihrer Partnerin zusammen auf dem Sofa sitzen, diese Situation den Gedanken, sich schnell noch eine Pizza oder eine Tüte Pommes zu holen? Und neigen Sie dazu, mehr zu essen, wenn Sie mit anderen zusammen sind? Sehr oft sind es andere Menschen und die Beziehungen zu ihnen, die Gedanken auslösen, welche mit Essen zu tun haben.

Körperliche Empfindungen

»Mein Gott, bin ich müde ... vielleicht würde mich jetzt ein Schokoriegel wieder munter machen ...«

Dieser Abschnitt ist zwar auch eng mit Sinnesempfindungen verknüpft, doch letztlich handelt es sich bei diesen Empfindungen eher um allgemeine Zustände wie Trägheit, Stress, Unwohlsein, Schmerzen, Hormonschwankungen oder andere Arten von Hungergefühlen, auch Magen-schmerzen. Es ist erstaunlich, wie schnell solche Situatio-nen bestimmte Gedanken anregen. Schon das leichteste Magenzucken kann Gedanken ans Essen auslösen wie auch ein Gefühl der Müdigkeit infolge eines zu niedrigen Blutzuckerspiegels.

Sinnlicher Kontakt

»Diese Schokolade riecht aber gut ... Da muss ich mir wohl auch eine kaufen ...«

Wie schon im letzten Kapitel dargelegt, können die Sinne des Menschen unglaublich geschickt Informationen aus der Umgebung aufnehmen. Und weil das Essen eine so wichtige Rolle im Leben spielt, ist es kein Zufall, dass an je-der Ecke sinnliche Eindrücke lauern, die potenziell essens-bezogene Gedanken auslösen. Überlegen Sie mal, ob Sie überhaupt durch eine belebte Geschäftsstraße gehen kön-nen, ohne irgendwo ans Essen denken zu müssen? Ob Sie nun etwas in einem Schaufenster sehen, ob aus einem Im-bissstand das Brutzeln von Bratwürsten zu hören ist oder Kuchenduft aus einer Bäckerei in Ihre Nase strömt, all dies wird Gedanken ans Essen auslösen. Manchmal werden auch Sie wie ein Zombie diesen Sinneseindrücken nachge-ben und einfach essen.

Hochgefühle

»Ich kann's noch gar nicht fassen, dass ich die Fahrprüfung bestanden hab ... das muss mit Schokolade gefeiert wer-den ...«

Es ist ein herrlicher Tag und Sie fühlen sich großartig. Kommt es Ihnen dann in den Sinn, diesen Tag mit einer kleinen Köstlichkeit zu feiern? Sie sind total verliebt und möchten den Abend mit der oder dem Geliebten verbringen? Würden Sie dann am liebsten gemeinsam essen, egal ob auswärts oder zu Hause? Nicht nur die sogenannten negativen Emotionen lösen Gedanken ans Essen aus, angenehme Gefühle bergen denselben Effekt.

Emotionale Tiefpunkte

»Ich hasse mein Aussehen, und die Diät hat schon wieder nicht funktioniert – vielleicht kann mich ja etwas Schokolade aufmuntern ...«

Sagen wir mal, Sie sind gerade nicht so gut drauf. Kommen Ihnen da Gedanken ans Essen? Was ist, wenn Sie ängstlich sind? Lösen die Schmetterlinge im Bauch Gedanken ans Essen aus – oder auch Aversionen gegen das Essen? Und was ist, wenn Sie sich einsam fühlen? Kommen da bei Ihnen Gedanken ans Essen auf? In Zuständen, die Sie emotional sehr beanspruchen, können Assoziationen mit Essen und einer daraus resultierenden, vorübergehenden Gefühlsentspannung unheimlich stark sein – besonders, wenn Ihr Essverhalten Parallelen zum Frustesser oder dem Heißhungrigen hat.

Die Uhrzeit

»Prima, schon fast drei Uhr ... Schokozeit!« – »Oh, es ist ja schon eins, Zeit fürs Mittagessen.« »Zehn vor elf ... dann ist ja in zehn Minuten Kaffeepause mit ein paar Keksen.« Eine Uhr ist nichts anderes als zwei Zeiger auf einer runden, mit Zahlen versehenen Scheibe, und doch kann auch sie Gedanken ans Essen auslösen. Meist beruht das auf unserer Gewöhnung an feste Essenszeiten während unserer Kindheit, aber es kann auch mit Belohnungsreizen verknüpft sein (womit wir wieder bei den Dopaminen wären), etwa dem Kontrast von Arbeitszeit und Freizeit.

Andere Speisen und Getränke

»Ich brauch jetzt unbedingt Schokolade ... wirklich ... haben Sie zufällig etwas Schokolade dabei?«

Gibt es bei Ihnen eine feste Verbindung zwischen Wein und Knabbersachen oder einem Glas Bier und Speckchips? Und wie ist es, wenn Sie wirklich viel getrunken haben? Denken Sie dann an einen Döner? Manche Substanzen sind so eng an einem Essverlangen gekoppelt, dass es sprichwörtlich wird und man etwa – nach Cannabis-Genuss – »Kohldampf« oder »Bärenhunger« hat. In diesem Kontext ist ein Feinschmecker sicher ungefährdet, aber ein Gesellschaftsesser sollte sich in Acht nehmen.

Denkgewohnheiten

Wir neigen zu der Annahme, unser Appetit hänge davon ab, wie das Essen *schmeckt,* doch den oben zusammengestellten Auslösern können Sie auf Anhieb entnehmen, dass Assoziationen mit Dingen unserer unmittelbaren Umgebung oder mit Gefühlen größeren Einfluss auf feste Denkgewohnheiten haben als der Essensgeschmack an sich. In einer neueren, an der University of Southern California durchgeführten Untersuchung erhielten Kinogänger kaltes, schwammiges, schon eine Woche altes Popcorn serviert. Zur allgemeinen Überraschung aßen sie ihre Popcorn-Portionen genauso restlos auf wie die wenigen Versuchsteilnehmer, die ganz frisches Popcorn erhalten hatten. Hier zeigt sich die Macht der Gewohnheit. Die Forschungsergebnisse belegen, dass wir, wenn Denkgewohnheiten fest etabliert sind, gar nicht mehr darauf achten, wie das Essen wirklich schmeckt. Sind Impuls und Assoziation stark genug, dann essen wir unabhängig von Geschmack und Konsistenz dieselbe Menge. Die gewohnte Umgebung und routinierte Gedankenabläufe reichen schon aus, um die gewohnte Essensaktion zu einem Ende zu bringen.

Wenn wir also bereit sind, weiches, klebriges, altes Popcorn zu essen, einfach weil am Kinoeingang jedes Mal derselbe alte Gedanke aufkommt, dann stellen Sie sich bitte einmal vor, in wie vielen anderen Lebensbereichen wir ähnlich programmiert verfahren. Erinnern Sie sich bitte noch einmal an den Abschnitt über den Denk*vorgang* und das Gedankenpotenzial. In den Augenblicken, in denen Gedanken schon aufgekommen sind, haben wir noch drei Möglichkeiten: achtsam zu sein und den Gedanken klar als solchen zu identifizieren, dem Gedankenimpuls nachzugeben oder aber uns dem Gedanken zu widersetzen.

Nehmen wir mal das Gedankenmuster, das sich aufgrund des Verlangens nach einem Schokoriegel entwickelt: Hier besteht meist die klare Versuchung nachzugeben. Meiner Meinung nach kann man sich das, was da abläuft, am leichtesten als eine Gedankenkette vorstellen. Der erste Gedanke (an die Schokolade) ist wie das erste Glied. Erst wenn weitere Glieder hinzukommen, entsteht eine Kette, sonst bleibt es bei einem einzigen Glied. In diesem Stadium hat der Gedanke noch keine Triebkraft, und wenn man das Verlangen einfach als schlichten Gedanken erkennt, passiert gar nichts. *Normalerweise* aber entgeht uns dieser erste Gedanke und damit das erste Kettenglied. Es ist, als käme er außerhalb unseres Bewusstseins auf, und ohne dass wir es merken, ergänzen weitere Gedanken die Kette. Wenn uns das Ganze dann *wirklich* nicht bewusst ist, wenn wir wirklich *unachtsam* sind, so merken wir es wirklich erst, wenn sich die Kette schon fünf oder zehn Minuten lang entwickelt und viele Glieder hat. Dann erst fällt Ihnen plötzlich auf, dass Sie schon die ganze Zeit am Tagträumen waren und sich nach Schokolade sehnten. Zu diesem Zeitpunkt aber hat der Gedanke schon seine ganze Kraft entfaltet, so dass Sie (im Geiste) bereits im Laden waren, einen Schokoriegel gekauft und ihn gegessen haben, diese Tat bedauert, eine Diät begonnen und sich wieder gut gefühlt haben, bevor Sie erneut in den Laden gingen, um Schokolade zu kaufen. Ja, gemäß diesem Muster neigen unsere Gedanken zum Wandern.

Das Problem besteht nun darin, dass die Gedankenkette inzwischen schon mit solchem Tempo und mit solcher Durchschlagskraft abläuft, dass wir höchstwahrscheinlich als Nächstes zur Tat schreiten: Wir nehmen tatsächlich einen Schokoriegel und essen ihn. Das hat nicht zuletzt mit all den physiologischen Signalen und Prozessen zu tun, die im Körper in Gang gesetzt werden, wenn wir im Geiste Schokolade essen. Und je öfter wir unseren Gedanken gestatten, in dieser Art und Weise umherzuschweifen, desto öfter stimulieren wir genau dieses chemische Reaktionsmuster und desto stärker wird die Tendenz, in immer gleichen Bahnen zu denken und zu handeln. Kurz gesagt, wir entwickeln feste Denkgewohnheiten. Und solch starre Gedankenmuster finden ihre Entsprechung im Gehirn, wo sich spezifische Nervenvernetzungen herausbilden und jedes Mal verstärken, wenn Sie sich den etablierten Gedankenfolgen hingeben. Es ist, als würden Sie eine spezielle Datenautobahn nur für Schokogedanken einrichten. Je öfter Sie diese Autobahn benutzen, desto eingefahrener werden die Wege, und je eingefahrener die Wege, desto öfter tummeln Sie sich darauf. Bestenfalls resultiert daraus ein leicht frustrierendes Gedankenmuster, und schlimmstenfalls entsteht ein extrem destruktives Potenzial.

Implikationen der Achtsamkeit im Hinblick auf die Gedanken

Ich gebe zu, meine Gedanken und Darstellungen sind nicht immer leicht zu verstehen, aber so ist das nun einmal, wenn mentale Angelegenheiten diskutiert werden. Nicht zuletzt deshalb ist die praktische Anwendbarkeit im nächsten Kapitel so wichtig. Grob gesagt beginnt das bewusste Hören auf Gedanken schon, sobald wir die Technik der Achtsamkeit anwenden. Wir treten demnach von der Geschäftigkeit unserer Gedanken mal einen Schritt zurück und betrachten sie aus der neuen Perspektive der Achtsamkeit. Gedanken klar zu sehen heißt zu wissen, wie man einen ausgeglichenen und im Wesentlichen ruhigen Geisteszustand erreicht und bewahrt. Dann können Sie nämlich zugleich konzentriert und entspannt die Gedanken und Gefühle in Ihrem Inneren wahrnehmen. Sich sensibel mit seinen Gedanken auseinanderzusetzen heißt, die Gedanken, derer man gewahr wird, nicht zu kritisieren oder zu verurteilen, sondern ihnen stattdessen mit Einfühlsamkeit, Verständnis, Geduld und Mitleid zu begegnen. Und was das Zulassen von Gedanken ohne Verstrickungen und Widerstand angeht, so bedeutet es einerseits, auf Scharmützel mit den eigenen Gedanken zu verzichten, und andererseits, sich nicht von bestimmten Gedanken oder Gefühlen hinreißen zu lassen.

Es handelt sich um einen Ort ruhiger Gelassenheit und glücklicher Zufriedenheit, an dem Sie das Kommen und Gehen von Gedanken bewusst zulassen und wo Sie nicht den Drang verspüren, sogenannte negative Gedanken zu unterdrücken oder sogenannte positive Gedanken zu verstärken. Hier geht es *nicht* ums Denken, Überreden, Räsonieren, Rechtfertigen oder um Begrifflichkeiten. Auch nicht um Willensstärke. Es geht um Bewusstheit und Präsenz, um die natürliche Begabung des Geists, die es Ihnen ermöglicht, Gedanken so klar zu sehen, dass Sie keinerlei Handlungsdruck oder gar Handlungszwang verspüren (es sei denn, Sie *wollen* wirklich handeln). Diese Erfahrung ist ganz alltäglich, *normal* und doch auch außergewöhnlich – alltäglich, weil sie kaum Anstrengung erfordert, sich ganz natürlich ergibt und weil es um nichts anderes geht als um die natürliche Intelligenz Ihres Verstands. *Außergewöhnlich* ist diese Erfahrung nur deshalb, weil sie die Entscheidungen zurück in Ihre Hände legt. Es ist, als würde Ihnen eine Augenbinde abgenommen und Sie sähen die Dinge nun so klar wie nie zuvor.

Darüber hinaus erhalten Sie auf diese Weise auch noch den Raum und die Freiheit, die Sie benötigen, um die *für Sie* richtigen Entscheidungen zu treffen. Dieses neu entdeckte Gefühl der Ruhe und Klarheit wird Ihnen helfen, dorthin zu gelangen, wo Sie glücklich und zufrieden damit sind, wie Sie aussehen und sich fühlen. Statt gewohnheitsmäßig auf mit dem Essen verbundene Gedanken, Gefühle und Situationen zu reagieren, erhalten Sie Raum zum Atmen – und die Zeit, um auf neue Weise zu *reagieren* und zu sehen, was für Sie am besten ist, unbeeinflusst von den für gewöhnlich widersprüchlichen, verwirrenden und überwältigenden Emotionen. Wenn es darum geht, richtige Ernährungsentscheidungen zu treffen und ein gesundes Verhältnis zum eigenen Körper zu entwickeln, dann ist, wie Sie sich wohl denken können, der Unterschied zwischen einer instinktiven und einer umsichtigen Reaktion das, worauf es ankommt.

Eine Einführung in die Welt der Gefühle

Es verhält sich wie mit den Gedanken: Dafür, dass sie ein so zentraler Bestandteil unserer gesamten Lebenserfahrung sind, verstehen wir von unseren Gefühlen bemerkenswert wenig. Meistens sind wir nämlich so sehr in ihnen verstrickt, dass uns der notwendige Abstand fehlt, um sie klar zu erkennen. Natürlich können uns Neurowissenschaftler inzwischen sagen, was physiologisch in unserem Gehirn abläuft, wenn wir ein Gefühl erleben. Und Verhaltensforscher können sehen, wie unsere Gefühle unser Verhalten beeinflussen. All das ist hilfreich – aber verändert es die Art und Weise, wie Sie fühlen? Und, wichtiger noch, verändert es die Art und Weise, wie Sie auf Ihre Gefühlswelt *reagieren*? Auch hier ist es wie mit den Gedanken: Wir mögen die intellektuellen Argumente zu den unterschiedlichen Gefühlslagen *kennen*, aber das allein verändert noch nicht unser *Erleben* dieser Gefühle.

Zum Beispiel wissen Sie wahrscheinlich, dass Sie sich nicht über sich selbst ärgern »sollten«, wenn Sie mal wieder einen Schokoriegel zu viel gegessen haben – denn der Ärger veranlasst die Ausschüttung schädlicher Hormone im Körper und lässt den Blutdruck steigen. Aber dieses Wissen wird kaum verhindern, *dass* Sie sich ärgern. Auch wissen Sie wohl, dass Sie sich weniger gestresst fühlen würden, wenn Sie es bei Ihrer Ernährung ein wenig lockerer angehen ließen und sich weniger Sorgen machten. Doch diese Information wird Ihnen wenig helfen, wenn Sie wegen Ihres Essverhaltens vor Sorgen nicht mehr ein noch aus wissen. Die Kluft zwischen dem, was wir *theoretisch* wissen und verstehen, und unserem tatsächlichen *Erleben* der

Emotionen im Alltag kann sich oft unüberwindbar anfühlen. Achtsamkeit kann dementsprechend auch als Brücke über den Abgrund zwischen diesen beiden Arten des Wissens dienen. Sie führt zu einem authentischen Verständnis der Gefühle und zu Verhaltensänderungen, die klar zu definieren sind.

Natürlich sind emotionale Auslöser und Verhaltensmuster Teil des menschlichen Daseins. Solange wir leben, spielen sich Gefühle im Kopf ab, und wenn wir versuchen, sie zu blockieren oder »loszuwerden«, zieht das nur alle möglichen Probleme nach sich. Denn Gefühle zu *spüren* gehört zum Menschsein, es ist eine *unabdingbare* Funktion des menschlichen Lebens. Seltsamerweise ist meist nicht das Gefühl an sich das Problem, sondern eher die Art und Weise, wie wir darauf reagieren und uns dazu in Beziehung setzen. Sie ahnen es längst, der Trick besteht auch hier darin, zu lernen, wie man einen Schritt zurücktreten, das Gefühl, sobald es aufkommt, als solches identifizieren und anschließend beobachten kann, wie es sich entfaltet und über einen kommt. Danach kann man es einfach loslassen. So sieht Achtsamkeit in der Praxis aus. Sie müssen nur lernen, einen Standpunkt einzunehmen, von dem aus Sie Gefühle klar erkennen und empfinden können – einen Ort der inneren Ruhe, wo Sie nicht mehr den Drang verspüren, dieses Gefühl unterdrücken oder ihm nachgeben zu müssen. Von diesem Standpunkt der Bewusstheit aus sind Gefühle eindrucksvoll, aber nicht furchterregend; sie haben eher das Potenzial, zu verändern, als zu zerstören.

Dieses Konzept ist zwar einfach und geradlinig, aber wie Sie sich denken können, ist trotzdem ein bisschen Übung erforderlich, um sich in die Lage zu versetzen, Gefühle einfach loslassen zu können. Darum ist es ja so wichtig, regelmäßig Achtsamkeit zu praktizieren. Einer der vielen Vorteile der Übung *10-für-mich* im nächsten Kapitel liegt darin, dass Sie auf diese Weise lernen können, sich Ihrer Gefühle genauer bewusst zu werden. Die Übung zeigt Ihnen, wie Sie mit Ihren Gefühlen vertraut werden, ihnen Luft zum Atmen lassen, ihnen aber nicht zu viel Macht verleihen (ohne die Bedeutung des gefühlsauslösenden Moments zu untergraben). *10-für-mich* wird Ihnen zweifellos die besten Rahmenbedingungen dafür liefern, Ihre Gefühle gründlich kennenzulernen.

Der Vorgang

Gibt es im Leben überhaupt etwas, das *nicht* von Gefühlen beeinflusst wird? Gefühle wirken auf unsere Wahrnehmung (einschließlich unserer selbst) ein, aber auch auf die Situationen, Lebensumstände und die Umgebung, in der wir leben. Sie sind nichts Geringeres als der Filter zwischen »uns« und der »Welt« (also auch zwischen »Ihnen« und dem »Schokoriegel«). Folglich prägen und definieren Gefühle jede Erfahrung unseres Lebens. Wenn Sie je eine Sonnenbrille mit getönten Gläsern besessen haben, dann wissen Sie, dass sich, sobald Sie die Brille aufgesetzt haben, Ihre Wahrnehmung der gesamten Umgebung schlagartig verändert. Es ist, als würde jedes sichtbare Element die abgedunkelte Erscheinung Ihrer Brillengläser annehmen. Dabei hat sich an Ihrer Umgebung überhaupt nichts verändert. Geändert hat sich allein die Art und Weise, wie Sie die Dinge *sehen*.

Ganz ähnlich funktionieren auch die Gefühle. Wenn wir wütend sind, kann die Welt wie ein bedrohlicher Ort aussehen, während bestimmte Nahrungsmittel die Wirkung einer sehr tröstlichen Alternative oder einer willkommenen Ablenkung haben. In dieser besonderen Gemütsverfassung neigen wir dazu, Situationen als Hindernisse und andere Leute (auch uns selbst) als Bösewichter zu betrachten. So sieht die Welt eben aus, wenn wir sie durch die Brille des Zorns betrachten. Wenn wir uns dagegen glücklich fühlen, sieht die Welt ganz anders aus, viel positiver. Wir sehen dieselben Situationen als Chancen und dieselben Leute (vielleicht auch uns selbst) als tugendhafte Helden. So sieht die Welt eben durch die Brille des Glücksgefühls aus. Die Welt selbst hat sich kaum verändert, wohl aber unser Erleben dieser Welt, und zwar radikal.

Wie bei den Gedanken gibt es auch bei den Emotionen eine Möglichkeit der Entscheidung – und zwar in dem Augenblick, da wir zum ersten Mal merken oder darauf gestoßen werden, eine spezifische Emotion zu empfinden.

Möglichkeit A: Sich den Emotionen hingeben

»Oh, ich habe ja gar nicht gemerkt, dass ich ängstlich bin ...«

»... na ja, ist ja auch keine Überraschung ... Unglaublich, wie ich schon wieder zugenommen habe. Wie konnte das nur passieren? Ich hab doch nur Spatzenportionen gegessen ... außerdem will ich doch demnächst in den Urlaub fahren. Da passt doch kein Bikini mehr ... Da sehe ich doch nur aus wie ein fettes Schwein ... und das wird so was von peinlich sein. Wie kann ich denn jemals genug abnehmen ... vielleicht ist es ja mein Schicksal, dick und fett zu sein ... na ja, vielleicht sollte ich einfach keinen Strandurlaub mehr machen ... vielleicht sollte ich lieber Skifahren gehen ...«

Möglichkeit B: Sich den Emotionen widersetzen

»Oh, ich habe ja gar nicht gemerkt, dass ich ängstlich bin ...«

»... O nein, jetzt fühle ich mich schon wieder ängstlich. Ich hasse dieses Gefühl ... schnell an was Positives denken ... Ich habe keine Angst, ich habe keine Angst, ich habe keine Angst ... o mein Gott, ich bin immer noch ängstlich ... Wie kann ich dieses Gefühl nur loswerden? Ich hab doch gar keinen Grund, ängstlich zu sein ... Das spielt sich doch alles nur in meinem Kopf ab ... ich weiß es ... aber warum gelingt es mir nicht, dieses Gefühl loszuwerden? Verdammt, ich hasse dieses Gefühl ... wie kann ich es nur loswerden? ...«

Möglichkeit C: Achtsamkeit

»Oh, ich habe ja gar nicht gemerkt, dass ich ängstlich bin ...«

»... Das ist ja interessant ... Okay, so also fühlt sich Angst an? Wie fühlt sich das denn körperlich an? Was ist die ... he, wo ist denn die Angst geblieben?«

Wie Sie sehen, kann sich dieser Moment der offenen Möglichkeiten in verschiedene Richtungen entwickeln, je nachdem, wie aufmerksam wir sind und wie wir mit der betreffenden Gefühlslage umzugehen geneigt sind. Was viele Menschen im Hinblick auf ihre Emotionen oft überrascht, ist die Erfahrung, dass starker *Widerstand* gegen ein Gefühl innerlich genauso beunruhigend sein kann, wie dem ungewollten Gefühl nachzugeben, vielleicht sogar noch beunruhigender. Auf jeden Fall wirken Nachgeben und Widerstand wie Öl im Feuer; sie werden, das ist fast unvermeidlich, die betreffende Emotion auflodern lassen. Achtsamkeit dagegen erzeugt und fördert einen umfassenden, sachli-

166

chen Ansatz, der diesen Prozess radikal verändern kann – wie im Beispiel oben demonstriert wurde. Das unerwünschte Gefühl wird nicht sofort verschwinden, aber solange wir ihm mit einer sanften, freundlichen und neugierigen Grundeinstellung begegnen, nutzen wir die Gelegenheit, dieses Gefühl wirklich zu erkennen, statt uns verärgert darum zu sorgen, was es wohl sein *könnte*.

Wenn Sie Ihre Gefühle längere Zeit auf diese Weise beobachten, werden Sie sich aus deren Umklammerung lösen können. Sie werden diese nicht länger als erschreckend, überwältigend oder lähmend empfinden. Vielmehr bieten die Gefühle dann die Gelegenheit, das eigene Innenleben kennenzulernen und das Leben gut zu meistern. In mancherlei Hinsicht ähnelt die Entwicklung von Gefühlen der Beziehung zu unseren Gedanken. Erst wenn uns bewusst wird, wie wir fühlen, können wir auch bewusst loslassen. Wenn wir uns dagegen in ein Gefühl verstricken,»werden« wir selbst zu diesem Gefühl. Dann führt Alleinsein zum Gefühl»Ich werde einsam sein« und dieses zum Gedanken »Ich werde essen, weil ich einsam bin«. Dieser Prozess unterscheidet sich grundlegend von einer *klaren* Sicht der Emotionen aus *anderer* Perspektive und von einer vielleicht damit verbundenen *erweiterten* Perspektive, etwa: »Heutzutage sind viele Menschen allein und einsam«. Der Unterschied mag subtil erscheinen, aber der Perspektivenwechsel ist doch so grundlegend, dass er Ihr Leben auf eine Art und Weise verändern kann, die Sie nie für möglich gehalten hätten.

Die Auslöser

Die Auslöser einer Gefühlsaufwallung können so breit gefächert sein wie die Auslöser bestimmter Gedanken. In unserem Zusammenhang ist es jedoch interessanter zu betrachten, wie diese emotionalen Auslöser anschließend zu einem bestimmten Ess- und Ernährungs*verhalten* führen. Welche Ernährungsgewohnheiten haben Sie zum Beispiel, wenn Sie traurig sind? Und welche, wenn Sie wütend oder ängstlich sind? Ist Essen einfach eine Beschäftigung, wenn Sie sich langweilen? Und wie steht es mit tiefergehenden Seelenzuständen wie Einsamkeit, Schuldgefühlen oder Selbsthass, die so oft aus emotionalen Gründen Fressorgien einleiten?

Zudem können nicht nur die sogenannten negativen Emotionen als emotionale Auslöser fungieren. Nehmen Sie nur das Gefühl der Aufregung. Neigen Sie, wenn Sie aufgeregt sind, zu Übertreibungen dabei, *wie viel* Sie essen oder *was* Sie essen? Und wie ist es, wenn Sie sich einfach rundum glücklich fühlen? Kommt dann ein emotionales Signal, in der Welt sei ja alles in bester Ordnung und darum sei jetzt ein Stück Pizza oder Kuchen das dazugehörige i-Tüpfelchen?

Schauen Sie sich die folgende Liste von Gefühlen genau an und überlegen Sie, wie diese Ihre persönlichen Ernährungsgewohnheiten beeinflussen. Ermutigen sie Sie, häufiger oder seltener zu essen? Gesünder oder ungesünder? Und essen Sie am Ende mehr oder weniger? Derartige Fragen und Überlegungen sind wichtig, wenn Sie Ihre Ernährungsgewohnheiten besser verstehen wollen, und sie spielen eine entscheidende Rolle in Ihrem Zehntagesplan. Vielleicht wäre es ganz gut, wenn Sie Ihre Antworten zu jedem einzelnen Gefühl im Folgenden an den dafür vorgesehenen Stellen schriftlich festhielten. Sie können die Liste auch unter *http://www.droemer-knaur.de/ausloeser* herunterladen und ausdrucken.

1. Aufgeregt
Typische Reaktion: _____
Ich esse dann mehr oder weniger: _____

2. Deprimiert
Typische Reaktion: _____
Ich esse dann mehr oder weniger: _____

3. Ängstlich
Typische Reaktion: _____
Ich esse dann mehr oder weniger: _____

4. Glücklich
Typische Reaktion: _____
Ich esse dann mehr oder weniger: _____

5. Wütend
Typische Reaktion: _____
Ich esse dann mehr oder weniger: _____

6. Zufrieden
Typische Reaktion: _____
Ich esse dann mehr oder weniger: _____

7. Erschöpft
Typische Reaktion: _____
Ich esse dann mehr oder weniger: _____

8. Von Schuldgefühlen geplagt

Typische Reaktion: _____

Ich esse dann mehr oder weniger: _____

9. Getragen/geborgen

Typische Reaktion: _____

Ich esse dann mehr oder weniger: _____

10. Einsam

Typische Reaktion: _____

Ich esse dann mehr oder weniger: _____

Emotionale Gewohnheiten

Der Prozess, der zum gefühlsbedingten Essen führt, ist ganz normal. Wie ich schon in der Einleitung dieses Buches erläutert habe, essen in der entwickelten Welt nur wenige Menschen, die oberhalb der Armutsgrenze leben, ausschließlich, wenn und weil sie Hunger haben. Fast jeder Mensch ist für emotionale Auslöser und die Entwicklung emotionaler Verhaltensmuster empfänglich. In der Tat handelt es sich um einige der am tiefsten verwurzelten konditionierten Reaktionen des gesamten menschlichen Lebens. In einer neueren US-Studie berichteten 100 Prozent der nach dem Zufallsprinzip befragten Frauen von gelegentlichen Heißhungeranfällen, von den befragten Männern immerhin 70 Prozent. Es ist genau diese emotional bedingte Essenslust, die uns allen immer wieder so überwältigend vorkommt.

Emotional bedingtes Essen wird tatsächlich nur dann zum Problem, wenn es zur wichtigsten, regulär angewendeten Strategie für die Bewältigung von Stimmungslagen gerät. Dann kann es bewusstes Handeln sein, aber auch etwas, das Sie einfach nur machen, ohne groß darüber nachzudenken. Ob bewusst oder unbewusst, der Grund, warum ich von einem »Problem« spreche, ist einfach der, dass ungesundes Verhalten dabei herauskommt. Die Unsitte von Essorgien ist beispielsweise unter den Leuten weit verbreitet, die zum Essen aus emotionalen Gründen neigen. Man schätzt, dass mehr als zehn Prozent der Gesamtbevölkerung, männlichen wie weiblichen Geschlechts, sich regelmäßig solch unkontrollierten Essanfällen hingibt.

Als allgemeine Regel kann man formulieren: Je stärker wir zu festgefahrenen Gewohnheiten tendieren, desto eher neigen wir auch dazu, etwas bis zum Ende durchzuziehen. Allerdings muss auch hier die Kehrseite in die Betrachtung einbezogen werden. Wenn wir uns einer bestimmten Neigung heftig widersetzen, ist dieser *Widerstand* wahrscheinlich genauso mächtig wie die bekämpfte Neigung selbst. Sind Sie zum Beispiel in Ihrem Essverhalten schon einmal sehr strikt gewesen und leben Sie vielleicht sogar mit einem gewissen Selbsthass, ist es Ihnen dann möglicherweise auch schon so ergangen, dass eines Tages alles ins Gegenteil umschlug und Sie sich Unmengen von fettigem Junkfood gönnten? Die Stärke dieses Ausbruchs entsprach wahrscheinlich der Stärke Ihres Selbsthasses. Wer »Ich will nicht, ich kann nicht, ich darf nicht« sagt, kultiviert gleichzeitig das Gegenteil und spürt einen verdeckten Wunsch zu sagen: »Ich will, ich kann, ich muss«. Das sind zwei Seiten derselben Medaille. Je mehr Sie die eine Seite forcieren, desto mehr stärken Sie das Potenzial der Gegenseite. Darum reicht Willenskraft allein niemals aus, um beim Essen dauerhafte, tragfähige Verhaltensänderungen herbeizuführen.

Das zeigt sich auf vielfältige Weise besonders in der Mentalität des Jo-Jo-Diät-Anhängers oder des Diätsüchtigen: erst ganz strikt, dann total locker und schließlich wieder ganz strikt. Wie Sie sich bestimmt denken (oder aus eigener Erfahrung bezeugen) können, ist es für gewöhnlich nicht leicht, diesem Verhaltensmuster zu entkommen und damit auch den oft überwältigenden Stimmungsumschwüngen. An diesem Punkt zeigt sich die große Bedeutung der dritten Möglichkeit: weder den Gefühlen nachzugeben noch sich ihnen zu widersetzen, sondern einen Schritt zurückzutreten und aus neuer Perspektive mit wacher Bewusstheit die Gefühle klar zu erkennen.

Diese Fähigkeit kann jeder erlernen, man muss sie nur ein wenig trainieren. Seltsamerweise denken manche, wer zu sehr auf seine Gefühle höre und aus liebevollem Verständnis statt militanter Gefühlsunterdrückung agiere, der könne seine Ziele niemals erreichen. Viele von uns vertreten in der Tat hartnäckig die Überzeugung, wir müssten uns selbst dazu bringen, anders zu fühlen, und uns zu solchen Veränderungen notfalls sogar *zwingen*. Neuere wissenschaftliche Untersuchungen belegen jedoch genau das Gegenteil. An der Wake Forest University in den Vereinigten Staaten fand man jüngst heraus, dass ein betont verständnisvoller und einfühlsamer Umgang mit sich selbst das Ausmaß von Heißhunger und Frustessen tatsächlich reduzieren kann. Die Psychologen baten 84 Frauen, von denen viele gerade eine Diät machten, einen Berliner zu essen. Direkt danach sollten sie noch eine weitere Süßigkeit verzehren. Anschließend durften sie ganz mit dem Essen aufhören oder weitermachen und so viel Süßes essen, wie sie wollten. Im Versuch waren die Frauen in zwei gleich große Gruppen aufgeteilt, wobei man einer Gruppe beigebracht hatte, einfühlsamer und freundlicher mit sich selbst umzugehen, während die andere überhaupt keine Anleitung erhalten hatte.

Es stellte sich heraus, dass die Frauen, die man dazu angehalten hatte, behutsam mit sich selbst umzugehen und sich den Verzehr von Süßigkeiten bewusst zu erlauben, am Ende signifikant weniger Süßes aßen als die Frauen der anderen Gruppe. Gleichzeitig aßen jene, die sich Selbstvorwürfe machten und schon gleich zu Beginn einen Widerwillen gegen den Berliner entwickelt hatten, am Ende mehr als die anderen. Wie diese Untersuchung zeigt, führt Selbstkritik am Ende meistens dazu, negativen Essverhaltensmustern neue Nahrung zu geben, statt sie zu stoppen. Andererseits erleben wir, wenn wir entspannt mit uns selbst umgehen und darum weniger auf unsere Emotionen reagieren, auch weniger Stress. Ein solches Verhalten senkt auch die Wahrscheinlichkeit von Frustesserei.

Diese faszinierende Studie beinhaltet natürlich klare Erkenntnisse zum Thema Abnehmen – ganz zu schweigen vom Umgang mit unseren alltäglichen Gefühlszuständen. Verdrängung erhöht die Chancen, eines Tages als Verlierer dazustehen und damit die eigene mühsame Arbeit an sich selbst zunichtezumachen. Ist etwas jedoch erlaubt, so entwickeln wir ein Gefühl der Freiheit und große Freiräume, in denen wir nicht ständig den Zwang verspüren, auf jede kleine Regung oder jeden kleinen Wunsch eingehen zu müssen. Erwähnenswert ist ferner, dass sich die Personen, die sehr einfühlsam mit sich selbst umgingen, auch als widerstandsfähiger, sozial besser vernetzt und weniger anfällig für Ängste und Depressionen erwiesen.

Die Auswirkungen der Achtsamkeit auf die Gefühle

Es konnte überdies gezeigt werden, dass Achtsamkeit bei der Herbeiführung von Veränderungen in unseren Gefühlsmustern besonders wirksam ist. Nach einem 42-tägigen Achtsamkeitstraining, das sich auf Ernährungsgewohnheiten konzentrierte, sanken einer Studie zufolge die Häufigkeit »großer« Essorgien um 70 Prozent und die Häufigkeit »regelmäßiger« Essorgien um 50 Prozent. Das Empfinden von Angst und Depressionen, über das die Teilnehmer vor Beginn der Studie berichtet hatten, reduzierte sich von einem klinisch bedenklichen auf ein am Ende klinisch unbedenkliches Maß.

In einer separaten Studie der University of California fanden Forscher heraus, dass Menschen, die von Emotionen geleitet aßen, typischerweise auch damit kämpften, ihre eigenen Gefühle zu erkennen, zu regulieren und zu kontrollieren. Nach der Einführung regelmäßiger Achtsamkeitsübungen stellten die Versuchspersonen fest, dass die erlernte Technik ihnen tatsächlich dabei half, ihre widerstreitenden Gefühle zu entwirren. Die Schlussfolgerung lautete: »Wenn wir achtsam sind, lernen wir entspannter und unvoreingenommener zu essen, sind wir uns unserer Emotionen und unseres Appetits stärker bewusst, wissen wir, wann wir essen und wann wir aufhören müssen.« Das ist ein wirklich interessanter Punkt, denn sehr oft heißt es doch, Achtsamkeit sei eine Methode, die Gefühle zu »besänftigen« und emotional abzustumpfen. Nun haben Forscher jedoch herausgefunden, dass Sie sich Ihrer Gefühle durch Achtsamkeitsübungen nicht *weniger* bewusst werden, sondern dass Sie mit Ihren Gefühlen nun *viel bewusster* umgehen können. Die sachliche Betrachtung und der dementsprechende Umgang mit den Emotionen bewirkt den Unterschied. Statt sich in den eigenen Gefühlen zu *verstricken,* statt sozusagen die Gefühle zu *verkörpern,* ganz das jeweilige Gefühl zu *sein,* besteht nun die Möglichkeit, die Gefühle zu *beobachten* – ohne die Notwendigkeit, sie zu unterdrücken oder sich ihnen hinzugeben. Klingt das nicht wie eine vernünftige Art zu essen und zu leben?

Die Auswirkungen von Achtsamkeit und mentalem Training auf die geistige Verfassung

Wie schon gesagt, sind, wenn man die körperlichen Auswirkungen von Achtsamkeit und mentalem Training betrachtet, diese Ergebnisse weder Versprechen noch Garantien dafür, etwas Derartiges werde sofort geschehen. Denn jeder von uns ist verschieden. Dennoch reflektieren meine Ausführungen die Ergebnisse klinisch-wissenschaftlicher Studien, und darum besteht absolut kein Grund, warum sich dieselben positiven Auswirkungen nicht auch bei Ihnen zeigen sollten. Einige dieser Studien umfassten zwar nur einen Zeitraum von fünf Tagen oder einer Woche, aber viele liefen auch wesentlich länger, meistens über einen Zeitraum von acht Wochen. Ich liste im Folgenden meine Top Ten unter den relevanten Untersuchungsergebnissen auf, als Inspiration für Sie, nicht nur Ihren Körper, sondern auch Ihren Kopf zu trainieren, um Ihr Idealgewicht, Ihre Idealgröße und Ihre Idealgestalt zu entdecken – oder wiederzuentdecken.

1. Mentales Training reduziert Heißhunger und vermindert den Drang zum Frustessen, wobei die Reaktivität in dem Teil des Gehirns, der mit Zwangshandlungen befasst ist, *reduziert* wird, während sich die Aktivität in der Hirnregion, die mit Selbstkontrolle zu tun hat, *verstärkt*.
2. Mentales Training reduziert die Neigung, die Gedanken umherschweifen zu lassen, was beim Essen oft zu »unbewussten Entscheidungen« führt. Wenn Sie jedoch aufs Essen konzentriert sind, werden Ihnen die Essentscheidungen, die Sie treffen, wahrscheinlich bewusst werden.
3. Mentales Training reduziert die *Intensität* der Gefühle. Wenn Ihnen zum Beispiel ein »Verlangen« bewusst wird und Sie dieses anerkennen, beruhigt sich auch Ihr Kopf, und damit wird es weniger wahrscheinlich, dass Sie diesem Gefühl nachgeben.
4. Mentales Training reduziert die Häufigkeit eines auf verfestigten Ernährungsgewohnheiten basierenden Verhaltens signifikant, denn es konnte gezeigt werden, dass Achtsamkeit dazu beiträgt, die neuronalen Bahnen, die diesen Gewohnheitsmustern physisch zugrunde liegen, neu zu vernetzen.
5. Mentales Training kann die Qualität Ihres Schlafs verbessern und Schlaflosigkeit entgegenwirken, indem es die bis zum Einschlafen benötigte Zeit halbiert. Da gesunder Schlaf so eng mit der Vermeidung von Fettleibigkeit verbunden ist, ist das eine unglaublich wichtige Erkenntnis.
6. Mentales Training baut Angstgefühle ab (im Hinblick auf das Essen, den Körper und alles andere). In etlichen Studien konnte sogar das signifikante Sinken des Angst-

niveaus demonstriert werden. Klingt das nicht vielversprechend?

7. Mentales Training reduziert die Neigung zur Sucht und zum Suchtverhalten. Es konnte sogar gezeigt werden, dass Achtsamkeit bei Menschen, die das Rauchen aufgeben wollten, wirksamer half als alle anderen US-Behandlungsprogramme ohne Medikamenteneinsatz.

8. Mentales Training sorgt dafür, dass Depressionsschübe seltener werden (bei Menschen, die schon drei oder mehr Depressionsphasen durchlitten hatten), und man hat ermittelt, dass die Methode in diesem Fall genauso wirksam ist wie Antidepressiva.

9. Mentales Training sorgt dafür, dass Sie sich Ihrer Gedanken stärker bewusst sind und Sie Ihre Gefühle intensiv und verständnisvoll ausleben können. Das heißt auch, dass Sie die für Sie richtigen Essentscheidungen ausgewogen treffen können.

10. Mentales Training befördert Glücksgefühle, Wohlbefinden und Optimismus. Die Bedeutung dieser Aspekte für ein gesundes Leben kann kaum überschätzt werden. Und so können Sie auch einen praktikablen Essensplan mit Freuden durchhalten.

Headspace-Übung: Vorlieben und Abneigungen verstehen

Haben Sie sich je gefragt, warum Sie bestimmte Speisen gerne mögen, andere dagegen überhaupt nicht? Erstellen Sie bitte jetzt gleich eine Liste mit den drei Gerichten, die Sie am liebsten mögen, und den drei Gerichten, die Sie absolut nicht mögen. Was haben die drei Speisen, die Sie nicht mögen, an sich? Stört Sie der Geschmack, die Beschaffenheit, der Geruch, das Essgeräusch oder das Aussehen? Schreiben Sie, wenn Ihnen das leichter fällt, die Gründe einfach auf. Vielleicht hat es auch gar nichts mit einem der genannten Faktoren zu tun. Vielleicht hat man Ihnen einfach nur gesagt, diese Speise sei nicht gut für Sie, da ungesund. Vielleicht besteht auch eine negative Assoziation zwischen dem Gericht und irgendeiner Zeit oder irgendeinem Ort in Ihrem Leben – vielleicht auch einer bestimmten Person in Ihrem Leben. Dasselbe gilt natürlich sinngemäß auch für all jene Gerichte, von denen Sie überhaupt nicht genug bekommen können. Ob es nun an Sinneseindrücken oder an wie auch immer gearteten Assoziationen liegt, immer gibt es gute Gründe für Ihre Vorlieben und Abneigungen.

Wenn Sie Achtsamkeit nachdrücklich und mit Ausdauer üben, dann enthält die Erkundung dieser Vorlieben und Abneigungen etwas fundamental Nützliches. Das heißt nicht, dass Sie jetzt Ihre Vergangenheit analysieren oder sich in eine Therapie begeben sollten, sondern nur, dass Sie neugierig und aufmerksam Ihre Vorlieben und Abneigungen beim Essen und Ihren Ernährungsgewohnheiten registrieren sollten. Sie ahnen wahrscheinlich schon, wohin die Reise geht, und so kann ich Ihnen für die Entwicklung eines neuen Verhältnisses zum Essen und zu Ihrem Körper die beiden folgenden Übungen nur wärmstens empfehlen. Bedenken Sie, es geht hier um etwas, das nur Sie selbst betrifft. Darum gibt es auch keinen Grund, etwas zu essen, wogegen Sie eine leidenschaftliche Abneigung empfinden (und essen Sie bitte auch nichts, wogegen Sie allergisch sind). Ebenso wenig rate ich Ihnen, das, was Sie besonders gern mögen, nun in Unmengen in sich hineinzustopfen.

Übung 1: Speisen, die Sie gerne mögen

1. Nehmen Sie etwas, was Sie wirklich gerne essen, und setzen Sie sich damit an einen Tisch.

2. Was fällt Ihnen zuerst auf, wenn Sie diese Speise anschauen? Was spricht Sie besonders an? Ganz gleich, was es ist, untersuchen Sie bitte auch alle folgenden Punkte, aber behalten Sie im Gedächtnis, was Ihnen sofort aufgefallen ist.

3. Ist es das *Aussehen?* Wenn ja, was finden Sie daran besonders attraktiv? Ist es die Verpackung, die Farbe der Speise, deren Gestalt oder das Design? Nehmen Sie Ihre Lieblingsspeise in die Hand und betrachten Sie sie ganz genau.

4. Ist es der *Geruch?* Wenn ja, was finden Sie daran besonders anziehend? Die Süße, die Würzigkeit oder die Salzigkeit? Nehmen Sie Ihre Leibspeise noch mal zur Hand, riechen Sie daran und versuchen Sie zu verstehen, was es ist, das Ihnen so sehr gefällt.

5. Ist es die *Beschaffenheit?* Wenn ja, was finden Sie daran so reizvoll? Ist es die Art, wie sich die Speise anfühlt, oder ihre Temperatur? Was spricht Sie besonders an, wenn die Speise vor Ihnen steht? Ist es vielleicht auch die Erinnerung, wie sie sich in Ihrem Mund anfühlt? Vielleicht ein Knuspergefühl, das Sie lieben, oder ein Gefühl sanfter Cremigkeit?

6. Ist es das damit verbundene *Geräusch?* Wenn ja, was finden Sie daran besonders attraktiv? Das Rascheln der Verpackung? Das Knacken, wenn Sie etwas in zwei Hälften brechen? Oder das Geräusch, wenn das Essen gerade vom Herd gekommen ist und noch vor sich hin brutzelt?

7. Ist es der *Geschmack?* Natürlich, auf diese Rubrik haben Sie doch schon die ganze Zeit gewartet. Wenn es also

der Geschmack ist, warum empfinden Sie diesen als so gut? Die Süße, das Salzige, die Würze oder einfach ein bestimmtes hervorstechendes Aroma? Nehmen Sie sich viel Zeit, um das Essen zu schmecken, behalten Sie es lange im Mund und versuchen Sie zu verstehen, warum Sie es so sehr lieben, wie Sie es tun.

8. Ist es die *emotionale Verbindung* mit dem Essen? Woher rührt diese? Erinnert sie Sie an warme Mahlzeiten in der Familie, wenn alle um einen großen Tisch saßen? Oder an einsame Zeiten, vielleicht wenn Sie im Ausland unterwegs waren? Vielleicht erinnert diese Speise Sie ja auch an eine besondere Person oder eine besondere Zeit in Ihrem Leben. Machen Sie sich klar, welche Gefühle das intensive Verlangen nach dieser Speise erklären könnten.

9. Sind es die *Gedanken*? Beruhigt sich Ihr Kopf, wenn Sie sich entspannt dem Essen widmen? Empfinden Sie es als vernünftig und gesund, wenn Sie sich intensiv auf den Geschmack konzentrieren und die Aromen genießen? Was spielt sich in Ihrem Kopf ab, wenn Sie sich hinsetzen, um diese Speise zu sich zu nehmen?

10. Oder ist es die *körperliche Empfindung* beim Essen? Empfinden Sie nach dem Essen eine angenehme Schwere und Schläfrigkeit, oder fühlen Sie sich erregbar und aktiv? Haben Sie am Ende das Gefühl von Schlankheit, Straffheit oder angenehmer Fülle? Wie dem auch sei, nehmen Sie sich bitte die Zeit, darauf zu achten, warum Sie die Speisen und Köstlichkeiten lieben, die Sie lieben, und woher das Verlangen, sie zu konsumieren, rührt. Und wenn Sie sich dem Essen auf diese Weise widmen, dann nehmen Sie sich bitte auch die Zeit, darauf zu achten, ob Sie mit Ihren Lieblingsspeisen weiterhin emotional so verbunden sind wie bisher.

Übung 2: Speisen, die Sie überhaupt nicht mögen

1. Nehmen Sie etwas, was Sie wirklich nicht gerne essen, und setzen Sie sich damit an einen Tisch.

2. Was fällt Ihnen als Erstes auf, wenn Sie diese Speise anschauen? Was erregt Ihre Abneigung besonders? Ganz gleich, was es ist, untersuchen Sie bitte auch die folgenden Punkte, aber behalten Sie im Gedächtnis, was Ihnen zu Beginn aufgefallen ist.

3. Ist es das *Aussehen?* Wenn ja, was finden Sie daran besonders abstoßend? Ist es die Farbe, die Gestalt oder die Ähnlichkeit mit etwas anderem? Nehmen Sie die Speise in die Hand und betrachten Sie ganz genau, wie sie wirklich ist – unabhängig von dem Eindruck, den Sie bisher von dieser Speise hatten.

4. Ist es der *Geruch?* Wenn ja, was finden Sie daran besonders eklig? Dass er so durchdringend ist, wie er in den Rachen eindringt, vielleicht auch, wie er anschließend noch in der Luft hängt? Nehmen Sie die Speise nochmals zur Hand, riechen Sie daran und versuchen Sie zu verstehen, was Ihnen an diesem Geruch so sehr missfällt.

5. Ist es die *Beschaffenheit?* Wenn ja, was finden Sie daran besonders abstoßend? Die raue Oberfläche, die glatte Oberfläche, die Art, wie sich die Speise in Ihrer Hand anfühlt, oder die Art, wie sie sich im Mund anfühlt? Oder ist es einfach die Erinnerung an eine Empfindung, als Sie die Speise schon einmal gegessen haben?

6. Ist es das damit verbundene *Geräusch?* Wenn ja, was finden Sie daran besonders unangenehm? Das Geräusch bei der Berührung mit einem Messer? Ein Quietschgeräusch beim Kauen oder schlürfende Geräusche beim Saugen?

7. Ist es der *Geschmack?* Was führt dazu, dass Sie sich vor Abscheu schütteln? Eine unangenehme Süße, ein Über-

maß an Bitterstoffen, Salz oder Würze? Versuchen Sie bitte, selbst wenn Sie sich von dem Essen abgestoßen fühlen, es wenigstens in den Mund zu nehmen und die Aromen zu erkunden. Was kann Ihnen da schlimmstenfalls passieren?

8. Ist es die *emotionale Verbindung* mit dem Essen? Woher rührt sie? Führt sie Sie zurück in schwierige Situationen mit Freunden oder in der Familie? Erinnert sie Sie an eine besondere Zeit in Ihrem Leben, die schwer für Sie war oder die Sie sich jetzt händeringend zurückwünschen? Machen Sie sich klar, welche Gefühle im Spiel sind, wenn Sie versuchen, die Speise zu essen.

9. Sind es die *Gedanken*? Wird Ihr Kopf plötzlich sehr aktiv, verursacht er jede Menge Unruhe und Aufregung? Oder empfinden Sie letztlich Schuldgefühle, Frustration oder Depression? Kurz, was spielt sich in Ihrem Kopf ab, wenn Sie sich hinsetzen, um diese Speise zu sich zu nehmen?

10. Oder ist es die *körperliche Empfindung* beim Essen mitsamt den Nachwirkungen? Fühlen Sie sich nach dem Essen abgeschlafft, vielleicht sogar ängstlich und unruhig oder regelrecht aufgedreht, mit zittrigen Händen? Haben Sie am Ende das Gefühl, fett, aufgedunsen oder aus dem Leim gegangen zu sein? Wie dem auch sei, nehmen Sie sich bitte die Zeit, darauf zu achten, warum Sie die Speisen verabscheuen, vor denen Sie sich ekeln, und woher dieser Widerwille rührt. Haben Sie aus dieser neuen Perspektive immer noch so eine Aversion und verspüren Sie Unbehagen gegenüber dieser Speise?

Nun, wie war's? Haben Sie durch eine dieser Übungen oder gar durch beide etwas Neues über Ihre Ernährungsgewohnheiten herausgefunden? Es ist wirklich wichtig, sich daran zu erinnern, dass Achtsamkeit eine Haltung der

Offenheit, Ehrlichkeit, Neugier und Erkundungsfreude ist. Wenn wir mit dieser Einstellung an unsere Ernährungsgewohnheiten herangehen, werden wir nicht nur entdecken, warum wir so essen, wie wir essen, sondern wir werden unsere Art zu essen auch grundlegend verändern, vielleicht im Laufe dieses Prozesses auch zu anderen Lebensmitteln wechseln. Sehr oft projizieren wir ja irgendeine »Idee« auf unser Esserlebnis, statt einfach den Augenblick auf uns wirken zu lassen, wie er ist, und das Essen zu genießen. Wenn wir von dieser Neigung abgehen, dann – und nur dann – finden Veränderungen statt. Seien Sie also mutig bei Ihren Essentscheidungen und bemühen Sie sich, wenn möglich, um ein offenes, unternehmungslustiges Verhältnis zum Essen.

7.
Die Headspace-Achtsamkeitstechnik 10-für-mich

Einleitung

D ie herausragende Bedeutung dieses Kapitels kann gar nicht oft genug betont werden. Denn ganz gleich, ob sich die medizinische Forschung dem Gewichtsverlust, dem Selbstwertgefühl, Herzerkrankungen, dem Cholesterinspiegel oder dem Blutdruck widmete, jede klinische Untersuchung unter Einbeziehung von Achtsamkeitstechniken enthielt als zentrales Element das tägliche Praktizieren von Achtsamkeit. In vielen Untersuchungen waren Achtsamkeitsübungen sogar der *einzige* Bestandteil. Normalerweise werden die Teilnehmer ermutigt, die Zeitspanne, die sie solchen Übungen täglich widmen, auszubauen und den Grundgedanken anschließend auch konsequent in ihren Alltag einzubeziehen. Am Anfang steht fast immer eine kurze, überschaubare Übungsperiode wie die in diesem Kapitel vorgestellte.

Trotz der vielen positiven Ergebnisse, die weltweit in renommierten medizinischen Fachzeitschriften veröffentlicht wurden, bleibt es vielen Menschen ein Rätsel, wie geistige Konzentration derart tiefgreifende Auswirkungen auf den menschlichen Körper haben kann. Doch die wissenschaftlichen Ergebnisse sind jedermann frei zugänglich. Und je öfter Sie diese Übung machen, desto klarer wird diese Verbindung von Körper und Geist auch Ihnen werden.

Wie jede andere Fähigkeit verlangt auch das Erlernen geistiger Präsenz viel Übung. Man *kann* Achtsamkeit erlernen, während man eine Straße entlanggeht oder mit Freunden redet, auch beim Essen oder sogar wenn man an einem Fallschirm hängend auf die Erde zuschießt, aber natürlich fällt es viel leichter, wenn Sie ruhig und ohne Ablenkungen dasitzen. Jede Fertigkeit im Leben erfordert eine gewisse Konzentration, besonders wenn man lernt, wie es richtig geht, und die Ergebnisse werden immer dann besser sein, wenn Sie sich Ihrer Aufgabe konzentriert und vollständig widmen. Da bildet Achtsamkeit keine Ausnahme. Nicht zuletzt deshalb erhält die einfache Übungstechnik *10-für-mich* in diesem Buch ein eigenes Kapitel.

Darin ist vom Essen allerdings kaum die Rede. Trotzdem sollten Sie der Versuchung widerstehen, dieses Kapitel zu überschlagen. Denn damit würden Sie nicht nur die Resultate Ihres ganz persönlichen Zehntagesplans für eine neue Art zu essen aufs Spiel setzen – eines Plans, der hoffentlich fortan auch Ihr *ganzes* Leben bestimmen wird –, sondern Sie würden auch gegen alle wissenschaftlichen Erkenntnisse zum Thema Achtsamkeit verstoßen: Wer nämlich regelmäßig Achtsamkeit übt, bei dem zeigen sich erwiesenermaßen tiefgreifende Auswirkungen auf die körperliche, emotionale und mentale Gesundheit. Auf diese Übung können Sie jeden Tag zurückkommen. Sie vermittelt Ihnen Geborgenheit, weil sie es Ihnen ermöglicht, Platz im Kopf zu schaffen und eine neue Perspektive zu gewinnen. Sie können diese Übung überallhin mit sich nehmen, was Ihre

Ausübung von Achtsamkeit nur verstärken wird. Am wichtigsten aber ist, dass diese Übung Ihnen zu einer Stabilität verhilft, was Ihr Bewusstsein und Ihre Emotionen betrifft, die eine Voraussetzung dafür ist, wieder in Form zu kommen und auch dauerhaft in Form zu bleiben.

Es ist ganz hilfreich, *10-für-mich* als Lupe zur Betrachtung Ihres Geistes zu betrachten. Eine gruselige Vorstellung, ich weiß, aber trotzdem sehr nützlich, wenn Sie verstehen müssen, was sich in Ihrem Kopf abspielt. Die meiste Zeit sind wir ja so sehr mit allem Möglichen beschäftigt – wir handeln und denken zugleich über vieles andere nach –, dass wir wirklich keine Ahnung haben, was im Augenblick gerade abläuft. Es ist, als seien wir diesem Moment so nahe, so sehr darin gefangen, dass wir ihn gar nicht mehr schätzen und als das verstehen können, was er eigentlich ist. Wenn wir dagegen mal eine kurze Pause einlegen, um unserem Geist mit etwas mehr Abstand zu begegnen, so beginnen wir, Gedanken und Gefühle wesentlich detaillierter wahrzunehmen – nämlich so, wie sie sich in der Gegenwart gerade darstellen. Für viele Menschen ist das eine umwälzende Erfahrung. Sie fühlen sich dann nicht mehr so von ihren Gedanken (über das Essen, ihren Körper oder über anderes) überwältigt. Außerdem lassen sie sich dann nicht mehr so von Gefühlen des Verlangens, der Angst, der Schuld oder von anderen widersprüchlichen Emotionen hinreißen. *10-für-mich* gibt Ihnen die Möglichkeit, einen Schritt zurückzutreten und das Gesamtbild zu würdigen.

Interessant ist nun aber, dass auch die Gedanken und Gefühle, die sich nicht ständig ums Essen, ums Selbstwertgefühl oder um das Erscheinungsbild des Körpers drehen, für das Verständnis dieser Dinge durchaus relevant sind.

Denn unser Leben ist letztlich, sosehr wir auch dazu neigen, jeden Aspekt unseres Lebens singulär zu betrachten und in Schubladen einzuordnen, insgesamt eine Einheit, und das gilt auch für unseren Geist. Ein ängstlicher Geist ist eben ein ängstlicher Geist, und je mehr Sie diese Angst im Zusammenhang mit dem Essen oder Ihrem körperlichen Erscheinungsbild erleben, desto mehr und desto häufiger wird sich diese Angst auch in anderen Lebensbereichen bemerkbar machen und Sie bremsen – sei es in Ihren Beziehungen, Ihren Freundschaften, am Arbeitsplatz oder im geselligen Leben. Dasselbe gilt auch für einen überaktiven, rastlosen, von Schuldgefühlen geplagten, traurigen oder süchtigen Geist. Wir erleben solche Emotionen nicht isoliert. Und solange wir diese Gefühle in Schach halten wollen, wird es in unserem Kopf stets Spannungen oder Konflikte geben. Denn selbst wenn sich diese Gefühle gerade nicht bemerkbar machen, wird immer eine unterschwellige Angst da sein, dass sie sich jederzeit wieder rühren könnten. Das mag zunächst reichlich theoretisch klingen, aber nach einer mehrwöchigen praktischen Vertrautheit mit Achtsamkeit werden Sie ganz anders darüber denken. Dann werden Sie verstehen, was ich meine.

10-für-mich bietet auch Gelegenheit, Ihren Geist in seiner ganzen Schönheit und Größe zu sehen. So können Sie die Denkmuster erkennen, die Ihr Essverhalten beherrschen, die Gefühle verstehen, welche Ihr Verhältnis zum eigenen Körperbild leiten, und durch dieses Verständnis ein Gefühl von Gelassenheit und grundlegender Zufriedenheit entwickeln, das nur sehr wenige Menschen jemals haben. Ja, und damit auch das nicht verschwiegen wird: Die wissenschaftlichen Untersuchungen zur Achtsamkeit haben ergeben, dass Sie, wenn Sie regelmäßig dabei bleiben, höchstwahrscheinlich eine beträchtliche Steigerung Ihres allgemeinen Wohlbefindens erleben werden. Ich hoffe, das macht Ihnen nichts aus!

Ehe die Übung nun endlich beginnt, muss ich noch eine letzte wichtige Information loswerden: Am meisten werden Sie von dieser Technik profitieren, wenn Sie sie in einem möglichst umfassenden Rahmen sehen. Traditionell wird sie in drei Teilen gelehrt. Ich bin zwar kein Freund von Tradition um der Tradition willen, aber in diesem Fall habe ich bei vielen Menschen festgestellt, dass man wirklich viel mehr davon hat, wenn man sich an diese bewährte Formel hält. Darum nun ein paar Worte zu den drei Teilen der Übung: Herangehensweise, praktische Übung und Integration in den eigenen Alltag.

Herangehensweise

Wie Sie an die Achtsamkeitstechnik herangehen und sich zu den Inhalten Ihres Geistes in Beziehung setzen, das ist auch bestimmend dafür, wie Sie Achtsamkeit und den entstehenden Freiraum im Kopf erleben. Wenn Sie alles richtig machen, wird alles wie von selbst funktionieren; wenn Sie falsch herangehen, kann das Ganze schnell zum richtigen Kampf werden. Es ist schwierig, am Anfang von etwas anderem auszugehen als von perfekten Resultaten – so sind wir heute anscheinend alle programmiert. Fakt ist jedoch: Diese Übung erfordert zunächst ein wenig Praxis. Das ist beim Erlernen neuer Fertigkeiten niemals anders. Machen Sie sich also gleich mit dem Gedanken vertraut, dass Ihre Gedanken nicht auf Anhieb aufhören werden, unkonzentriert umherzuschwirren, nur weil Sie das gern hätten – der

Sinn dieser Übung besteht ohnehin nicht darin. Es geht vielmehr darum, eine neue Art von Beziehung zu Ihren Gedanken und Gefühlen zu entwickeln, damit Sie am Ende ruhiger, klarer und glücklicher leben können – eine Beziehung, die es Ihnen ermöglicht, grundlegende Veränderungen in Ihrem Essverhalten herbeizuführen, aber auch in Ihrem Verhältnis zum eigenen Körper. Verabschieden Sie sich am besten gleich von der Erwartung, Sie könnten und sollten versuchen, Ihren Kopf auf Anhieb klar zu bekommen oder dem Gedankenkarussell umgehend ein Ende zu setzen.

Neben unrealistischen Erwartungen ist das größte Hindernis für die meisten Menschen, dass sie sich zu sehr abmühen und alles erzwingen wollen. Irgendwie sind die meisten von uns so programmiert, zu denken: Je mehr wir uns bemühen, desto besser die Resultate. Hier liegen die Dinge aber anders. Wenn Sie die erstrebte Ruhe und Klarheit erreichen wollen, geht es weniger um konkretes Handeln als ums abwartende Nichtstun. Beruhigen Sie sich also und nehmen Sie zur Kenntnis, dass dies der einzige Bereich Ihres Lebens ist, in dem Sie sich nicht wahnsinnig anstrengen müssen, um die erwünschten Ergebnisse zu erzielen. Überanstrengung kann sogar kontraproduktiv sein. Stellen Sie sich doch einmal vor, wie Sie sich zurücklehnen und Ihren Geist einfach nur beobachten, ohne etwas Nennenswertes tun zu müssen – klingt das nicht verlockend?

Alles, was Sie brauchen, um diese Art Ruhe und Freiraum im Kopf zu finden, steht in diesem Buch. Vielleicht möchten Sie aber zusätzlich auch die Website www.getsomehead-space.com/books/theheadspacediet besuchen, wo Sie brillante Animationen finden, die Ihnen zu einem besseren Verständnis verhelfen können. Vielleicht können Sie auch darüber schmunzeln. Für all die indes, die keinen Zugang zum Internet haben oder mit Technik absolut nichts zu tun haben wollen, biete ich hier einen kleinen Vorgeschmack auf das, was Sie in diesen Animationen sehen können.

Was im Kopf vor sich geht

Haben Sie je versucht, einen Stein in ganz stilles, klares Wasser zu werfen? Dann wird Ihnen aufgefallen sein, dass der Stein, sobald er das Wasser berührt, auf der Oberfläche kleine Wellen erzeugt. Je mehr Steine Sie ins Wasser werfen, desto mehr Wellen entstehen. Und wenn Sie immer weiter Steine ins Wasser werfen, wird die Wasseroberfläche irgendwann so aufgewühlt sein, dass nicht nur die ruhige Stille dahin ist, sondern auch die Klarheit des Wassers; dann können Sie nicht mehr ins tiefe Wasser hineinsehen. Ganz ähnlich ist es in vielerlei Hinsicht mit Ihrem Kopf: Jeder neue Gedanke birgt das Potenzial, störende Unruhe in Ihren Körper und Ihren Kopf zu bringen. Das muss nicht so sein, aber für die meisten fühlt es sich so an – bevor sie die Übung *10-für-mich* erlernt haben.

Sobald Sie sich jedoch jeden Tag für kurze Zeit zurückziehen und ruhig hinsetzen, wird sich meist auch die Wasseroberfläche beruhigen und glätten. Und dann gewinnen Sie mehr Klarheit. Sie können wieder in die Tiefe schauen, um zu sehen, was sich dort befindet. Das ist vielleicht nicht gerade das, was Sie gerne sehen würden oder was Sie zu sehen erwarten, aber Sie müssen in der Lage sein, diese Dinge zu sehen, damit Sie sie loslassen können. Und wenn Sie loslassen können, fühlt sich das Leben wieder etwas leichter an. Das ist die Dynamik von Stille und Klarheit, die Sie entdecken werden, wenn Sie sich hinsetzen und jeden Tag die Übung *10-für-mich* praktizieren.

Erwartungen

Eine weitere Dynamik, die sich bei *10-für-mich* zeigt, ist die Bewegung der Gedanken, verbunden mit der Versuchung, alles kontrollieren zu wollen. Stellen Sie sich einen Augenblick lang vor, Sie säßen am Rande einer sehr belebten Straße. Bevor Sie gelernt haben, *10-für-mich* oder irgendeine andere Achtsamkeitsübung zu praktizieren, ist das, glaube ich, ein wenig so, als säßen Sie mit verbundenen Augen im Gras am Straßenrand. Natürlich hören Sie all die Hintergrundgeräusche, hören die Autos vorbeizischen, aber Sie können nicht wirklich klar sehen, was Sie daran so beunruhigt. Wenn Sie nun aber dasitzen, um Freiraum im Kopf zu gewinnen, ist das ungefähr so, als würden Sie die Augenbinde abnehmen. Plötzlich sehen Sie die Gedanken und Gefühle im Kopf wesentlich klarer. Sie gewinnen ein Verständnis dafür, wie und warum Sie sich so fühlen, wie Sie sich gerade fühlen.

Die naheliegende Versuchung entspricht dann oft dem Impuls, auf die Straße rennen und den Verkehr regeln zu wollen. Auch die Jagd nach angenehmen Gedanken (schicken Autos) und der Versuch, alle unangenehmen Gedanken (die großen dreckigen Lastwagen) zum Schweigen zu bringen, gehören ins Bild. Doch so zu leben ist sehr aufreibend und stellt keinen vernünftigen Umgang mit dem eigenen Kopf dar. Darum erfordert *10-für-mich* einen etwas anderen Ansatz. Sie sollten einfach am Straßenrand sitzen bleiben, sich vom Verkehrsfluss nicht stören lassen, ihn einfach kommen und gehen lassen. Und das Komische ist, wenn Sie das so machen, wenn Sie also nicht mehr versuchen, die Abläufe in Ihrem Kopf zu kontrollieren – wie wir alle das ja meist tun –, dann werden Sie in der Regel erleben, dass das Verkehrsaufkommen auf der Straße allmählich *nachlässt* und der Abstand zwischen den einzelnen Fahrzeugen *größer* wird. Das also ist der Ort der Ruhe und Klarheit, an dem man sich so geborgen fühlt. Sie sehen, der Ansatz zur Schaffung von Freiraum im Kopf hat *weniger* mit Kontrolle und *mehr* mit dem Blickwinkel zu tun.

Anstrengungen

Wie schon gesagt, ist, wenn Sie eine neue Übung erlernen, die Versuchung groß, sehr viel Mühe zu investieren und sich übermäßig zu konzentrieren, weil man meint, Resultate ließen sich, je mehr man sich anstrenge, desto schneller erzielen, vielleicht auch bessere Resultate. Wenn man mit Hilfe von *10-für-mich* den Kopf frei bekommen will, liegen die Dinge jedoch ein wenig anders. Ich denke, dass es eher wie im Schlaf gehen muss. Ich weiß nicht, ob Sie das Gefühl kennen, im Bett zu liegen, nicht einschlafen zu können und dann, je mehr Sie sich ums Einschlafen bemühen, immer wacher werden. Den Schlaf kann man nicht erzwingen, oder? Und genauso ist es, wenn Sie Ihren Kopf frei bekommen wollen. Sie können es nicht *erzwingen*, weil man einen Zustand der Entspannung und Ruhe einfach nicht erzwingen kann. Es ist etwas, das sich nur natürlich und allmählich ergibt, nach eigenen Gesetzmäßigkeiten.

Eine der besten Metaphern für diesen Sachverhalt, die ich kenne, ist die Zähmung eines wilden Pferds. Wenn ein Wildpferd gezähmt wird, wird es nicht zu Boden gezwungen, sondern an einem sehr langen Zügel ausgeführt und auf einem großen, offenen, weiten Feld angebunden. Das Pferd läuft herum, weil es meint, alle Freiheit der Welt zu haben, aber dann wird die Leine ganz allmählich immer kürzer gefasst. Das Pferd passt sich dieser Gegebenheit langsam an, bis es zu einem natürlichen Ort der Ruhe gelangt ist. Bei *10-für-mich* versuchen wir, auch mit unserem Geist so umzugehen: Wir müssen ihn nicht niederringen oder messerscharf fokussieren, sondern ihm genügend Auslauf lassen und ihn mit Hilfe der vorgegebenen Achtsamkeitsübungen zu einem Ort der inneren Ruhe geleiten.

Blauer Himmel

Diese besondere Metapher ist wahrscheinlich mein Favorit, und wenn Sie sich diese ins Gedächtnis rufen, während Sie täglich *10-für-mich* praktizieren, können Sie gar nicht allzu weit vom Weg abkommen. Nehmen Sie sich bitte kurz die Zeit, sich vorzustellen, wie es wäre, von einem klaren, blauen Himmel zu träumen. Ich denke, es wäre richtig schön. Und wie ist es nun, wenn Sie sich einen sehr dunklen, stürmischen, wolkigen Himmel vorstellen? Den meisten wird diese Vorstellung nicht besonders angenehm sein. Entscheidend ist jedoch, dass selbst an einem so düsteren Tag der blaue Himmel weiter vorhanden ist. Wenn Sie in ein Flugzeug steigen und durch die Wolkendecke stoßen, ist der Himmel nämlich wieder blau. Wir haben es nur vergessen. Weil wir so auf die Wolken fixiert waren, haben wir ganz vergessen, dass der Himmel über den Wolken noch immer blau ist.

Das ist eine wunderbare Analogie zum Geist. Die Versuchung ist ja groß, dazusitzen und zu *versuchen,* sich zu entspannen, zu *versuchen,* ein Gefühl der Ruhe, Klarheit oder Freiheit im Kopf zu bekommen. Aber die Versuche sind in Wirklichkeit das *Gegenteil* von Entspannung, und so überrascht es nicht, dass dieser Ansatz meist nicht sonderlich gut funktioniert. Statt zu *versuchen,* sich selbst einen blauen Himmel, einen Zustand des Glücks und der Ruhe, zu verschaffen, sollten Sie – bildlich gesprochen – lieber einen

Liegestuhl im Garten aufstellen, sich entspannt zurücklehnen und darauf warten, dass die Wolken wegziehen und den Blick auf den blauen Himmel freigeben.

Praktische Übung

Es folgt die praktische Anwendung der Instruktionen: Sie setzen sich hin und üben, ohne sich ablenken zu lassen, hilfreiche Achtsamkeitstechniken. Sie führen Achtsamkeit in Ihr Essverhalten ein und wenden diese vielleicht auch in anderen Bereichen Ihres Lebens an, aber vor allem ist dies der Teil, in dem Sie sich ernsthaft damit vertraut machen, was es heißt, im Hier und Jetzt zu leben. Das macht es Ihnen viel leichter, sich auch jedem anderen Augenblick des Tages ernsthaft zu widmen. Die Übung wird im Folgenden erläutert, aber vielleicht wollen Sie lieber unsere Website besuchen, wo ich Ihnen die verschiedenen Schritte im Gespräch erläutere. Und wenn es Ihnen nicht behagt, bei dieser Übung am Computer zu sitzen, dann können Sie auch unsere App fürs Handy herunterladen: *Headspace (on-the-go).* So können Sie meinen Erläuterungen überall zuhören und sie sogar in den Urlaub mitnehmen. Selbstverständlich ist *10-für-mich* online und als App kostenfrei zugänglich. Wenn Sie jedoch die jetzt folgenden Instruktionen lieber lesen wollen, wird natürlich auch dort im Detail alles, was Sie wissen müssen, erklärt.

10-für-mich

Nachdem Sie nun wissen, wie Sie am besten an die Übung herangehen, und auch das Potenzial, wie sich diese Übung in den Alltag integrieren lässt, verstanden haben, geht es nun endlich an die Praxis. Ich habe die Übung für Sie in zehn leichte Einzelschritte gegliedert. Wenn Sie diese Übung direkt nach dem Buch machen, benötigen Sie vielleicht ein paar Tage, um sich an all die unterschiedlichen Schritte zu erinnern. Sollten Sie also merken, dass Sie zwischendrin mal die Augen öffnen müssen, um nachzusehen, wo Sie gerade stehen, dann macht das überhaupt nichts. Und wie gesagt, Sie können sich im Internet auch eine kostenlose Audio-Fassung anhören, in der ich Sie persönlich durch die Übung geleite.

1. Schritt: Lassen Sie sich nieder ...
Suchen Sie sich ein ruhiges Plätzchen zum Entspannen.
Setzen Sie sich bequem auf einen Stuhl und legen Sie die Hände in den Schoß oder auf die Knie. Versuchen Sie, den Rücken gerade zu halten, aber ohne besondere Anstrengung. Oft hilft es, wenn Sie auf der Stuhlkante sitzen. Entspannen Sie Ihren Nacken und ziehen Sie das Kinn leicht an.
Unabhängig davon, ob Sie Ihren eigenen Wecker benutzen oder einer der *Headspace*-Audioversionen folgen, absolvieren Sie bitte immer die gesamte vorgesehene Zeit (am Anfang 10 Minuten), ungeachtet dessen, ob es sich leicht oder schwer anfühlt.

2. Schritt: Atmen Sie tief ein ...
Lassen Sie Ihren Blick unscharf werden und fixieren Sie einen Gegenstand, der in einer mittleren Entfernung von Ihnen liegt.

Machen Sie fünf tiefe, hörbare Atemzüge und atmen Sie dabei durch die Nase ein, durch den Mund wieder aus. Beim Einatmen konzentrieren Sie sich bitte darauf, wie sich Ihr Brustkorb hebt und Ihre Lungen sich mit Luft füllen; beim Ausatmen, wie Ihr Körper die Luft herauslässt und dabei jegliche körperliche Anspannung schwindet. Beim letzten Ausatmen schließen Sie sanft die Augen und lassen Ihren Atem seinen natürlichen Rhythmus wiederfinden. Atmen Sie nun durch die Nase ein und aus.

3. Schritt: Einchecken …
Nehmen Sie sich ein paar Augenblicke Zeit, um in Ihrem Körper heimisch zu werden. Beobachten Sie Ihre Körperhaltung, achten Sie auch auf Ihre Empfindungen – etwa wo Ihr Körper gegen die Stuhlkante drückt und wo Ihre Füße den Boden berühren. Sie können auch auf das Gewicht Ihrer Arme und Hände achten, wenn diese auf den Beinen ruhen.

Beziehen Sie auch Ihre Sinne mit ein und beachten Sie alles, was Sie riechen, hören oder schmecken können, aber auch alles, was sich warm oder kalt anfühlt. Verwenden Sie darauf ungefähr eine Minute.

Je echter Ihr Interesse an der sinnlichen Wahrnehmung dieser Dinge ist und je mehr Neugier Sie dabei entwickeln, desto stärker wird Ihre Meditation von diesem Teil der Übung profitieren.

4. Schritt: Scannen Sie Ihren Körper …
Richten Sie Ihre Aufmerksamkeit jetzt langsam nach innen und beginnen Sie, Ihren ganzen Körper von Kopf bis Fuß zu scannen. Achten Sie darauf, welche Zonen sich unbehaglich oder angespannt anfühlen und welche entspannt und

gelassen sind. Verwenden Sie für diesen Körperscan gut 30 Sekunden und gönnen Sie sich diese Zeit, um ein genaues Bild zu entwickeln, wie Ihr Körper sich anfühlt. Vielleicht wollen Sie diesen Übungsteil sogar mehrfach wiederholen. Widerstehen Sie möglichst der Versuchung, unangenehme Gefühle dadurch zu verändern, dass Sie Ihre Haltung ändern; nehmen Sie stattdessen dieses Unbehagen einfach zur Kenntnis und fahren Sie mit Ihrem Scan fort. Vergessen Sie bitte auch nicht die kleineren Körperteile wie Finger, Zehen oder die Ohren.

Wenn Ihnen die körperlichen Empfindungen nun bewusster werden, gilt dies vielleicht auch für Ihre Grundstimmung: Ihre Laune, die emotionale Qualität Ihres Gemüts. Bemühen Sie sich, all dies zur Kenntnis zu nehmen, ohne es zu beurteilen und ohne sich auf irgendeine Analyse der Gefühle einzulassen. Sollten Sie nichts Auffälliges registrieren können, so ist auch das nicht schlimm. Machen Sie sich bitte keine Sorgen.

5. Schritt: Betrachten Sie das »Warum« …

Halten Sie rund 30 Sekunden inne, um darüber nachzudenken, *warum* Sie dasitzen und meditieren. Das mag selbstverständlich klingen, aber es ist überraschend leicht, etwas zu tun, ohne sich über die wahren Motive im Klaren zu sein. Ihnen könnte zum Beispiel auffallen, dass Sie versuchen, all Ihre Gedanken zum Stillstand zu bringen oder unbequeme Gefühle loszuwerden. Also, erinnern Sie sich an Ihr Anliegen und vergessen Sie bitte auch nicht, dass *10-für-mich* nicht dazu dient, den Geist zu kontrollieren.

Betrachten Sie anschließend für einen Augenblick die weiteren Auswirkungen, wenn Sie diese Übung nun jeden Tag machen. Gewiss, mehr Ruhe und weniger Stress werden *Ihnen* helfen, sich besser zu fühlen und ausgewogene

Entscheidungen zu treffen, aber das wird wie ein Dominoeffekt auch Auswirkungen auf die Menschen in Ihrer Umgebung haben – auf Familie und Freunde, Arbeitskollegen und vielleicht sogar auf den Busfahrer, bei dem Sie einsteigen. Man kann das auch »Welleneffekt« nennen.

6. Schritt: Eine letzte Erinnerung ...

Bevor Sie sich im 7. Schritt auf Ihren Atem konzentrieren, bedenken Sie bitte noch einmal, dass, wer Platz im Kopf schaffen will, meistens weniger etwas tun als vielmehr etwas *unterlassen* sollte. Nun beobachten Sie für kurze Zeit Ihren Atem. Das Atmen erledigt der Körper schon von selbst, Sie sollen es nur beobachten. Ihre Aufgabe besteht allein darin, innerlich einen Schritt zurückzutreten und Ihrem Körper und Geist Entspannung zu gestatten – nach deren eigenen Regeln und Tempo.

Wenn Sie über die Idee vom blauen Himmel reflektieren, die ich weiter oben in diesem Kapitel dargestellt habe, kommen Sie dem Erstrebten schon sehr nahe.

7. Schritt: Beobachten Sie Ihren Atem ...

Konzentrieren Sie sich auf Ihren Atem. Unterlassen Sie alle Bemühungen, ihn irgendwie zu verändern, und beobachten Sie nur das Gefühl des Hebens und Senkens, das der Atem in Ihrem Körper hervorruft. Achten Sie darauf, wo diese Empfindungen spürbar sind – im Bauch, in der Brust, in den Schultern und an allen anderen Stellen.

Achten Sie, wenn Sie diese Bewegungen beobachten, auf die Qualität Ihrer Atmung – ist sie tief oder flach, lang oder kurz, regelmäßig oder unregelmäßig? Nochmals, es soll nichts verändert werden, Sie müssen nur offen für Ihre Empfindungen sein.

Nachdem Sie ein Gefühl für Ihre Atmung entwickelt haben, fangen Sie im Stillen an, jedes Ein- und Ausatmen zu zählen – so können Sie Ihre Konzentration leichter aufrechterhalten. Zählen Sie beim Einatmen 1, beim Ausatmen 2, beim nächsten Einatmen 3, und so weiter bis 10. Beginnen Sie anschließend wieder bei 1.

Wenn Ihnen dabei Gedanken kommen, so ist das völlig normal. Machen Sie sich keine Sorgen, wenn Ihre Gedanken ab und zu wandern. Sobald Sie jedoch merken, dass Sie sich in Ihre Gedanken verstrickt haben, lenken Sie Ihre Aufmerksamkeit sanft auf Ihre Atmung zurück. Wenn Sie sich noch erinnern können, wie weit Sie beim Zählen gekommen waren, dann machen Sie an der betreffenden Stelle weiter; sonst beginnen Sie einfach wieder bei 1. Beobachten Sie auf diese Weise Ihre Atmung so lange, bis der Wecker klingelt.

8. Schritt: Erlauben Sie Ihrem Geist die Freiheit ...

Lassen Sie jetzt alle Konzentration fahren – Sie brauchen sich auch nicht mehr auf Ihre Atmung zu konzentrieren. Ob Sie sich von Gedanken und Plänen überrollt fühlen oder völlig ruhig und entspannt sind, ist in diesem besonderen Stadium ganz egal. Erlauben Sie Ihrem Geist einfach 20 bis 30 Sekunden völliger Freiheit.

Was auch immer in diesem Stadium geschieht, es ist völlig in Ordnung, und es gibt auch kein besonderes Ergebnis, keine besondere Wirkung, wonach Sie streben sollten. Genießen Sie in diesem Sinne und ohne jegliche Anstrengung oder Kontrolle einfach die seltene Gelegenheit, Ihren Kopf mal genau so sein zu lassen, wie er ist.

9. Schritt: Bereiten Sie sich auf das Ende vor ...

Machen Sie sich die anderen körperlichen Empfindungen nochmals bewusst – Ihr Körper auf dem Stuhl, Ihre Füße am Boden, das Gewicht Ihrer Arme und Hände auf Ihrem Schoß. Auch andere Geräusche, Gerüche, Geschmäcker und weitere Sinnesempfindungen werden, wenn Sie diese zur Kenntnis nehmen, dazu beitragen, Sie innerlich in Ihre unmittelbare Umgebung zurückkehren zu lassen.

Wenn Sie so weit sind, öffnen Sie langsam Ihre Augen und hören Sie auf, wie Sie angefangen haben: Sie sitzen aufrecht auf dem Stuhl, haben die Augen offen, aber ohne scharfen Fokus. Behalten Sie diese Position rund 10 Sekunden bei und genießen Sie den Augenblick. Danach können Sie sich bequem hinsetzen und die Glieder strecken.

10. Schritt: Nehmen Sie es mit ...

Ehe Sie nun aufstehen, machen Sie sich bitte klar, was Sie als Nächstes tun wollen. Wollen Sie beispielsweise ins Bad gehen, um Ihre Zähne zu putzen, oder in die Küche, um sich eine Tasse Tee zu bereiten, oder wollen Sie Ihren Schlüsselbund nehmen und das Haus verlassen? Die Verlockung ist groß, einfach aufzuspringen und die gerade so sorgfältig gepflegte Atmosphäre der Ruhe und Weite auf einen Schlag zu verlieren. Bemühen Sie sich also, dieses gerade trainierte Bewusstsein für die Gegenwart in Ihre nächste Handlung mitzunehmen.

Und halten Sie während des ganzen Tages Ausschau nach den kleinen Momenten, in denen Sie sich daran erinnern können, wie es sich anfühlt, über Klarheit und konzentrierte Aufmerksamkeit zu verfügen. Das könnte sein, wenn Sie sich zu Beginn der Arbeitszeit am Schreibtisch niederlassen, wenn Sie Ihre morgendliche Kaffeepause machen oder wenn

Sie mit dem Bus fahren. Sie müssen dann nicht die ganze Übung machen; es reicht, wenn Sie ein paar Mal tief einatmen und beobachten, wie Sie sich dabei fühlen – körperlich, geistig und emotional.

Na, wie ist es Ihnen ergangen? Machen Sie sich keine Sorgen, wenn es nicht genauso gelaufen ist, wie ich es hier beschrieben habe, und wenn Sie sich beim Abschweifen ertappt haben. Denken Sie auch daran, dass Sie jederzeit zum Abschnitt über die richtige Vorgehensweise zurückblättern können, wenn Sie unsicher sind, wie Sie an diese Übung herangehen sollen. Am wichtigsten ist es, diese Übung regelmäßig zu absolvieren, nach Möglichkeit jeden Tag. Auf diese Weise wird Ihr Kopf am besten mit der Achtsamkeitstechnik vertraut. Wir sprechen hier zwar nur über weniger als ein Prozent des Tages, aber es ist erstaunlich, wie viele Menschen es schwierig finden, sich regelmäßig zehn Minuten Zeit zu nehmen. Vielleicht suchen Sie ja auch selbst schon nach Gründen, warum sich diese Anforderungen keinesfalls mit Ihrem Terminkalender vereinbaren lassen. Aus diesem Grund komme ich jetzt mit den folgenden 10 Tipps, die gewährleisten sollen, dass diese wichtigen 10 Minuten wirklich stattfinden – jeden Tag.

1. Tun Sie's einfach (aber sanft)

Es klingt banal, aber diese Übung kann nur dann funktionieren, wenn Sie sie auch wirklich machen. Sie funktioniert sogar noch besser, wenn Sie sie regelmäßig machen – und nochmals besser, wenn Sie sich dabei an die bewährten Prozeduren halten. Wenn Sie Platz im Kopf schaffen wollen, kann schon eine geringfügige Selbstverpflichtung zu erheblichen Veränderungen führen. Natürlich kann auch das Lesen und Reden über den Geist schon inspirierend sein, aber der Zauber beginnt erst zu wirken, wenn Sie Platz nehmen und die Augen schließen.

2. Von Tag zu Tag

Wie jede andere Fertigkeit, die Sie erlernen, erfordert auch diese Übung – Übung. Es geht nicht darum, so viel wie möglich zu tun, sondern um eine regelmäßige, konsequente Praxis, die Ihr Gehirn veranlasst, sich neu zu vernetzen. Denken Sie also bitte daran, Sie tun hier etwas für Ihr Leben. Alles wird sich so lange weiterentwickeln, wie Sie daran arbeiten. Praktikabler wird dieses Üben aber dadurch, dass Sie von Tag zu Tag denken und Tag für Tag daran festhalten.

3. Sorgen Sie dafür, dass es geschieht

Vergessen Sie jemals zu duschen? Ich denke mal, nein (oder Ihre Freunde würden Sie schon recht bald daran erinnern). Und warum vergessen Sie das nicht? Weil es Teil Ihrer Alltagsroutine ist – einfach etwas, was Sie ganz selbstverständlich tun. Nach kurzer Zeit wird das auch für diese Übung gelten ... Sie brauchen nicht einmal mehr daran zu denken. Suchen Sie sich für diese Übung also einen geeigneten Platz im Tagesablauf, wo sie dann hingehört, und tragen Sie, wenn nötig, eine Erinnerung in Ihren Terminkalender ein.

4. Dieselbe Zeit, derselbe Ort

Wer eine gesunde neue Gewohnheit etablieren will, muss eine Routine schaffen. Wenn Sie sich zum Beispiel jeden Tag vor dem Frühstück hinsetzen, um etwas Platz im Kopf zu schaffen, fällt es Ihnen wahrscheinlich wesentlich leichter, daran zu denken. Und wenn Sie dafür noch jeden Tag dasselbe Örtchen finden, ist das ein weiterer Pluspunkt. Natürlich müssen Sie manchmal auch flexibel sein, aber sehen Sie zu, dass so oft wie möglich gilt: »Dieselbe Zeit, derselbe Ort«.

5. Sauber und aufgeräumt

Auch wenn Sie bei dieser Übung die meiste Zeit die Augen geschlossen halten, ist es, wenn Sie im Kopf aufräumen wollen, sicher nicht sonderlich hilfreich, wenn Sie dabei in einem unaufgeräumten Zimmer sitzen, wo jede Menge Zeug herumliegt. Keine Sorge, es muss nicht picobello aufgeräumt sein. Auch ist es natürlich möglich, die Übung überall zu machen. Aber es ist trotzdem so: Ein hübsches, sauberes, aufgeräumtes Plätzchen kann wirklich zur mentalen Entspannung beitragen, ehe Sie mit der eigentlichen Übung beginnen.

6. Ticktack

Die Idee, sich einen Wecker zu stellen, kann anfangs ziemlich ernüchternd sein, aber es ist wichtig, sich klarzumachen, wozu der Wecker da ist. Er soll ja nicht die Zeit in den Vordergrund rücken, sondern Ihnen ermöglichen, die Zeit zu *vergessen*. Er hilft Ihnen dabei, das Gleichgewicht zwischen Entspannung und Konzentration in Ihrer Übung zu finden. Es sollte jedoch ein leiser Wecker sein, sonst wäre das Klingeln ein gar zu abruptes Ende Ihrer Meditation.

7. Wenn Schluss ist, muss auch Schluss sein

Manchmal macht Ihnen die Übung vielleicht so viel Spaß, dass Sie versucht sind, weiterzumachen, auch wenn der Wecker schon geklingelt hat. Ein andermal ist Ihr Geist vielleicht so aktiv, dass Sie schon nach zwei Minuten aufgeben wollen. Die beste Art und Weise, den Kopf zu trainieren, besteht jedoch darin, sich einfach hinzusetzen, bis der Wecker anzeigt, dass die Zeit abgelaufen ist – und dann aber auch aufzuhören, ganz gleich wie Sie sich fühlen. Auf diese Weise werden Sie »ehrliche Arbeit« leisten, mit einer wirklich guten Erfolgsaussicht.

8. Nehmen Sie's nicht zu schwer

Natürlich ist es wichtig, die Übung wirklich ernst zu nehmen (denn nur so werden Sie das ganze Spektrum der positiven Resultate erleben), aber das Ganze sollte sich nicht so todernst anfühlen, dass es zur Last wird. Schließlich ist es eine Wohltat, sich 10 Minuten pro Tag einfach hinsetzen und meditieren zu können. Das ist Ihre Zeitspanne, um sich zu entspannen und zur Ruhe zu kommen. Zur Last kann diese Zeitspanne nur werden, wenn Sie meinen, Sie müssten hier etwas *leisten*. Also achten Sie bitte darauf, dass Sie's nicht zu schwer nehmen.

9. Motivation ist alles

Wer sich im Kopf Grenzen setzt, begrenzt auch die positiven Wirkungen der Übung. Bei dieser Übung sollten Sie also nicht kleckern, sondern klotzen. Denn wenn Sie sich zur Meditation hinsetzen, bedenken Sie, dass Sie es nicht nur für sich, sondern auch für die anderen tun – für die Menschen, mit denen Sie tagtäglich zu tun haben, ja sogar für die Menschen, mit denen die anderen dann zu tun haben (eine Art konzentrischer Welleneffekt). Wenn Sie so denken, wird Ihnen die Übung viel leichter fallen und darüber hinaus viel sinnvoller und bedeutender erscheinen.

10. Sie müssen nichts leisten

Denken Sie an den blauen Himmel. Ganz egal, was Sie für sich aus diesem Buch entnehmen, erinnern Sie sich bitte an dieses Gleichnis. Wenn Sie sich hinsetzen, um die Übung zu machen, gibt es nichts, was Sie leisten oder schaffen müssten, denn diese »Sache« (der blaue Himmel oder, anders gesagt, das unterschwellige Glück) existiert bereits. So müssen Sie sich nicht furchtbar abmühen, um mehr daraus zu machen, sondern Sie sollen stattdessen einen Schritt zurücktreten und beobachten, wie sich die Wolken allmählich verziehen ... um genau das zu enthüllen, was Sie sich ersehnt haben.

Integration in den Alltag

Erst in der letzten der drei großen Übungsphasen wird die Achtsamkeit richtig interessant. Denn nun können Sie die im praktischen Teil der Übung gewonnene Ruhe und Klarheit in Ihren Alltag integrieren. Das ist natürlich besonders bedeutsam, wenn der Fokus – wie hier – auf dem achtsamen Essen liegt. Denken Sie immer daran: Achtsamkeit bedeutet, präsent zu sein, im gegenwärtigen Augenblick zu leben. Und wenn Ihnen das gelingt, sobald Sie meditierend auf einem Stuhl sitzen, warum sollte es dann beim Einkaufen unmöglich sein oder wenn Sie eine Tasse Tee trinken, zu Abend essen, Ihr Baby im Arm halten, am Computer arbeiten oder mit einer Freundin plaudern? All diese Situationen bieten Gelegenheit, Achtsamkeit anzuwenden und präsent zu sein.

Statt auf Autopilot zu schalten und sich durch den Tag treiben zu lassen, ohne sich der Entscheidungen, die Sie treffen, vollauf bewusst zu sein, leben Sie jetzt also mit einem Gefühl von Ruhe und geistiger Klarheit von Augenblick zu Augenblick. Das heißt, statt sich Tagträumen von Berlinern oder dem tollen neuen Gesundheitsprogramm hinzugeben, das Sie demnächst beginnen wollen (natürlich immer erst am nächsten Montag), leben Sie nun im Hier und Jetzt und erfahren das Leben, wie es sich um Sie herum entfaltet. Schon in der Einleitung habe ich darauf hingewiesen, dass die meisten Menschen zwischen 30 und 50 Prozent ihrer Zeit damit verbringen, sich ihren Gedanken hinzugeben, selbst wenn sie gerade mit anderen Dingen beschäftigt sind. Die damit befassten Wissenschaftler haben außerdem in ihren Untersuchungen erkannt, dass mangelnde Konzentration, umherschweifende Gedanken, eine direkte Ursache für Unglück und Gefühlsverwirrung sein können. Auch diese Erkenntnis ist ein guter Grund, Achtsamkeit in Ihr Alltagsleben zu integrieren – und zwar über Ihre Ziele und Ambitionen beim Erreichen Ihres Idealgewichts und beim Bemühen, über das Essen und den eigenen Körper mit mehr innerem Abstand zu denken und zu reden, hinaus.

Im ganzen Buch finden Sie eine Fülle von Beispielen, wie man Achtsamkeit in die eigenen Ernährungsgewohnheiten integrieren kann. Doch warum wollen Sie sich eigentlich auf Dinge beschränken, die mit dem Essen zusammenhängen? Hier sind noch fünf weitere Situationen, in denen man leicht jeden Tag Achtsamkeit praktizieren kann, in denen normalerweise jedoch die Gedanken umherwandern. Und denken Sie immer daran: Je mehr Sie üben und je vertrauter Sie mit der Anwendung von Achtsamkeit im Alltag sind, desto leichter wird es Ihnen fallen, auch beim Essen und beim eigenen Körper achtsam zu sein, und desto leichter werden Sie Ihr Wunschgewicht erreichen. Es gelten ja immer die gleichen Regeln und es geht nicht um den Versuch, Gedanken und Gefühle abzuwürgen, sondern um distanzierte Beobachtung, indem Sie sozusagen einen Schritt zurücktreten und alles kommen und gehen lassen. Sollten Sie plötzlich entdecken, dass Sie sich ganz in Ihren Gedanken verloren haben, so ist das völlig unproblematisch; Sie müssen sich einfach wieder auf Ihre Sinne konzentrieren – und auf das, was Sie gerade tun.

1. Zähneputzen

Bisher: Sie nehmen fast unbewusst Ihre Zahnbürste und bewegen sie automatisch im Mund herum, während Sie im Haus herumlaufen, über die Katze stolpern, nach dem Schlüsselbund suchen, sich mental auf die erste Sitzung in der Firma vorbereiten – und sich nebenbei auch noch fragen, wer wohl nach Daniel Craig der nächste James-Bond-Darsteller sein könnte.

Neu: Sie achten auf die Füße am Boden, die Temperatur und die Beschaffenheit des Bodens unter Ihren Fußsohlen; Sie achten auf Aussehen, Geruch, Geschmack und Konsistenz der Zahnpasta; Sie beachten, wie der Arm sich hin und her bewegt und welches Geräusch die Zahnbürste an den Zähnen macht; Sie achten auf jeden einzelnen Zahn und wie sich die Zahnbürste am Zahnfleisch anfühlt.

Anschließend werden Sie sich nicht nur ruhig und konzentriert fühlen, sondern auch Ihr Zahnarzt wird sehr zufrieden mit Ihnen sein – vielleicht bekommen Sie sogar einen zuckerfreien Lutscher geschenkt!

2. Duschen

Bisher: Sie spüren vor allem, wie sich kochend heißes und eiskaltes Wasser abwechseln, bis Sie endlich die richtige Temperatur gefunden haben. Dann wandern die Gedanken um ewig aktuelle Fragen wie die, wie es wohl wäre, bei »Wer wird Millionär?« die Millionenfrage zu lösen. Dazu trällern Sie dem Duschkopf Ihr Lieblingslied vor.

Neu: Sie beachten, dass es besser ist, die Wassertemperatur einzustellen, *bevor* Sie schon unter der Dusche stehen; Sie achten darauf, welche Welle des Wohlgefühls das warme Wasser auslöst, das über Ihren Körper rinnt; Sie achten auf den Duft des Duschgels, auf den der Seife oder des Shampoos; auch fällt Ihnen auf, wie die Gedanken vorwärtsspringen und Sie sich Gespräche vor Augen führen, die noch gar nicht stattgefunden haben; Sie achten darauf, wie viel Wasser Sie verbrauchen und wie es klingt, wenn das Wasser auf einmal abgestellt wird.

Bei Greenpeace werden Sie jede Menge Pluspunkte sammeln, und Ihr Kopf wird klar sein für den bevorstehenden Tag.

3. Der Weg zur Arbeit

Bisher: Sie stehen eingequetscht wie eine Ölsardine im Zug oder im Bus und sind jedem böse, der einen Sitzplatz ergattert hat; außerdem wird Ihnen schlecht von diesem heftigen Duftcocktail aus Parfüms, Rasierwassern, Deos und Haarsprays, während Sie versuchen, cool zu bleiben, obwohl ein hin und her rollender Kinderwagen ständig Ihr Schienbein malträtiert.

Die Alternative ist, dass Sie zwar ziemlich bequem im Auto sitzen, aber der Verkehr so stockend läuft, dass Sie vielleicht versucht sind, einfach mal den Rückwärtsgang einzulegen.

Neu: Sie achten auf Ihr Umfeld und auf Ihre Neigung zum Widerwillen; Sie beobachten, wie Ihre Gefühle aufwallen und sich wieder verflüchtigen, kommen und gehen; Sie beachten alle verschiedenen Sinne, doch statt darüber nachzudenken und sie zu beurteilen oder zu analysieren, nehmen Sie sie einfach zur Kenntnis; Sie merken, dass Sie lieber woanders wären und sich den Zeitdruck wegwünschen; auch ist Ihnen Ihr Bedürfnis bewusst, am liebsten laut zu schreien oder das Gaspedal bis zum Anschlag durchzudrücken.

Die Menschen um Sie herum werden es sicher dankbar zur Kenntnis nehmen, dass es Ihnen an aggressivem Fahrverhalten mangelt, und – man kann ja nie wissen – vielleicht haben Sie bei Ihrer Ankunft am Arbeitsplatz sogar ein Lächeln im Gesicht.

4. Abwaschen

Bisher: Sie sind sich vage bewusst, auf das scharfe Messer achten zu müssen, das unter den Tellern im Wasser versteckt liegt, während Sie aus dem Fenster schauen und sich fragen, warum die Frau mit dem grünen Mantel und den braunen Schuhen aus Nummer 48 nicht mit dem korpulenten Mann aus Nummer 32 zusammenfindet, der den tollen Sportwagen fährt. Die sind doch beide Singles und würden prima zusammenpassen.

Neu: Sie achten auf den allerersten Augenblick, in dem Ihre Hände ins Wasser tauchen, auf die Wärme und deren Übertragung auf den Körper; Sie achten darauf, immer nur einen Gegenstand aufzunehmen und bei Bedarf ein oder zwei Sekunden daran zu arbeiten, diesen wirklich zu säubern; Sie beobachten, wie Ihre Gedanken kommen und gehen; Sie achten auch darauf, wie die Leute am Fenster auftauchen und wieder verschwinden, ohne sich Geschichten zu ihnen auszudenken; es fällt Ihnen jetzt auf, wenn Sie weitermachen, weil Sie danach etwas anderes erledigen wollen; und natürlich würdigen Sie auch das Gefühl der Befriedigung, wenn Sie fertig sind.

Ach so, Sie haben eine Geschirrspülmaschine? Na, Sie verstehen schon, was gemeint ist. Und sollte Ihre Geschirrspülmaschine jemals den Dienst versagen, dann erinnern Sie sich vielleicht, dass man auch beim Abspülen Platz im Kopf schaffen kann.

5. Schlange stehen

Bisher: Während Sie so dastehen mit verschränkten Armen, verkniffenem Gesicht und mit den Füßen scharren, fragen Sie sich, warum alle anderen ausgerechnet zur selben Zeit in die Bankfiliale kommen mussten wie Sie selbst. Während Sie in Ihrem Handy alte Texte und Mails überfliegen, weil Sie händeringend nach einer Ablenkung suchen, um Ihrer eigenen Ungeduld zu entgehen, erwägen Sie in Gedanken (natürlich rein hypothetisch), ob Sie hier nicht eines Tages einen Überfall inszenieren sollten; geistesabwesend suchen Sie nach versteckten Überwachungskameras – die Ihr Konterfei dann nur in einer weiteren Datenbank speichern.

Neu: Sie sind sich des Gefühls bewusst, mit dem Sie Ihre Bankfiliale betreten; Sie nehmen wahr, wie Sie reagieren, als Sie die lange Schlange erblicken; Sie merken auch, in welcher Körperhaltung Sie in der Schlange stehen; Sie beachten Ihre Atmung, während Sie sich auf Ihre körperlichen Empfindungen konzentrieren. Jedes Mal, wenn die Schlange ein wenig vorankommt, beobachten Sie Ihre Reaktion; Ihnen fällt auch Ihre Neigung auf, zur Uhr zu schauen, das Handy zu überprüfen oder nach anderen Ablenkungen zu suchen; und Sie achten schließlich auch noch darauf, wie es ist, mit einem anderen Menschen zu interagieren, wenn Sie endlich an der Reihe sind.

Sie können die Schlange als ärgerliche Unbequemlichkeit ansehen, aber auch als Chance, mal eine Pause einzulegen. Auf jeden Fall wissen Sie, dass Sie die Bank nicht *wirklich* ausrauben wollen; warum also sollten Sie sich solchen Gedankenspielen hingeben?

8.

Achtsames Essen
(auf Headspace-Art)

Nach dieser Einführung in *10-für-mich*, den zentralen Faden, der *Meditier dich schlank* zusammenhält, ist es nun an der Zeit, die Praxis des achtsamen Essens genauer zu betrachten. Wie schon gesagt, gibt es diese Technik im Wesentlichen bereits seit Jahrtausenden. Ich habe jedoch Anpassungen vorgenommen, damit das Ganze mehr Bezug zu Ihrer heutigen Alltagserfahrung hat; das Grundlegende aber ist unangetastet geblieben. Ich kann gar nicht oft genug betonen, wie wichtig das ist, geht es doch darum, Vertrauen zu einer Technik zu entwickeln, die bei so vielen Menschen in allen möglichen Kulturen und bei den unterschiedlichsten Ernährungsweisen und über einen so langen Zeitraum hin – erfolgreich – ausprobiert und getestet, entwickelt und weiterentwickelt wurde.

Eine der wichtigsten Anpassungen, die ich vorgenommen habe, ist die Ergänzung von Abschnitten über Einkaufslisten, das Einkaufen, die Essenszubereitung und das Kochen; ich habe mich also nicht auf den reinen Essvorgang beschränkt. Es ist ja auch nur vernünftig anzunehmen, dass damals, als zum ersten Mal über achtsames

Essen nachgedacht wurde, noch gar nicht diese Auswahl an Nahrungsmitteln vorhanden war, die wir heute kennen. Einen Wald nach Beeren abzusuchen, lässt sich nicht damit vergleichen, im Supermarkt Tiefkühlregale abzusuchen. Es war damals wahrscheinlich kaum möglich, bei der Auswahl gesunder Nahrungsmittel überhaupt etwas falsch zu machen.

Um achtsames Essen im umfassenden Kontext verstehen zu können, muss die achtsame Vorgehensweise wirklich auf all diese Aspekte Ihres Lebens angewandt werden: auf Auswahl und Einkauf der Nahrungsmittel, Essenzubereitung, Kochen und das Essen selbst. Darum werden im vorliegenden Kapitel die gedanklichen Hintergründe zu jedem dieser fünf Aspekte erklärt, bevor dazu je eine spezifische Übung vorgestellt wird. Ja, natürlich, wenn es um das Erreichen Ihrer eigenen Ziele geht, mag das Essen schon als wichtigster der fünf genannten Aspekte erscheinen, aber die anderen vier haben zweifellos auch Einfluss darauf, was letztlich in Ihrem Mund landet. Sollten Sie jetzt also versucht sein, diesen Abschnitt zu überspringen, um gleich zu den Techniken zu gelangen, dann bedenken Sie, wie bedeutend eine gute Vorbereitung ist. Wie bei *10-für-mich* wird auch hier die Herangehensweise entscheidend darüber mitbestimmen, welche Resultate diese Techniken Ihnen bringen. Wenn es Ihnen also wirklich ernst ist mit den Veränderungen, dann ist es auf jeden Fall sinnvoll investierte Zeit, sich mit der Philosophie achtsamen Essens vertraut zu machen und zu verstehen, wie Sie mit Hilfe dieser Techniken für sich das Beste herausholen können.

Achtsame Auswahl der Nahrungsmittel

Gehören Sie zu den Menschen, die einfach alles essen, was gerade im Vorrats- oder Kühlschrank ist? Essen Sie, wenn Schokolade oder eine offene Kekspackung im Haus ist, fast immer alles auf einmal auf? Wenn Sie zu den Knabbernden, Fressern, Heißhungrigen, Zombies oder Frustessern gehören, wird die Antwort höchstwahrscheinlich »Ja« lauten. Und selbst wenn Sie zu den anderen Esstypen gehören, ist die Wahrscheinlichkeit nicht gering, dass Sie der Versuchung nicht widerstehen können. Wenn dem so ist, dann überlegen Sie bitte mal einen Augenblick, wie es denn wäre, wenn diese Dinge nicht immer so leicht zur Hand wären. Ich weiß, die Frage ist nicht gerade anspruchsvoll, doch es überrascht schon, wie leicht wir so einfache Tatsachen aus dem Auge verlieren können. Wer seine Schränke mit hochgradig industriell verarbeiteten, verfeinerten, ungesunden Nahrungsmitteln und Snacks vollstopft, wird am Ende natürlich genau diese Dinge in rauen Mengen essen. Klar, wenn solche Nahrungsmittel nicht so leicht verfügbar sind, dann sehnen Sie sich vielleicht noch immer danach, schnell mal einen ungesunden Snack zu sich zu nehmen, aber dann müssen Sie sich dafür viel mehr anstrengen und auch einigen Mut aufbringen, um vielleicht abends um 23 Uhr im Nachthemd noch zum Kiosk zu gehen und sich etwas Derartiges zu kaufen. Es muss wohl nicht eigens betont werden, dass hier für die meisten der Unterschied zwischen Essen und Nichtessen liegt.

Haben Sie jemals innegehalten, um sich zu fragen, warum Sie die Lebensmittel kaufen, die sich in Ihrem Einkaufskorb finden? Könnte es sein, dass alte Gewohnheiten in diesem Fall eine entscheidende Rolle spielen? Sie kaufen diese Sachen einfach, weil Sie's immer getan haben. Es ist noch gar nicht so lange her, da hat eine bekannte Nahrungsmittelfirma Marktforschungen zu den unterschiedlichen im Handel befindlichen Sandwich-Packungen angestellt. Während neue Sandwich-Varianten in Großbritannien eigentlich ganz gut angenommen wurden, kamen sie doch gegen die uralten, bewährten Varianten wie Krabben mit Mayonnaise, Schinken und Käse, Hähnchen und Salat etc. niemals an. Es stellte sich heraus, dass viele Leute jeden Tag aufs Neue die Liste aller Angebote durchsahen, um dann letztlich doch immer wieder beim Altvertrauten zu landen. Kommt Ihnen das bekannt vor?

Wenn es ums Essen geht, sind wir Menschen (wie bei den meisten Dingen im Leben) Gewohnheitstiere. Wir bevorzugen, was wir kennen und woran wir uns gewöhnt haben. Vor langer Zeit machte das auch durchaus Sinn, weil es unsere Aufnahme von ungefährlichen Nahrungsmitteln sicherstellte. Doch die Zeiten haben sich geändert. Heute gibt es ein so außerordentlich vielfältiges Nahrungsmittelangebot, dass wir nicht mehr auf die meist kalorienreiche Kost unserer Jugendtage beschränkt sind. So tröstlich und vertraut es auch sein mag, jeden Morgen zum Frühstück Schinken mit Spiegelei zu essen, jeden Abend als Nachtisch Schokomousse oder Eis mit Sahne – diese Gerichte werden Ihnen das Erreichen Ihres Idealgewichts nicht gerade erleichtern. Aber das wissen Sie ja längst.

Überlegen Sie lieber einen Augenblick, warum Sie die Nahrungsmittel gekauft haben, die Sie von Ihrem letzten Einkauf mitgebracht haben. War es aus Gewohnheit – weil Sie das schon als Kind gern gegessen haben, weil Sie es als Student oft kauften und seither dabei geblieben sind? Oder gab es die Lebensmittel gerade im Sonderangebot – vielleicht nach dem Motto »Nimm zwei, zahl eins«? Oder spielte das Aussehen eine wichtige Rolle, die Art der Verpackung, die Werbung? War die schnelle und einfache Zubereitung entscheidend – etwa ein Tiefkühlgericht für die Mikrowelle oder ein fertig vorbereiteter Salat? Waren Sie beim Einkauf vielleicht gerade deprimiert und hatten darum das Gefühl, Sie müssten sich mit etwas Schönem belohnen? Vielleicht spielte ja auch eine Rolle, dass Sie gehört hatten, dieses Nahrungsmittel sei gesund oder es könne Ihnen beim Abnehmen helfen? Vielleicht hatten Sie einen Werbespot gesehen – passend plaziert in der Pause Ihrer Lieblingsfernsehserie? Und natürlich mit der Aufforderung, noch mehr davon zu kaufen? Vielleicht war es ja auch die Tatsache, dass Ihre Freundin das immer isst – und die sieht doch blendend aus, also muss es doch auch für Sie gut sein, oder? Natürlich können Sie Dinge auch einfach gekauft haben, weil sie Ihnen gefallen haben, doch seltsamerweise ist unsere Motivation bei Lebensmittelkäufen selten so einfach gestrickt.

Vielleicht hilft Ihnen allein dieses Nachdenken schon dabei, einige Nahrungsmittel auszusortieren, die nicht besonders gut geeignet sind, Ihnen dauerhaft Entspannung und Gelassenheit zu verschaffen, da Sie sich mit Ihrem Körper und Ihrer Ernährung wohl fühlen. Manchmal fühlt es sich vielleicht so an, als würden Sie aus einem Traum erwachen, wenn Sie die Einkäufe mustern und unwillkürlich denken: »Warum habe ich das nur gekauft?« Genauso wichtig ist allerdings, dass es hier auch darum geht, jene Nahrungsmittel zu erkennen, die Sie nur mit Gesundheit in Verbindung bringen oder aus religiösen Gründen kaufen und trotzdem leidenschaftlich hassen. Wer sich die Nase zuhalten muss, um etwas herunterschlucken zu können, oder wer so viele gesunde Kerne und Nüsse sammelt, dass er für jeden Zugvogel das Passende bereithalten könnte, der lebt kein vernünftiges Leben – und das Ganze ist überdies völlig überflüssig, wenn Sie sich nach der *Headspace*-Diät richten.

Ausgangspunkt für eine achtsame Einkaufsplanung ist, beim Schreiben Ihres Einkaufszettels mental ausgeglichen zu sein: innere Ruhe einerseits, Klarheit andererseits. Als Nächstes sollten Sie sich fragen:»Was benötigt mein Körper, damit er optimal funktioniert?« Warum sollten Sie weniger wollen als das? Warum sollten Sie sich nicht wünschen, sich so gut wie möglich zu fühlen, so gut wie möglich auszusehen, mit Ihrem eigenen Aussehen zufrieden zu sein und innerlich gelassen zu sich zu nehmen, was Ihrem Körper bekommt? Etwas anderes zu erstreben, wäre doch der reine Wahnsinn, oder? Also, innere Ausgeglichenheit ist der Ausgangspunkt beim Erstellen eines Einkaufszettels.

Wenn Sie Ideen dafür brauchen, was Sie aufschreiben sollten, können Sie zum Beispiel in Kapitel 10 nachschauen (»Der praktische *Headspace*-Ernährungsratgeber«). Dieser Ratgeber wurde unter Mitwirkung unserer hauseigenen Spezialisten für Bewegung und Ernährung zusammengestellt und enthält viele nützliche Ratschläge, wo und wie Sie mit Ihrem Neuansatz am besten beginnen können.

Der nächste erwägenswerte Punkt ist die Frage, wie Ihre Nahrungsmittelauswahl zu den anderen vier Aspekten des achtsamen Essens passt. Zwingt Ihre Auswahl Sie, die Hälfte der Woche in vielen Läden ständig nach ungewöhnlichen Produkten Ausschau zu halten? Nichts dagegen, wenn es so ist – und wenn Sie zu den Feinschmeckern oder Ökofreaks gehören, sind Sie wahrscheinlich ohnehin schon darauf geeicht. Aber stellen Sie sich bitte die realistische

Frage, wie viel Zeit Sie für Ihre Lebensmitteleinkäufe investieren wollen. Bedenken Sie dabei bitte auch, ob Sie überhaupt Zeit und Lust haben werden, diese Nahrungsmittel auch zuzubereiten. Für Bären oder Kalorienzähler mag das unproblematisch ein, aber wenn Sie gegenwärtig wie ein Fresser essen, dann bedarf es sicher einiger Anpassung, um sich von schnellem Fastfood und Mikrowellenmahlzeiten auf selbstgemachte Gemüsepfannen umzustellen. Ähnlich verhält es sich mit dem Kauf von zu vielen Dosen Kichererbsen, weil Sie Appetit darauf haben, aber diese Dosen letztlich als Staubfänger im Schrank stehen bleiben, weil Sie nicht wissen, wie man Kichererbsen zubereitet, und es auch nicht lernen wollen. Dann sollten Sie lieber keine kaufen.

Stellen Sie also sicher, dass die Nahrungsmittel, die Sie auf Ihren Einkaufszettel schreiben, Ihnen auch wirklich zusagen, und kaufen Sie vernünftige Mengen davon ein. Das klingt selbstverständlich, aber so viele Lebensmittel werden weggeworfen, weil wir Dinge einkaufen, die wir meinen, essen zu »müssen«, dann aber doch nicht essen, oder weil wir schlicht unseren Bedarf überschätzen. Dieser Punkt ist wirklich äußerst wichtig. Wer ein gutes Verhältnis zum Essen haben oder sich erarbeiten will, muss sich beim Essen wohl fühlen. Wenn wir eigentlich geliebte Nahrungsmittel zu nachdrücklich zurückweisen, verbittern wir, weil wir uns nicht gönnen dürfen, was wir gerne essen würden. Letztlich geht es also um eine vernünftige Balance zwischen dem, was – wie wir wissen – gut für uns ist, und dem, was wir wirklich gerne mögen. Oft geht es einfach darum, neue Nahrungsmittel auszuprobieren und Ihren Speiseplan zu ergänzen, damit alte, aber ungesunde Lieblingsspeisen durch neue, gesunde ersetzt werden können.

Headspace-Übung: Achtsame Auswahl von Nahrungsmitteln

Wenn Sie zu Hause mal wieder etwas Zeit haben, räumen Sie bitte alle Lebensmittel eins nach dem anderen aus Ihrem Vorratsschrank – alternativ können es auch ein paar Fächer in Ihrem Kühlschrank sein. Sorgen Sie bitte für ausreichend Platz, damit Sie die Nahrungsmittel zu verschiedenen Gruppen zusammenstellen können. Vielleicht wollen Sie diese Übung lieber im Sitzen machen; sie funktioniert aber auch stehend. Wie bei den meisten Übungen in diesem Buch werden Sie am meisten profitieren, wenn Sie Ihr Handy ausstellen und auch alle anderen Ablenkungen oder Geräusche auf ein Minimum reduzieren.

1. Beginnen Sie, indem Sie sanft die Augen schließen und ein paar Mal tief durchatmen. Lassen Sie alles, was Sie gerade getan haben, hinter sich – im Bewusstsein, nach Abschluss dieser Übung dorthin zurückkehren zu können. Versuchen Sie sich darauf zu konzentrieren, wie sich Ihre Lungen mit Luft füllen, wenn Sie durch die Nase einatmen, und wie sich der Geist beruhigt, der Körper entspannt, wenn Sie durch den Mund wieder ausatmen. Wenn Sie dies vier oder fünf Mal getan haben, können Sie die Augen wieder öffnen und Ihrer Atmung gestatten, in den normalen Rhythmus zurückzufallen.

2. Nehmen Sie sich als Nächstes ein Nahrungsmittel und sehen Sie, welche Gefühle es in Ihnen weckt. Fühlen Sie sich glücklich, aufgeregt, ängstlich, gelangweilt, deprimiert, wütend, schuldig? Ist eine andere besonders starke Emotion im Spiel? Versuchen Sie nicht, dieses Gefühl zu beeinflussen; erkennen Sie es einfach und lassen Sie es zu.

219

3. Achten Sie darauf, ob Sie ein starkes Gefühl des Verlangens oder des Widerwillens gegenüber diesem Nahrungsmittel verspüren. Oder empfinden Sie keines dieser Gefühle? Forcieren Sie diesen Prozess bitte nicht, wenn das möglich ist. Nehmen Sie sich rund 10 Sekunden Zeit, bevor Sie entscheiden, was Sie da spüren.

4. Wenn ein angenehmes Gefühl aufsteigt, nehmen Sie sich einen Augenblick oder zwei, um dieses Gefühl auszusitzen, ehe Sie mit dem nächsten Schritt fortfahren. Achten Sie darauf, wie Körper und Geist dieses Gefühl erleben. Ist es eine körperliche Empfindung, eine Erinnerung, eine Idee oder eine Kombination aus all dem?

5. Wenn ein unangenehmes oder schwieriges Gefühl aufsteigt, nehmen Sie sich noch mehr Zeit, um es auszusitzen. Versuchen Sie nicht, sich diesem Gefühl zu entziehen oder sich auf irgendeine Weise abzulenken. Gestatten Sie dem Gefühl einfach, da zu sein; geben Sie ihm Raum zum Atmen.

6. Unabhängig davon, wie Sie sich gefühlt haben, versuchen Sie sich Ihrer Reaktion auf dieses Gefühl bewusst zu sein. Denn seltsamerweise ist es oft die *Reaktion* auf ein Gefühl, die Spannung und Verwirrung im Kopf anrichtet, weniger die ursprüngliche Emotion. Wer etwa Gefühle des Verlangens hasst und sich wünscht, sie loszuwerden, erhöht oft deren Häufigkeit. Auch werden die unerwünschten Gefühle so immer intensiver empfunden. Es muss nichts analysiert werden; achten Sie einfach darauf und nehmen Sie zur Kenntnis, was Sie spüren.

7. Überlegen Sie als Nächstes einen Augenblick, warum Sie dieses Nahrungsmittel überhaupt gekauft haben. Es reicht hier nicht, zu sagen: »Weil ich das immer mache« oder »Weil wir es brauchen«, denn all dem liegen Entscheidun-

gen zugrunde. Wenn Sie also Ihr Idealgewicht erreichen wollen, sollten Sie sich klar darüber sein, welche Motivation Sie zum Kauf veranlasst hat. Oft wird es leichter, wenn Sie einen Punkt aus der folgenden Liste auswählen. Sie können sogar ein paar Klebezettel beschriften und auf dem Tisch verteilen, um zehn unterschiedliche Gruppen von Nahrungsmitteln zusammenzustellen:

- Wert (finanzielle Gründe)
- Geschmack (sinnliches Vergnügen)
- Spontaneität (emotionale Auslöser)
- Gewohnheit (Wiederholungskäufe)
- Sicherheit (bewährte Nahrungsmittel)
- Gesundheit (inneres Wohlbefinden)
- Diät (ästhetisches Wohlbefinden)
- Leichtigkeit (schnelle Zubereitung)
- Aussehen (attraktive Verpackung)
- Status (gesellschaftliches Renommee)

8. Wenn Sie die Übung für das ausgewählte Fach im Vorrats- oder Kühlschrank (oder für beides) beendet haben, dann halten Sie bitte einen Augenblick inne und überlegen, welche Veränderungen Ihnen gefallen würden. Denken Sie daran: Motivation ist alles. Wenn Sie beabsichtigen, Ihrem Körper das zuzuführen, was er benötigt, um optimal zu arbeiten und sein natürliches Gewicht zu finden, dann ist es unverzichtbar, dem Körper die dafür erforderlichen Nahrungsmittel zu geben.

9. Fassen Sie den Entschluss, Einkaufsgewohnheiten aufzugeben, die sich als nicht hilfreich, unbequem oder destruktiv erweisen, und kaufen Sie nur Lebensmittel, die dazu beitragen, ein Gefühl der *Entspannung* im Kopf und ein *Wohlbefinden* im Körper zu unterstützen. Nur wenn sich die natürliche Begabung von Körper und Geist ver-

einigt, wird es Ihnen gelingen, Ihr Idealgewicht, Ihre Idealgestalt und Ihre Idealgröße zu finden.

10. Stellen Sie jetzt Ihren neuen Einkaufszettel zusammen
und beachten Sie dabei, was Sie gerade über sich selbst
und Ihre Einkaufsgewohnheiten gelernt haben. Beachten
Sie, welche Entscheidungen Sie in der Vergangenheit aus
welchen Gründen getroffen haben und wie Sie nun in Zukunft einkaufen wollen.

Achtsames Einkaufen von Lebensmitteln

Wenn Sie etwas freie Zeit haben, lohnt es sich gewiss, einfach mal in einen Supermarkt zu gehen, sich genau umzu-
sehen und die sorgfältig entworfene Anlage des Ladens,
das Verpackungslayout und die Plazierung der Waren zu
studieren (aber achten Sie darauf, sich nicht als Ladendieb
verdächtig zu machen). Als Erstes wird Ihnen wahrscheinlich auffallen, dass alle Angebote massiv um Ihre Aufmerksamkeit buhlen. Milliarden Euro werden in die Kreation
einer perfekten Verpackung investiert, für die Strategie, mit
Hilfe von Farben, Konsistenz und Materialien alles so appetitlich wie irgend möglich erscheinen zu lassen. Auch die
Produktplazierung der Lebensmittel ist eine Wissenschaft
für sich. Einziges Ziel des Ganzen ist, dass wir gar nicht anders können, als die Produkte zu kaufen, die uns verkauft
werden sollen, unabhängig von unseren persönlichen Absichten – wie wir zum Beispiel über gesunde Ernährung
denken und was uns achtsames Essen bedeutet.

Wussten Sie zum Beispiel, dass Supermärkte die Produkte, die sie unbedingt verkaufen wollen, in einem Blickwinkel von genau 20 bis 30 Grad unter Augenhöhe plazieren,

weil man herausgefunden hat, dass die meisten Menschen beim Einkaufen in diesen Sichtbereich starren? Und ist Ihnen schon einmal aufgefallen, dass die ganz normalen Produkte des täglichen Bedarfs, die Sie wirklich *brauchen,* in die hintersten Ladenwinkel verbannt sind, damit Sie zuvor an all den verführerischen Nahrungsmitteln vorbeigehen müssen, die Sie gar nicht kaufen wollten? Und wie steht es mit den Lebensmitteln am Ende der Gänge, die dort leicht erreichbar und unter Erregung maximaler Aufmerksamkeit plaziert sind? Die Wahrscheinlichkeit, dass Sie zugreifen und die dort plazierten Waren in Ihren Einkaufswagen packen, erhöht sich um 30 Prozent. Ganz zu schweigen von den vielen Sonderangeboten. Die meisten Menschen, die ich kenne, haben sich so oft mit »Nimm drei, zahl zwei«-Angeboten eingedeckt, dass sie mit ihren Vorräten jeden Atomkrieg überstehen würden.

Und es beschränkt sich ja nicht darauf, was wir mit unseren Augen sehen. Bekanntermaßen lenken Supermärkte den Luftstrom von der ladeneigenen Bäckerei oft zum Haupteingang, so dass das Erste, was uns beim Betreten des Ladens in die Nase steigt, der Geruch von frisch gebackenem Brot und Keksen ist. Und wenn es einen Geruch gibt, der einem das Wasser im Mund zusammenlaufen lässt, der die Verdauungssäfte anregt und einen dazu veranlasst, den Einkaufswagen mit Spontankäufen zu füllen, die man niemals beabsichtigt hatte, dann ist es dieser Duft. Schließlich gibt es ja auch noch die vielen Probierstationen, die im ganzen Laden aus dem Boden schießen. Sollten wir also etwas weder sehen noch riechen können, dann gibt es immer noch die Möglichkeit, es zu schmecken – und damit unseren Einkäufen einen weiteren Spontankauf hinzuzufügen. Bitte verstehen Sie mich nicht falsch. Ich bin ein großer Freund der Spontaneität. Aber in diesem speziellen Kontext und im Interesse Ihrer Chancen, Idealfigur und Idealgröße tatsächlich zu erreichen, ist es sicher besser, wenn Sie mit sehr klaren Vorstellungen, was Sie kaufen wollen, zum Einkaufen gehen.

Wenn wir solche Läden unkonzentriert betreten, wenn wir also nicht genau wissen, was wir kaufen wollen, oder wenn wir – schlimmstenfalls – beim Einkaufen wirklich hungrig sind, dann neigen wir zu schlechten Einkaufsentscheidungen. Wenn wir dann zu Hause merken, was wir da angerichtet haben, haben wir uns normalerweise schon damit abgefunden, das alles jetzt erst einmal aufessen zu müssen, bevor wir mit dieser lästigen Diät beginnen können – möglicherweise am folgenden Montag. Wie oft ist es Ihnen schon passiert, dass Sie in einen Laden gegangen sind, etwas im Regal gesehen haben, das Sie eigentlich überhaupt nicht kaufen wollten, und es dann doch, ohne weiter nachzudenken, genommen und in Ihren Einkaufswagen gelegt haben? Hier bewegen Sie sich zweifellos im Zombie-Bereich, und es ist überraschend, wie oft es geschieht. Und all das nur, weil wir in diesem bestimmten Augenblick achtlos, zerstreut und gedankenverloren sind oder von unseren Gefühlen davongetragen werden. Das ist nicht schlimm, aber besonders hilfreich ist es auch nicht. Achtsamkeit zeigt Ihnen, wie Sie diese »verlorenen« Augenblicke zurückgewinnen können.

Viele Menschen, die ich getroffen habe, sind, wie sie sagen, überfordert damit, dass alles so schnell geht und die Entscheidungen schon gefallen sind, ehe sie selbst es überhaupt merken. Doch wenn wir jedem kleinen Impuls, der uns in den Sinn kommt, immer gleich nachgeben würden, ohne über die Folgen nachzudenken, dann würde die Welt in vollständigem Chaos versinken (noch mehr, als es ohnehin schon der Fall ist). Demnach ist der Mechanismus, nach dem wir Ausschau halten, eindeutig bereits da. Realistisch betrachtet haben wir alle einen Filter in uns, der uns daran hindert, wirklich schädliche Dinge zu tun – Dinge, die verletzend, gefährlich oder gesellschaftlich inakzeptabel sind. Es hängt lediglich davon ab, worauf wir unseren Filter ausrichten wollen und welche Einstellung wir wählen.

Überlegen Sie mal, haben Sie jemals jemanden auf der Straße gesehen, den Sie spontan so gerne mochten, dass Sie am liebsten hingegangen wären und dem oder der Betreffenden einen Kuss gegeben hätten? Aber tun Sie das dann wirklich? Ich vermute, eher nicht. Oder hat Sie jemals ein rücksichtsloser Autofahrer bei einem Überholvorgang ohne erkennbaren Grund geschnitten (oder Sie dabei sogar gerammt)? War Ihr ursprünglicher Impuls dann, es dem Betreffenden mit gleicher Münze heimzuzahlen, ihn auf Ihre Wut aufmerksam zu machen? Haben Sie den Betreffenden dann wirklich gejagt und ihm eine reingehauen? Meine Vermutung lautet auch hier: eher nicht. Solche Gedanken und instinktiven Emotionen sind völlig normal, und es besteht kein Anlass, sich aufgrund dieses Empfindens unwohl zu fühlen. Gleichwohl ist es nützlich festzustellen, dass wir in diesen Situationen meist nicht dem instinktiven Gedanken oder Gefühl folgen, nur weil es in unserem Kopf ist. Aus irgendeinem Grund, sei es weil es zu gefährlich, zu unvernünftig, zu hässlich oder zu unmoralisch wäre, treffen wir dann die bewusste Entscheidung, diesen Gedanken nicht weiterzuverfolgen. Doch wenn es nur um Lebensmitteleinkäufe geht, ist es gleich so viel schwerer, die Folgen vorauszusehen, und so viel leichter, den Gedanken einfach nachzugeben. Wie wäre es, wenn wir auch bei unseren Einkaufsgewohnheiten ebendiese Klarheit und sanfte Zurückhaltung walten ließen, die wir in anderen Lebensbereichen aufbringen?

Beim achtsamen Einkaufen geht es allerdings nicht nur um die Nahrungsmittel, die Sie tatsächlich *kaufen*. Der Bereich ist vielmehr potenziell so umfassend, wie Sie ihn haben wollen, und an vielen Punkten ergeben sich auch Überschneidungen mit der achtsamen Auswahl von Nahrungsmitteln. Für manche Menschen entstehen beim achtsamen Einkaufen auch ethische Fragen: etwa woher die Nahrungsmittel kommen, ob sie aus nachhaltigem Anbau stammen, ob allen an der Produktion Beteiligten faire Löhne gezahlt werden, ob die Transportbilanz unter ökologischen Gesichtspunkten stimmig ist. Es können auch tief sitzende Überzeugungen eine Rolle spielen oder ein bestimmter Glaube mit seinen Diätvorschriften oder Lebenseinstellungen, etwa das Pro und Kontra rein vegetarischer Ernährung. Es können Fragen aufkommen nach dem Einsatz von chemischen Düngemitteln und Pestiziden oder genetisch verändertem Saatgut. Andere Menschen finden den Erhalt der Einkaufskultur in den Innen- und Vorstädten im Zeichen sich verstärkender Monopole der Supermarktketten wichtig. Auch der Wunsch, die Gemeinschaft vor Ort zu stärken, indem in den kleinen Läden eingekauft wird oder indem nur saisonale Produkte aus der Region gekauft werden, kann eine Rolle spielen.

Das alles sind wichtige Fragen und Sie werden persönlich Ihren ganz eigenen Standpunkt zu diesen Dingen haben, zumal wenn Sie ohnehin der Ökofreak-Variante des Essens zugeneigt sind. Manche dieser Themen mögen Ihnen wichtig erscheinen, während Sie bei anderen Schwierigkeiten haben, einen persönlichen Zugang zu finden. Wie auch immer Sie sich positionieren, es ist völlig in Ordnung und wird die Vorteile, die Sie aus dem achtsamen Essen ziehen, in keiner Weise beeinträchtigen. Sie könnten aber, wenn Sie mit dem achtsamen Einkauf beginnen, im Laufe der Zeit feststellen, dass einige dieser Themen für Sie an Bedeutung und dementsprechend an Einfluss auf die Auswahl der Lebensmittel gewinnen, die Sie tatsächlich kaufen. So wird achtsames Essen Ihnen dabei helfen, Ihre Idealgestalt und Ihre Idealgröße zu erreichen, zugleich aber auch Ihr Verantwortungsbewusstsein stärken. Auf dieses Vorhaben konzentriere ich mich in diesem Buch zwar an keiner Stelle ausführlich, aber es ergibt sich einfach als logische Konsequenz, wenn Sie immer bewusst im Hier und Jetzt leben. Das wiederum schärft das Verständnis dafür, wie sehr alle voneinander abhängig sind, und kann uns helfen, unsere individuelle Stellung in der Welt klarer zu erkennen.

Ich habe mich in diesem Kapitel (und sogar im ganzen Buch) fast ausschließlich mit dem Einkauf im Supermarkt beschäftigt, weil in Großbritannien Supermärkte mehr als 80 Prozent des Lebensmittelmarkts kontrollieren – und in anderen europäischen Ländern ist das ähnlich. Dass es außerdem viele wunderbare, kleine Läden gibt, muss nicht eigens betont werden; aber ich möchte Sie natürlich ermutigen, auch dort, wann immer möglich, einzukaufen und diese Läden so zu unterstützen. Natürlich gibt es immer auch mehr als hundert gute Gründe, dort nicht einzukaufen – etwa Zeit- und Parkprobleme oder die Tatsache, auf Niedrigstpreise angewiesen zu sein –, aber es gibt auch mehr als genug gute Gründe, jetzt auch dort mit dem Einkauf zu *beginnen*. Sie könnten entdecken, dass, je wichtiger bestimmte Aspekte Ihres Einkaufsverhaltens für Sie werden, gerade viele dieser kleineren Läden Ihnen bieten, was Sie nun suchen: Waren aus ethisch verantwortlichem Anbau, ökologisch verpackt oder sogar unverpackt, diese Optionen könnten Ihrem neuen Drang nach verantwortungsvollem Einkaufsverhalten zugutekommen.

Headspace-Übung: Achtsamer Lebensmitteleinkauf 1

Diese erste Übung sollten Sie erledigen, wenn Sie einmal etwas Zeit haben und wirklich wissen wollen, warum Sie die Lebensmittel kaufen, die Sie kaufen – sogar solche, die Sie gar nicht mehr haben wollen. Dabei sollten Sie möglichst nicht in Eile sein, und vielleicht finden Sie es auch interessanter oder lustiger, diese Übung gemeinsam mit einer anderen Person zu machen. Egal wie Sie sich entscheiden, beachten Sie bitte nur, dass Sie diesmal nicht in dem Laden sind, um etwas einzukaufen – und beobachten Sie, wie Ihr Kopf trotzdem versuchen wird, Sie zum Einkaufen zu verleiten, während Sie sich dort aufhalten. Sorgen Sie außerdem dafür, dass Sie vorher genug gegessen haben, weil Hungergefühle Ihr Denken zweifellos beeinflussen werden.

1. Gehen Sie einfach in den Laden und stellen Sie fest, was als Erstes Ihre Aufmerksamkeit erregt. Werden zuerst die Augen aktiv oder vielleicht die Nase? Wenn es im Laden sehr voll ist, könnten es auch die Ohren sein. Nehmen Sie sich einen Augenblick Zeit, um zu erkennen, welcher Ihrer Sinne zu einer bestimmten Zeit am aktivsten ist.

2. Treten Sie, ohne jemanden zu behindern, zur Seite und nehmen Sie sich einen Augenblick Zeit, um festzustellen, ob mit dem Betreten des Lebensmittelladens und mit jenen ersten bewussten Eindrücken eine positive oder eine negative Assoziation verbunden ist. Fühlen Sie sich hier wohl oder unwohl?

3. Versuchen Sie als Nächstes *genau* zu identifizieren, wie Sie sich körperlich und mental fühlen. Regt Sie dieser Laden auf, macht er Sie ängstlich oder glücklich, oder fühlen Sie sich gelangweilt, träge und faul? Ist das Gefühl irgendwie überwältigend? Sie müssen an diesen Gefühlen nichts ändern, sondern einfach nur zur Kenntnis nehmen, was geschieht; das reicht für diesen Augenblick vollkommen aus.

4. Wenn Sie nun im Laden umherwandern, achten Sie genau auf die Plazierung der Lebensmittel. Welche sind oben aufgestellt, welche weit unten, und welche sind genau auf Augenhöhe plaziert, so dass man sie garantiert nicht übersehen kann? Lebensmittelhersteller zahlen Supermärkten viel Geld für die optimale Plazierung ihrer Produkte; aber wie viele der Produkte auf Augenhöhe würden Sie für wirklich gesund halten?

5. Wählen Sie jetzt einen Ihrer Lieblingssnacks aus, vorzugsweise einen, den Sie als »sündiges Vergnügen« charakterisieren würden. Wie fühlt es sich an, wenn Sie diesen Snack im Regal liegen sehen? Erleben Sie, wie in Ihnen ein Schwall des Begehrens aufsteigt? Weil Sie bereits entschieden haben, bei diesem Besuch im Laden nichts zu kaufen, ist dies eine wirklich einzigartige Gelegenheit, einen Schritt zurückzutreten und diesen Snack aus einem völlig neuen und objektiven Blickwinkel zu betrachten. Wie fühlt sich Ihr Körper in diesem Moment an?

6. Was also ist es, das dieses Nahrungsmittel so unwiderstehlich erscheinen lässt? Ist es die Verpackung? Ist es die Art, wie es sich anfühlt? Der Gedanke daran? Sind es die emotionalen Assoziationen, die das Produkt bei Ihnen weckt? Ordnen Sie bitte Ihre Gedanken, um sich darüber klarzuwerden, was genau Ihr Verlangen antreibt, diesen Artikel wiederholt zu kaufen, obwohl er Ihre Versuche, sich so gut wie irgend möglich zu fühlen, direkt oder indirekt zum Scheitern bringt. Hier geht es nicht darum, Lebensmittel als gut oder schlecht zu klassifizieren, sondern darum, zu erkennen, was in Ihrem Kopf abläuft.

7. Wenn Sie im Laden umherwandern, welchen Weg wählen Sie dann? Folgen Sie Ihrer gewohnten Route? Nutzen Sie diese Gelegenheit doch, einmal jene Gänge entlangzugehen, die Sie sonst meiden. Was steht da? Gibt es da Lebensmittel, die potenziell Ihrer neuen Art zu essen entsprechen? Es lohnt schon, einen Gedanken daran zu verschwenden: Wenn wir stets nur tun, was wir schon immer getan haben, werden wir auch stets nur das bekommen, was wir schon immer gehabt haben.

8. Bedenken Sie, dass Ihr Weg durch den Laden nicht nur von den Augen bestimmt wird, sondern auch von den anderen Sinnen. Achten Sie zuerst auf die physischen Empfindungen im Körper. Fällt Ihnen zum Beispiel auf, wie Sie aus den kühleren Teilen des Ladens fliehen, weg von den frischen Produkten und dorthin, wo es etwas wärmer ist? Oder haben Sie vielleicht das Gefühl, dass Sie sich aufregen und den Laden am liebsten ganz verlassen würden?

9. Machen Sie sich bewusst, wie auch Ihr Geruchssinn Ihren Weg durch den Laden beeinflusst. Finden Sie sich etwa, ohne eine Erklärung dafür zu haben, in der Brot- und Backwarenabteilung des Ladens wieder? Oder in der Obstab-

teilung? Was hat Sie dorthin geführt? Ist es allein der Duft der Lebensmittel? Oder sind es die *Assoziationen*, die Sie mit dem Geruch verbinden? So treffen wir Entscheidungen oft eher auf der Grundlage einer Idee, wie etwas sein *könnte* oder sein *wird*, statt auf der Grundlage, wie etwas *tatsächlich* ist.

10. Bevor Sie den Laden jetzt verlassen, denken Sie daran, dass Sie (wenn Sie Geld dabeihaben) kaufen können, was Sie wollen, sofern Sie denn einkaufen wollen. Sie sind frei in Ihren Entscheidungen. Oft geraten unsere Gefühle, je restriktiver unsere Diät ist, immer stärker in Konflikte miteinander. Außerdem kommt das Verlangen, je stärker wir es unterdrücken, umso massiver zurück. Nur *Sie* wissen, welche Lebensmittel Ihrem Körper Wohlbefinden und Entspannung bringen, Ihrem Geist hingegen Ruhe und Klarheit.

Headspace-Übung: Achtsamer Lebensmitteleinkauf 2

Diese Übung ist für Ihren nächsten Lebensmitteleinkauf gedacht. Geschrieben ist sie im Hinblick auf die Verhältnisse im Supermarkt (einfach, weil dort die meisten Leute einkaufen), aber sie lässt sich auch leicht auf kleinere Läden anwenden. Sie ist stärker fokussiert und geleitet als die letzte Übung, die Sie gerade absolviert haben: Sie erlaubt Ihnen, den Laden ohne Unentschlossenheit und ohne vorgefasste Entscheidungen zu betreten und wieder zu verlassen. Sie dürfen Entscheidungen treffen, die für Sie richtig sind. Vorausgesetzt wird ferner, dass Sie die *Headspace*-Übung zur achtsamen Auswahl von Nahrungsmitteln schon gemacht und einen Einkaufszettel vorbereitet haben.

1. Beginnen Sie damit, sich auf einen neutralen Punkt zu konzentrieren. Das kann das Gefühl Ihrer Füße auf dem Boden sein, das Gefühl Ihrer Hände am Einkaufswagen, aber auch das Gewicht des Einkaufskorbs in Ihrer Hand. Dieser Konzentrationspunkt wird während des ganzen Einkaufs Ihr *Anker der Achtsamkeit* sein, also der Ort, zu dem Sie Ihre Aufmerksamkeit zurücklenken werden, wenn es sich anfühlt, als würden Ihre Gedanken davonrennen.

2. Erinnern Sie sich daran, dass diese Einkaufstour nicht dazu dient, sich selbst zu kontrollieren oder einschränken zu wollen, was Sie essen. Sie haben die Freiheit, alles zu essen, was Sie wollen. Wenn Sie diese großzügige Einstellung zum Einkaufen mitbringen können, wird es in Ihrem Kopf deutlich weniger Spannungen geben. Seien Sie sich außerdem bewusst, was auf Ihrem Einkaufszettel steht und welche positiven Entscheidungen Sie schon vor dem Betreten des Ladens getroffen haben.

3. Arbeiten Sie einen Punkt nach dem anderen ab und lenken Sie Ihre Aufmerksamkeit zwischendurch immer zum gewählten Konzentrationspunkt zurück, nachdem Sie die betreffende Ware in Ihren Einkaufswagen oder Einkaufskorb gelegt haben. Dies sollte möglichst sanft und fast spielerisch geschehen. Das Gefühl von zu vielen Dingen, die gleichzeitig um unsere Aufmerksamkeit buhlen, ist ganz normal (und es entspricht wahrscheinlich ja auch der Realität). Darum ist es so wichtig, einen sicheren Konzentrationspunkt zu haben, zu dem Sie jederzeit zurückkehren können.

4. Jedes Mal, wenn Sie etwas in die Hand nehmen, erinnern Sie sich bitte an die Übung zur achtsamen Nahrungsmittelauswahl und an den Grund, warum Sie das betreffende Lebensmittel kaufen wollen. Vermeiden Sie, wenn möglich,

sich in allzu viele Analysen und Gedanken zu verstricken; machen Sie sich stattdessen lieber eine mentale Notiz – wenn Sie so wollen, ein imaginäres Etikett, auf dem steht, was der wichtigste Grund für die Entscheidung ist, dieses Lebensmittel zu kaufen. Das ist wirklich wichtig, weil Sie sich auf diese Weise positiv bestätigen, welche Entscheidungen Sie vorab mit gutem Grund getroffen haben.

5. Manchmal werden Sie feststellen, dass Ihre Gedanken zu wandern beginnen. Machen Sie sich deshalb nicht zu viele Sorgen, aber sobald Sie merken, dass Sie zerstreut sind, sollten Sie Ihre Aufmerksamkeit sanft auf den von Ihnen gewählten mentalen Konzentrationspunkt zurücklenken. Das gilt gleichermaßen für glückliche, traurige und ängstliche Gedanken, für Gedanken über das Essen, Ihren Körper, Ihre Arbeit, Ihr Zuhause, Ihre Familie, Ihre Freunde – oder für alles andere. Konzentrieren Sie sich einfach auf diese Weise jedes Mal von neuem.

6. Entscheidend ist bei dieser Übung die Aufrechterhaltung der richtigen Balance zwischen Anstrengung, Natürlichkeit und Gelassenheit. Im Allgemeinen wollen wir, wenn etwas als wichtige »Aufgabe« oder wichtige »Übung« zu erledigen ist, alles etwas zu gut machen – und das führt zu Überanstrengung. Dann verspannen wir uns, werden eng, rigide und stur im Kopf. Denken Sie also daran, dass diese Übung mehr damit zu tun hat, *dass Sie Ihr natürliches Selbst enthüllen,* statt mit Gewalt zu versuchen, Ihren Geist zu verändern oder neu zu programmieren.

7. Im weiteren Verlauf des Einkaufs kann es nützlich sein, zur Kenntnis zu nehmen, wie sich die Atmung in Ihrem Körper anfühlt. Atmung und Geist sind intim miteinander verbunden. Darum kann die Atmung oft ein hilfreiches Barometer dafür sein, wie Ihr Kopf arbeitet. Sie könnten zum Beispiel

entdecken, dass Sie kurzatmiger werden, wenn Sie am Schokoladenregal entlanggehen, und dass Ihre Atemzüge länger werden, wenn Sie sich im Gemüsebereich aufhalten. Machen Sie, wenn nötig, eine Pause und gönnen Sie sich die Zeit, Ihre Gefühle genau zu registrieren.

8. Wenn Sie an der Kasse warten, um zu bezahlen, werden Sie sich wahrscheinlich den üblichen Fächern mit Süßigkeiten und Schokolade gegenübersehen. Diese Situation können Sie als schwierige Herausforderung bewerten, als Ihr letztes Hindernis vor dem Ziel, oder aber als eine Art Spiel, bei dem der Laden versucht, Sie von vorgefassten Entschlüssen abzubringen und Ihre Konzentration zu stören. Denken Sie einfach daran: Wann immer Sie merken, dass Sie zerstreut sind, führen Sie sich sanft zum Ausgangspunkt Ihrer Konzentration zurück.

9. Auch wenn Sie sich auf diese Weise konzentrieren, sollten Sie stets bedenken: Niemand hindert Sie daran, diese Dinge zu kaufen; keine Regel verbietet den Kauf. Es geht vielmehr um die Überlegung:»Wird mir dies helfen, meine Idealgröße, meine Idealfigur und mein Idealgewicht zu erlangen? Wird mir dies dazu verhelfen, mich in meinem Körper wohler zu fühlen? Wird dies mein Verhältnis zum Essen insgesamt verbessern?« Lautet die Antwort auf nur eine dieser Fragen »nein«, wäre es geradezu verrückt, diese Dinge zu kaufen.

10. Machen Sie, ehe Sie den Laden verlassen, auf dem Weg nach draußen eine kurze Pause, um wenigstens einmal tief durchzuatmen. Wenn Sie so dastehen, genehmigen Sie sich einen kurzen Moment, um Revue passieren zu lassen, was Sie gerade geschafft haben – um ein gutes Gefühl dabei zu haben und den Entschluss zu fassen, bei jedem weiteren Einkauf wieder genauso zu verfahren. So

bilden sich neue positive Gewohnheiten heraus, und die neuen Nervenbahnen, die Sie auf diese Weise anlegen, werden von zusätzlicher Bestätigung und Rückversicherung enorm profitieren.

Achtsame Essenszubereitung

Als ich mit dem Schreiben dieses Abschnitts begann, habe ich eine Reihe von Leuten gefragt, wie lange sie ungefähr bräuchten, um ein gewöhnliches, warmes Abendessen vorzubereiten – für viele von uns die Hauptmahlzeit des Tages. Die Antworten variierten von »So lange, wie man braucht, um einen Hamburger auszupacken« bis »In der Mikrowelle rund vier Minuten«. Gelegentlich stieß ich auch auf jemanden, der noch richtig mit einem Herd umzugehen wusste, und bei diesen Leuten schien alles zwischen einer halben und einer ganzen Stunde für die Essensvorbereitung akzeptabel zu sein. Geraten Sie jetzt bitte nicht in Panik, denn ich werde nicht von Ihnen verlangen, nun auch jeden Abend so viel Zeit aufs Kochen zu verwenden. Und natürlich schwanken Vorbereitungszeit, Anstrengung, Intensität und Konzentration ja auch, je nachdem, welches Gericht Sie zubereiten wollen. Doch wenn wir der alten Maxime folgen wollen, dass der Weg das Ziel ist, dann ist die achtsame Essenszubereitung eindeutig ein ganz wichtiger Teil des achtsamen Essens.

Worum drehen sich Ihre Gedanken während der Zubereitung des Essens für gewöhnlich? Sind Sie dann gedanklich damit beschäftigt, den folgenden Arbeitstag vorzubereiten, während das Messer beim Karottenschneiden der Fingerkuppe immer näher kommt? Sind Ihre Gedanken noch immer mit den aufregenden Ereignissen des Tages beschäftigt? Rekapitulieren Sie etwa ein Gespräch in Gedanken immer und immer wieder, während Sie Reis oder Nudeln zum Kochen aufsetzen? Indes, wer sich mit der Zukunft beschäftigt oder Vergangenem weiter verhaftet bleibt, der kann nicht präsent sein – das schließt sich einfach aus.

Das Ganze mag zunächst nicht so wichtig klingen. Aber wenn Sie mal darüber nachdenken, dann haben die meisten Probleme der Menschen ihren Ursprung im mentalen Bereich. Wir neigen dazu, gestresst zu sein, wenn wir über bestimmte Dinge nachdenken oder uns von unseren Emotionen hinreißen lassen. Daraus ergibt sich dann meist ein Dominoeffekt, der auch unser Verhalten beeinflusst – ganz gleich ob es speziell mit dem Essen zusammenhängt oder nicht. So stellen Essensvorbereitungen eigentlich eine wunderbare Gelegenheit dar, präsent, achtsam und aufmerksam statt zerstreut, gestresst oder überwältigt zu sein – eine Gelegenheit, seinen Geist zu trainieren und zu verstehen, was es heißt, im Hier und Jetzt zu leben: mit einer gesunden Wertschätzung, mit Geduld und einer unvoreingenommenen Haltung. Zugleich ist es natürlich eine Gelegenheit, zu unseren Nahrungsmitteln wieder ein engeres Verhältnis aufzubauen.

Nehmen Sie sich einen Augenblick Zeit, um über die Gemüseprodukte nachzudenken, die in Ihrem örtlichen Supermarkt angeboten werden. Es ist noch nicht so lange her, da wurden diese einfach nur in die Regale gelegt und manchmal vorher gewaschen. Doch dann begannen Fehlfarben, Unregelmäßigkeiten der Form, Flecken und Fehler uns zu stören. Also bemühten sich die Bauern, makellose, dem Auge gefälligere Ware zu produzieren. Als Nächstes kam der Gedanke auf, dass, wenn man die Lebensmittel schon vorher wüsche, dieser Arbeitsgang dem Kunden zu Hause erspart bliebe. Und wenn man schon einmal dabei war, Gemüse und Salat für uns zu waschen, dann konnte man es doch auch gleich noch zerkleinern, nicht wahr? Erstaunlicherweise reichte das manchen Leuten immer noch nicht, und so kamen die »vorgekochten« Lebensmittel auf, die man zu Hause nur noch aufzuwärmen braucht. Heute können Sie im Supermarkt in sterilen Plastikverpackungen schon gewaschene, geschälte, geschnittene und klein gewürfelte Zwiebeln kaufen oder vorgebratene, nach dem Aufwärmen sofort essbare Bratkartoffeln.

Nun denken Sie mal zurück, wie das war, als Sie es noch mit frischem Gemüse, vorzugsweise aus eigenem oder wenigstens lokalem Anbau, zu tun hatten. Vielleicht waren Sie damals noch ein Kind oder begegneten dieser natürlichen Art der Ernährung während eines Auslandsurlaubs. Vielleicht waren es ein paar frische Tomaten, eine Zwiebel, eine Karotte oder etwas Spinat. Ganz gleich was es war, es lässt sich nicht bestreiten, dass diese Produkte irgendwie natürlicher aussahen und sich natürlicher anfühlten, und das ist noch heute so: Körper und Geist reagieren darauf ganz anders als auf die Kunstprodukte. Von einem Augenblick zum nächsten werden wir den am Fließband produzierten Waren, vorgekochten Lebensmitteln und unseren Gelüsten danach entrissen und an einen Ort der Unschuld entführt, wo Lebensmittel noch so *aussehen,* wie sie sollten, sich noch so *anfühlen,* wie sie sollten, noch so *riechen,* wie sie sollten, *schmecken,* wie sie sollten, und ja, beim Reinbeißen oder Durchschneiden auch noch so *klingen,* wie sie sollten. Das ist dann jener wunderbare Augenblick, wenn Sie jemanden sagen hören: »O ja, *so* sollten Tomaten immer schmecken!«

Viele Menschen, mit denen ich gesprochen habe, sagen, die Zeit spiele mit die wichtigste Rolle, wenn es um die Auseinandersetzung mit der Essensvorbereitung gehe. Doch seltsamerweise ist es oft gar nicht der Fall, dass man »keine Zeit hat«, sondern vielmehr ist es so, dass man mit seiner Zeit etwas anderes anfangen will. Essensvorbereitungen werden dabei leicht als Fron statt als Teil der (Vor-)Freude auf das Essen empfunden, darum liegt natürlich die Versuchung nahe, stattdessen lieber etwas anderes zu machen. Irgendwie scheint die Vorbereitungszeit mit der Zeit für sich selbst zu konkurrieren. Doch das ist eine Illusion, denn Zeit kann grundsätzlich als für sich selbst investierte Zeit empfunden werden. Tatsächlich ist das Einzige, was der Zeit für sich selbst in die Quere kommen kann, der Wunsch, irgendwo anders zu sein oder etwas ganz anderes zu tun. Wenn wir also die Essensvorbereitung neu als positive Tätigkeit betrachten können, wenn wir neugierig und engagiert an diese Aufgabe herangehen, dann ist diese Zeit auf einmal auch gut investiert, denn dann wird sie zur Zeit für uns selbst.

Für andere ist die schiere Monotonie oder Langeweile der Essenszubereitung das Problem. Im Vergleich zu unserem sonst adrenalingesteuerten Leben fühlt sich das Kartoffelschälen oder Salatwaschen ziemlich profan und ereignislos an. Ich bin mir ziemlich sicher, das hat die Nachfrage nach Fertiggerichten mindestens so sehr beflügelt wie der Vorteil der Zeitersparnis. Aber es ist ja gerade die Anspruchslosigkeit einer so einfachen Arbeit, die sie so wertvoll macht. Sie ist so angenehm unkompliziert, dass sie kaum Gehirnschmalz erfordert, stattdessen einfach sanfte Präsenz und eine ausgewogene Anstrengung. Und wenn es Ihnen gelingt, diese Tugenden bei der Essensvorbereitung zum Einsatz zu bringen, warum dann nicht auch in anderen Bereichen Ihres Lebens? Achtsamkeit kann jederzeit, überall und bei jeder Tätigkeit ausgeübt werden. Können Sie sich an eine Zeit erinnern, in der Sie mit etwas so intensiv beschäftigt waren, dass Sie all die anderen Dinge vollkommen vergessen haben, die Sie eigentlich viel lieber hätten tun wollen?

Ein letzter Punkt noch und beileibe nicht der unwichtigste: Wenn Sie sich die Zeit nehmen, Ihr Essen achtsam zuzubereiten, können Sie hundertprozentig sicher sein, welche Zutaten enthalten sind. Einer der wichtigsten Faktoren für die unverhältnismäßige Gewichtszunahme vieler Menschen sind die »verborgenen Kalorien«. Salate werden oft mit sehr fetten Salatsoßen zubereitet, in fertig abgepackten belegten Broten findet sich regelmäßig so viel Mayonnaise, dass sie insgesamt mehr Kalorien haben als ein Hamburger, und sogenannte »fettfreie« Produkte haben meist einen absurd hohen Zuckergehalt. Denken Sie einfach daran, die meisten Lebensmittelproduzenten interessieren sich nicht für Ihre Taille, sondern nur dafür, dass Sie die Nahrungsmittel essen, die man Ihnen verkaufen will. Anschließend sollen Sie wiederkommen, um noch mehr davon zu kaufen. Wenn Sie Ihr Essen achtsam selbst zubereiten, essen Sie nur, was Sie selbst wirklich essen wollen, nur was gesund ist und nur, was Ihnen dabei hilft, Ihr Idealgewicht zu erlangen.

Headspace-Übung:
Achtsame Essenszubereitung

Für diese Übung können Sie grundsätzlich jedes Nahrungsmittel verwenden, aber ich schlage vor, frisches Gemüse oder Obst zu nehmen. Um diese Übung zu erklären, habe ich eine Karotte, etwas frischen Spinat und eine frische Tomate gewählt, aber Sie haben natürlich die Freiheit, sich für etwas anderes zu entscheiden. Wie immer werden Sie am meisten von der Übung profitieren, wenn Sie diese in einer Umgebung durchführen, die relativ gut zu dieser Aufgabe passt. Schalten Sie also bitte Ihr Handy aus und sorgen Sie dafür, dass Sie so wenig wie möglich abgelenkt werden (jedenfalls wenn Sie diese Übung zum ersten Mal machen). Anfangs könnte Ihnen alles sehr langsam vorkommen, aber das hat nur damit zu tun, dass man so am leichtesten lernen kann. Wenn Sie erst einmal erfasst haben, wie der Hase läuft, können Sie zu Ihrer üblichen Geschwindigkeit, mit der Sie solche Dinge erledigen, zurückkehren – dann jedoch mit einer wesentlich gesteigerten Bewusstheit. Sie können diese Übung im Sitzen oder im Stehen erledigen, je nachdem, was Ihnen lieber ist.

1. Ehe Sie zu waschen, zu schneiden oder zu schälen beginnen, sehen Sie sich bitte genau an, was Sie da zubereiten, kochen und essen wollen. Es mag seltsam klingen, aber wir sehen die Dinge oft nicht als genau das, was sie sind, sondern betrachten sie mittels einer Projektion – einer Idee, wie sie unserer Meinung nach sein *sollten*. Wenn Sie durch genaue Beobachtung eine stärkere Beziehung zu den Nahrungsmitteln schaffen, entstehen tatsächlich neue, positive, neuronal verankerte Verhaltensmuster in Ihrem Kopf. Gehen Sie jetzt zur Spüle und lassen Sie

Wasser über die verschiedenen Gemüsesorten laufen, um Schmutz oder Staub sanft zu entfernen. Achten Sie auf die Wassertemperatur, die unterschiedlichen Oberflächen der Gemüseteile und auf alle Gerüche. Lassen Sie für ein, zwei Minuten alle anderen Gedanken fahren und widmen Sie sich ganz der Wassertemperatur, der Konsistenz des Gemüses und den Gerüchen.

2. Es kann bei Tätigkeiten wie dem Gemüsewaschen durchaus geschehen, dass bestimmte Gedanken sich einfach nicht unterdrücken lassen. Möglicherweise ertappen Sie sich dabei, wie Sie den nächsten Tag planen oder ein Gespräch in Gedanken Revue passieren lassen – vielleicht sogar eines, das noch gar nicht stattgefunden hat. Oder Ihnen spukt gerade durch den Kopf, was Sie in diesem Moment eigentlich lieber täten. Wie auch immer, sobald Sie merken, dass Ihre Gedanken abschweifen, leiten Sie Ihre Aufmerksamkeit sanft auf den Tastsinn zurück.

3. Legen Sie die Gemüseteile als Nächstes zum Schneiden auf ein Küchenbrett und nehmen Sie als Erstes die Karotte. Selbst wenn Sie Karotten normalerweise nicht schälen, nehmen Sie bitte bei dieser Gelegenheit ein Messer oder einen Sparschäler und beginnen Sie, langsam zu schälen. Nehmen Sie sich die Zeit, präsent zu sein und auf körperliche Empfindungen zu achten. Nehmen Sie zur Kenntnis, wie die Karotte aussieht, wie sie riecht, wie sie sich anfühlt, aber auch wie es klingt, wenn das Messer die Oberfläche der Karotte durchtrennt. Widerstehen Sie aber noch dem Impuls, eine Kostprobe zu nehmen, um den Geschmack zu testen.

4. Während Sie diese Arbeit verrichten, machen Sie sich Ihre subtilen Gefühle der Befriedigung, des Vergnügens, der Langeweile oder der Unruhe bewusst, oder welches an-

dere Gefühl gerade im Vordergrund steht. Nur wenn Sie Ihre Gedanken und Empfindungen klar sehen, werden Sie spüren, dass Sie Ihre Ernährung wirklich unter Kontrolle haben. Schneiden Sie die geschälte Karotte nach Belieben in kleine Stücke und beachten Sie dabei neben dem Geräusch auch, wie sich Arm und Hand anfühlen, wenn sie das Messer bewegen.

5. Wirklich hilfreich könnte für Sie auch die Beobachtung sein, wie sehr Sie sich beim Kleinschneiden und überhaupt beim Prozess der Essenszubereitung abmühen müssen. Strengt Sie das Gemüseschneiden sehr an, gehen Sie vielleicht sogar mit solcher Verbissenheit zu Werke, dass Sie das Brett gleich noch mit zersäbeln? Das ist meistens ein guter Indikator dafür, wie es gerade in Ihrem Kopf aussieht. Füllen Sie die klein geschnittenen Karotten in eine Schüssel und legen Sie sich ein Stück beiseite, um es später zu probieren.

6. Als Nächstes kommt der Spinat an die Reihe. Nehmen Sie ein Bündel und halbieren Sie dieses mit einem Messer. Riechen Sie anschließend daran. Duftet der Spinat süß, bitter, frisch oder abgestanden? Je mehr Sie sich für diesen Prozess interessieren und wenn Ihre Neugier echt ist, werden Sie etwas erkennen, entdecken und ein Verständnis von der Dynamik Ihrer mentalen Prozesse gewinnen. Es geht nicht ums Denken, sondern um wache Bewusstheit. Legen Sie einige Blätter beiseite, um sie später zu probieren, und füllen Sie den Rest in eine Schale.

7. Nehmen Sie jetzt endlich auch die Tomate und halten Sie sie unter Ihre Nase. Wenn die Tomate frisch und natürlich gewachsen ist, sollte sie einen wunderbaren Duft haben. Nehmen Sie sich auch die Zeit, die Oberflächenstruktur der Tomate abzutasten, bevor Sie sie halbieren und dann

vierteln. Verwenden Sie darauf so wenig Kraft und Mühe wie möglich. Nehmen Sie die Stücke dann nochmals auf, riechen Sie daran, berühren Sie sie, schauen Sie sie genau und interessiert an. Legen Sie dann auch hier ein Stück zum Probieren beiseite und füllen Sie den Rest in eine Schüssel.

8. Setzen Sie sich nun an den Tisch und legen Sie die drei Teile vor sich hin, die Sie zum Probieren beiseitegelegt hatten. Es sollte in jedem Fall nur eine kleine Portion sein, nicht mehr als ein Mundvoll. Wenn Sie die drei Gemüsestücke nun gemeinsam ansehen, sollte Ihnen auffallen, wie sehr sie sich voneinander unterscheiden, wie sehr die Farben kontrastieren, die Konsistenz, die Düfte.

9. Jetzt ist endlich der Zeitpunkt gekommen, alles zu probieren und sich Zeit für die Erkundung der Aromen zu gönnen. Das ist ein wichtiger Bestandteil der Essensvorbereitung, stellt er doch sicher, dass Sie genau wissen, was Sie kochen wollen und wie man es am besten zubereitet. Ist zusätzliches Würzen erforderlich; muss es gebraten, gegrillt, gebacken oder gekocht werden? Beachten Sie jedes Aroma genau. Und nehmen Sie sich die Zeit, wirklich alle Zutaten vor dem Kochen genau zu betrachten und zu taxieren.

Achtsames Kochen

Vieles, was im Abschnitt über achtsame Essensvorbereitung gesagt wurde, gilt genauso für das achtsame Kochen. Allerdings sind einige zusätzliche Faktoren zu beachten. Zum Beispiel: Wie sieht es normalerweise in Ihrer Küche aus, wenn Sie mit dem Kochen fertig sind? So, als hätte eine Bombe eingeschlagen? Sind an den Wänden Zutaten verspritzt, stapeln sich die schmutzigen Töpfe? Baumelt vielleicht der Rauchmelder von der Decke, weil Sie ihn mit dem Schuhabsatz zum Schweigen gebracht haben? Oder gehören Sie zu jenen, die am liebsten gleich alles sauber hinterlassen und nebenher abwaschen? Gehören Sie vielleicht zu den Kalorienzählern, die ganz methodisch eine Sache nach der anderen abarbeiten? In allen genannten Fällen ist es durchaus möglich, aufmerksam und bewusst zu bleiben, aber es steht außer Frage, dass Achtsamkeit in einer geordneten Umgebung mehr Spaß macht.

Haben Sie je bemerkt, wie es ist, wenn Sie etwas kochen, das Sie noch nie zuvor ausprobiert hatten? Normalerweise ist man dann aufgeregt, interessiert oder neugierig. Wenn wir nicht nur für uns, sondern auch für andere kochen, ist vielleicht auch ein wenig Furcht im Spiel. Am wichtigsten ist jedoch die Vorfreude darauf, wie es schmecken wird. Manche Leute steigern sich sogar so sehr in diese Vorfreude hinein, dass sie das Gericht im Geiste bereits gegessen haben, bevor es überhaupt vom Herd genommen ist. Doch wie ist es beim eigentlichen Kochvorgang? Wo ist da Ihre Aufmerksamkeit? Neigen Sie dazu, entspannt und gelassen zu sein, oder sind Sie gestresst und ungeduldig?

Ich erinnere mich noch an die Zeit, als ich die Grundlagen achtsamen Essens als Novize während meines ersten Klosteraufenthalts im Himalaja kennenlernte. Wir wurden aufgefordert, während des gesamten Kochvorgangs in der Küche anwesend zu sein (und zwar nicht nur körperlich), selbst wenn wir gar nichts zu tun hatten und das Essen im Herd mehrere Stunden brauchte, bis es fertig war. Der Grundgedanke lautete, interessiert und gespannt zu sein, unabhängig davon, was wir gerade taten. Beim Kochvorgang hieß das vor allem, Gehör und Geschmackssinn zu beachten und sie effizient als Konzentrationspunkte zu nutzen. Ich würde Ihnen zwar nicht vorschlagen, sich auf diese Weise stundenlang in Ihrer Küche aufzuhalten, aber es kann wirklich eine erhellende Übung sein (so sehr, dass ich deren Kurzfassung am Ende dieses Abschnitts eingefügt habe).

Ein Beispiel: Lasagne im Backofen riecht wie ... na, wie Lasagne eben riecht, nicht wahr? Ja und nein, ganz wie man's nimmt. Denn wenn Sie sinnlich wirklich sehr wach sind, entgeht Ihnen nicht, dass zu Beginn des Kochvorgangs alle Zutaten noch einen Eigengeruch haben; da dominiert noch nicht der Lasagne-Gesamtgeruch. Sie können auch riechen, wie sich die Aromen entwickeln und vertiefen, wie sie sich vermischen und einander ergänzen. Es ist, wenn man bei allen Teilen des Kochprozesses dabei ist, eine unglaubliche Entdeckung, die man da machen kann, frei von allen Ablenkungen. Dasselbe trifft auf alle Gerichte zu, sogar auf kalte Mahlzeiten. Es ist letztlich nicht anders, als wenn Sie Wein, Schokolade oder Käse probieren, wo Sie auch die subtilsten Duft- und Geschmacksnuancen oder Unterschiede in der Konsistenz entdecken können, wenn Sie sich ganz auf Ihre Sinne konzentrieren. Sie werden sich dann wahrscheinlich auch immer mehr Ihres Hungers bewusst werden, der zunimmt, wenn die Essensdüfte beginnen, alle relevanten Systeme des Körpers zu aktivieren. Das passiert gewöhnlich selbst dann, wenn man gar nicht so hungrig ist.

Natürlich geht es in den Küchen unserer Häuser normalerweise recht turbulent zu. Oft sind dort noch andere Menschen zugegen, Kinder spielen, Babys schreien, Partner wollen nebenbei mit einem reden. In vielen Küchen finden sich heutzutage auch an der Wand angebrachte Fernsehbildschirme. In den Küchengeräten sind Digitalradios eingebaut und die Kochzeit gilt oft auch als Gelegenheit, Tele-

fonate zu führen. Wir haben es hier mit einem ganzen Be-
völkerungssegment zu tun, das Chiropraktiker mit Arbeit
versorgt, indem sie den Telefonhörer ständig zwischen Ohr
und Schulter eingeklemmt halten, während sie in der Küche herumrennen, so dass der Kopf fast im 45-Grad-Winkel
stecken bleibt. Natürlich kann man nicht immer alle Ablenkungen vermeiden, aber bei einem können wir ganz sicher
sein: Je chaotischer es draußen zugeht, desto chaotischer
wird auch das Innenleben sein. Darum kann es nur guttun,
wenn wir uns Mühe geben, in der Praxis dafür zu sorgen,
beim Kochen Lärm und Durcheinander zu vermeiden.

Headspace-Übung: Achtsames Kochen

Es gibt viele Möglichkeiten, diese Übung zu erledigen, je
nachdem, was gekocht werden soll und welche Methode
dabei zur Anwendung kommt. Handelt es sich zum Beispiel um einen Auflauf im Backofen, können Sie es sich bequem machen und müssen nur auf die Zeit achten; Sie
können mit wachen Sinnen dasitzen und sich sanft auf Ihre
Atmung konzentrieren. Wenn Sie jedoch etwas zu kochen,
zu grillen oder zu braten haben, dann müssen Sie die ganze
Zeit aktiv und auf das Geschehen konzentriert bleiben;
dann müssen Sie rühren, schütteln, wenden oder Fett hinzugeben. Ich habe deshalb zwei kurze Übungen eingefügt,
von denen Sie diejenige auswählen sollten, die gerade am
besten passt.

Und denken Sie auch hier daran: Am meisten profitieren
Sie von diesen Übungen, wenn Sie Ihr Handy ausschalten
und alle anderen potenziellen Ablenkungen aus der Küche
verbannen (natürlich nur soweit es möglich und ange-

bracht ist). Wenn Sie dann wissen, wie die Sache am besten läuft, werden Sie auch andere Leute in der Küche um sich herum und Lärm im Hintergrund nicht mehr aus dem Konzept bringen.

Langsames Kochen (mit wenig Arbeit)

1. Plazieren Sie das Essen im Backofen, im Grill oder in der Pfanne, stellen Sie die richtige Hitze und den Küchenwecker ein und sorgen Sie dafür, an nichts anderes mehr denken zu müssen.

2. Setzen Sie sich nicht allzu weit vom Backofen oder Kochfeld entfernt auf einen Stuhl und entspannen Sie sich. Sie haben nichts anderes zu tun, als aufmerksam auf die wechselnden Geräusche, Gerüche, Empfindungen und Gedanken zu achten, während Sie sich sanft auf Ihre Atmung konzentrieren. Machen Sie diese Konzentrationsübung anfangs nur ein paar Minuten lang und kehren Sie vielleicht alle 10 bis 15 Minuten in die Küche zurück, um die Übung zu wiederholen und auf Veränderungen zu achten.

3. Sie müssen sich keine Sorgen machen, wenn Ihre Gedanken zu wandern beginnen, doch sobald Sie es merken, sollten Sie Ihre Aufmerksamkeit einfach zurück auf Ihre Atmung lenken, danach dann auf die anderen Sinneseindrücke, etwa den Geruch, die steigende Raumtemperatur oder das Magenknurren, wenn Ihre Magensäfte sich auf das Essen vorbereiten.

4. Identifizieren Sie die verschiedenen Gerüche, Düfte, Aromen und Nahrungsmittel beim Garen so genau wie möglich. Es ist, als würden Sie versuchen, noch den letzten Geruch, noch die letzte Nuance in sich aufzunehmen. Es ist erstaunlich, wie viel Sie erkennen können, wenn Sie sich geistig wirklich ganz darauf konzentrieren.

5. Wenn Ihnen diese Dinge bewusst werden, achten Sie darauf, welche Richtung Ihr Kopf einzuschlagen versucht. Schweifen Sie zurück in die Vergangenheit, zu alten Erinnerungen, wobei Sie vielleicht die Düfte mit denen früherer Mahlzeiten assoziieren? Oder eilen Sie in die Zukunft voraus und stellen sich dabei vielleicht schon vor, wie das Essen gleich schmecken wird? Analysen oder Nachdenken sind nicht erforderlich; Sie sollen diese Vorgänge nur wahrnehmen und registrieren.

Schnelles Kochen (mit viel Arbeit)

1. Beginnen Sie mit dieser Übung, sobald Sie das Wasser erhitzen oder das Öl in die Pfanne gießen, und achten Sie auf die Geräusche, Gerüche und Empfindungen, die durch die Hitze sofort in Gang gesetzt werden.

2. Achten Sie, wenn Sie mit dem Kochen beginnen, darauf, wie die Beigabe jeder neuen Zutat den Gesamtgeruch des Gerichts beeinflusst. Gestatten Sie sich, mit allen physischen Sinnen hundertprozentig präsent zu sein. Wann immer die Gedanken zu wandern beginnen, führen Sie sie sanft zu den Geräuschen und Gerüchen zurück.

3. Versuchen Sie darauf zu achten, wie sich Ihre Stimmung und Ihr Denken während des Kochvorgangs verändern. Macht Ihnen die Hitze zu schaffen? Macht es Ihnen ein wenig Angst, all die verschiedenen Vorgänge gleichzeitig bewältigen zu müssen, oder haben Sie das Gefühl, auf Ihre Fähigkeiten vertrauen zu können und alles unter Kontrolle zu haben? Versuchen Sie bitte nicht, diese Stimmungen und Gefühle zu ändern – die Wahrnehmung des Gesamtbilds reicht völlig aus.

4. Wenn Sie Ihren Geist beobachten, nutzen Sie bitte die sinnlichen Wahrnehmungen als sicheren Anker, den Sie

jederzeit als Halt verwenden können, wenn die Emotionen sich zu verselbständigen drohen. Statt also Angst vor der eigenen Angst zu haben, konzentrieren Sie sich lieber auf den Essensgeruch, und statt wegen Ihrer Frustrationsgefühle immer frustrierter zu werden, achten Sie lieber auf die Geräusche beim Kochen oder Braten.

5. Beobachten Sie während der ganzen Übung, wie sich Ihr Kopf verhält. Fühlen Sie sich wohl in der Gegenwart? Neigen Sie dazu, ständig Zukunftspläne zu machen? Oder hängen Sie ständig früheren Erinnerungen nach? Sich Ihrer Gedanken bewusst zu werden hilft Ihnen dabei, die Übung wesentlich effizienter durchzuführen. Im Klartext: Für die meisten Menschen heißt das, dass sie in der Küche dann heiter und ausgeglichen sind.

Achtsames Essen

Jetzt kommen wir zum Herzstück der ganzen Übung, dem Hauptgang, wenn Sie so wollen. Alle anderen Aspekte des achtsamen Essens werden Ihrem Esserlebnis zweifellos zugutekommen; sie werden Ihr Verhältnis zum Essen verbessern und zugleich die Chancen, Ihr Idealgewicht zu erreichen, signifikant erhöhen. Doch erst der eigentliche Essprozess leitet wirklich einen Wandel ein. Hier werden Sie wahrscheinlich die größten Veränderungen erkennen und die Zusammenhänge zwischen einer ruhigen, stabilen Gemütslage und einer praktikablen, gesunden Weise, sich zu ernähren, erfahren.

Es gibt ein altes, berühmtes Zen-Sprichwort: »Wenn du sitzt, sollst du einfach nur sitzen; wenn du gehst, sollst du einfach nur gehen; und wenn du isst, sollst du einfach nur essen.« Es kann, glaube ich, mit Fug und Recht behauptet werden, dass nur die wenigsten Menschen so leben. Wenn wir sitzen, suchen und finden wir Wege, uns anderweitig zu beschäftigen und den Kopf zu beschäftigen. Es fühlt sich einfach so fremd an, nur dazusitzen und nichts zu tun. Darum sind ja Übungen wie *10-für-mich* so wichtig. Sie helfen Ihnen, mit dem Gefühl des simplen Dasitzens vertrauter zu werden und sich dabei zu entspannen. Dasselbe gilt beim Essen: Nur sehr wenige Menschen essen einfach nur. Die meisten unterhalten sich beim Essen, hören Musik, sehen fern, bedienen den Computer oder lesen eine Zeitung oder ein Buch. Wann haben Sie sich zuletzt einfach nur an den Tisch gesetzt und gegessen? Wie gesagt, anfangs kann es anstrengend sein, einfach nur zu sitzen und zu essen, aber mit etwas Übung kann das zu einer recht vergnüglichen Erfahrung werden und ganz nebenbei auch – was mindestens genauso wichtig ist – zu einer hervorragenden Möglichkeit, Ihr Essverhalten zu kontrollieren, weil Sie alles selbst zubereiten und es dann bewusst verzehren.

Viele nehmen an, achtsames Essen sei gleichbedeutend mit langsamem, sorgfältigem Essen. Aber das stimmt nicht. Etwas sorgfältig zu erledigen und achtsam zu sein, sind zwei verschiedene Dinge. So wie Sie gleichermaßen achtsam sein können, wenn Sie langsam auf einem Gartenweg gehen oder im Sprinttempo im Stadion Ihre Runden drehen, so können Sie auch achtsam sein, wenn Sie ganz in Ruhe zu Hause dinieren oder unterwegs schnell ein belegtes Brötchen essen. Allerdings werden Sie als achtsamer Mensch ziemlich bald dahinter kommen, dass es sich nicht ganz so gut anfühlt, wenn man beim Verfassen einer E-Mail oder, schlimmer noch, auf der Straße, einen Snack hinunterschlingt. Das Verdauen fällt dem Körper nämlich wesentlich leichter, wenn er an *einem* Ort verweilt, wenn der

Kopf seine Ruhe hat und die Gemütslage stabil ist. Es gibt sogar etliche Forschungsergebnisse, denen zufolge diese Faktoren auch das Ausmaß der Nährstoffaufnahme im Körper beeinflussen.

Dass Sie beim Essen stets gut kauen sollten, ist keine neue Erkenntnis, Sie wurden sicher – wie die meisten Menschen – schon als Kind dazu angehalten. Früher hat es Diätpläne – und sogar ganze Gesundheitsbewegungen – gegeben, die langsames Essen und gründliches Kauen als grundlegend wichtig propagierten. Momentan sind es aber vor allem die Wissenschaftler, die sich dafür interessieren, wie schnell wir essen. Sie untersuchen die These, ob wir weniger essen, wenn wir langsam essen und besonders gründlich kauen. Das klingt völlig selbstverständlich, doch die meisten von uns vergessen es einfach immer wieder. Eine Firma in Skandinavien meint, eine geniale Lösung für dieses Problem gefunden zu haben: Sie hat Teller auf den Markt gebracht, die die Essgeschwindigkeit erkennen können und den Essenden ermahnen, langsamer zu essen, wenn sein Tempo nicht angemessen ist. Ob Sie solche Hilfsmittel beim Essen brauchen, liegt natürlich ganz bei Ihnen, aber wenn diese Methode Ihnen hilft, achtsamer zu essen, das Essen zu genießen und zugleich weniger zu essen, dann könnte sie durchaus sinnvoll sein.

Eine weitere übliche Annahme lautet, achtsames Essen sei nur möglich, wenn man allein ist; es müsse vollkommene Stille herrschen, als habe man sich ins Kloster zurückgezogen. Es stimmt zwar, dass man zweifellos besser lernen kann, wenn man nicht abgelenkt wird, aber achtsames Essen ist überall möglich. Unabhängig davon, ob Sie mit den Kindern zu Hause essen, mit Arbeitskollegen einen Snack zu sich nehmen, allein in einem vollen Café Ihren Lunch einnehmen oder mit Freunden ein Restaurant besuchen – immer und überall können Sie achtsam essen. Wenn Sie allerdings die traditionelle Technik erlernen, würde ich Ihnen schon empfehlen, wenigstens bei den ersten Malen allein zu sein. Aus diesem Grund habe ich im Folgenden noch eine zweite Übung eingefügt – für den Fall, dass Sie mit anderen essen. Hier ist der Schwerpunkt etwas anders. Sie können sofort mit dem achtsamen Essen beginnen, ganz gleich, wie die Umstände gerade sind.

Headspace-Übung: Achtsames Essen (allein)

So wichtig alle anderen Übungen in diesem Buch auch sein mögen, die im Folgenden skizzierte Technik des achtsamen Essens ist wahrscheinlich eine der wichtigsten. Dies ist der Augenblick, in dem Sie bestimmt das Gefühl haben, sich physisch und mental am stärksten mit dem Essen zu identifizieren. Ich erkläre die Übung hier, wie sie traditionell praktiziert wird, und ermutige Sie, diese allein durchzuführen und dabei an einem Tisch zu sitzen, aber das ist nur zur Erleichterung für Sie gedacht. Sobald Sie sich bei der Anwendung dieser Prinzipien sicher fühlen, können Sie sie überall verwenden, egal ob Sie allein oder mit anderen essen.

1. Setzen Sie sich an einen Tisch, vorzugsweise allein und ohne äußerliche Ablenkungen. Machen Sie sich keine allzu großen Sorgen, wenn Geräusche da sind, die nicht Ihrer Kontrolle unterliegen; Sie können diese in derselben Weise in Ihre Übung einbinden wie oben in *10-für-mich*. Atmen

Sie, bevor Sie mit dem Essen beginnen, ein paar Mal tief durch die Nase ein und den Mund wieder aus. So können Körper und Geist zur Ruhe kommen.

2. Nehmen Sie sich jetzt einen Augenblick Zeit, um den Wert der verwendeten Nahrungsmittel zu schätzen. Woher kommen sie? Aus welchem Land? Stammen sie aus landwirtschaftlichem Anbau oder aus industrieller Herstellung? Versuchen Sie, sich die verschiedenen Zutaten in ihrer natürlichen Wachstumsumgebung vorzustellen, auch die verschiedenen Menschen, die sich um Anbau, Ernte und Viehhaltung gekümmert haben. Indem Sie sich zu diesen einfachen Fakten in Beziehung setzen, werden Sie bessere Essensentscheidungen treffen und sich Ihren ersehnten Zielen schneller nähern.

3. Achten Sie, wenn Sie diese Betrachtungen anstellen, darauf, ob sich in Ihrem Inneren Ungeduld breitmacht – ob es endlich weitergehen soll, damit Sie mit dem Essen beginnen können. Vielleicht geht Ihnen auch allerlei im Kopf herum, was Sie noch erledigen müssen. Egal, wie Sie reagieren, mit hoher Wahrscheinlichkeit handelt es sich um konditioniertes Verhalten – um eine Gewohnheit, die Ihnen jedoch überraschend mächtig vorkommen kann. Denken Sie trotz dieser Gefühle mindestens eine Minute lang über die Herkunft Ihres Essens nach.

4. Nehmen Sie sich jetzt, ohne ein Schuldbewusstsein zu entwickeln, noch einen Augenblick Zeit, um darüber nachzudenken, dass Sie überhaupt etwas zu essen auf Ihrem Teller haben. Für uns ist das so selbstverständlich, dass wir darüber ganz vergessen, wie vielen Menschen auf der Welt es nicht so gutgeht. Ein tiefes Gefühl der Wertschätzung und Dankbarkeit steht im Mittelpunkt jeder Achtsamkeitspraxis.

5. Wenn Sie jetzt mit den Händen essen (etwa ein Stück Pizza oder eine Hähnchenkeule), dann achten Sie auf die Konsistenz, die Temperatur und möglicherweise auf die Farbe(n). Wenn Sie mit Messer und Gabel von einem Teller essen, dann achten Sie stattdessen auf Beschaffenheit und Temperatur des Bestecks, wenn Sie dieses zu den Speisen hinführen. Nehmen Sie sich aber auch hier die Zeit, die Farben auf dem Teller genau zu betrachten. Es könnte für Sie ganz hilfreich sein, die Gabel oder den Löffel mit Ihrer weniger geschickten Hand zu führen, denn das wird Sie daran hindern, zu schnell zu essen.

6. Wenn Sie das Essen jetzt zum Mund bewegen, verlagern Sie den Schwerpunkt Ihrer Wahrnehmung von den Händen auf Augen, Nase und Mund. Wie riecht das Essen? Wie sieht es aus der Nähe aus? Und wie schmeckt es, wenn Sie es in den Mund schieben; wie ist die Konsistenz, wie die Temperatur? Sie müssen jetzt gar nichts »tun«, sondern nur beobachten, wie Ihre verschiedenen Sinnesorgane reagieren.

7. Beachten Sie nun außer den Sinneseindrücken auch Ihre mentalen Reaktionen auf das Essen. Reagieren Sie mit Vergnügen oder Missvergnügen? Wird das Essen von Ihnen, so wie es ist, angenommen oder regt sich Widerstand dagegen? Vielleicht ist es zu heiß, zu kalt, zu süß oder zu sauer. Nehmen Sie zur Kenntnis, wie schnell Ihr Unbewusstes ein Urteil über das Essen fällt, wie sehr Sie es mit früheren Mahlzeiten und möglichen Alternativen vergleichen. Nehmen Sie sich in jedem Fall die Zeit, alles gut durchzukauen. Das ist nicht nur die gesunde Art zu essen, sondern sie gibt Ihnen auch die Zeit, die verschiedenen Aromen zu genießen.

8. Nach einigen Bissen stellen Sie vielleicht fest, dass Sie sich bei dieser Übung langweilen und Ihr Kopf versucht,

sich mit anderen, interessanteren Dingen zu beschäftigen. Wie schon bei *10-für-mich* festgestellt, ist das nicht weiter schlimm und ganz normal. Führen Sie also wie in allen bisherigen Übungen, sobald Sie merken, dass Ihre Aufmerksamkeit abdriftet, diese sanft zum Essensvorgang zurück – zu den unterschiedlichen Geschmackseindrücken, Düften, Eigenschaften, Farben und Geräuschen.

9. Während Sie Ihr Essen weiter auf diese Weise zu sich nehmen, können Sie schon einmal darauf achten, ob sich ein starker, gewohnheitsmäßiger Drang einstellt, schnell noch mehr zu essen (vielleicht um dem Nachtisch näher zu kommen?). Möglicherweise fühlen Sie sich aber auch unwohl beim Essen. Wenn es eine besonders üppige Mahlzeit ist, merken Sie vielleicht, wie das Verlangen zu essen nachlässt, während der Magen immer voller wird und Ihnen diese Empfindungen immer deutlicher werden. Soweit es möglich ist, beobachten Sie diese verschiedenen Gedanken und Gefühle einfach (natürlich nicht ohne da, wo es angebracht ist, entsprechend zu handeln) und versuchen Sie dabei auch, wenn möglich, Ihre Atmung wahrzunehmen. Diese könnte Ihnen durchaus einen Hinweis geben, wie bequem oder unbequem der Essensprozess für Sie ist.

10. Bevor Sie nun aufspringen, um endlich die nächsten Dinge in Angriff zu nehmen, die Sie geplant haben, versuchen Sie doch noch ein oder zwei Augenblicke sitzen zu bleiben. Denn das ermöglicht Ihnen, Ihr Gefühl völliger Präsenz auf die nächsten Aktivitäten zu übertragen. Es ist eine Gelegenheit, die Weiterentwicklung der Gedanken, Gefühle und der körperlichen Empfindungen, die vor dem Essen da waren, zur Kenntnis zu nehmen. Dieses Bewusstsein des Wandels kann Ihnen mental helfen, sich geordneter und entspannter zu fühlen.

Headspace-Übung:
Achtsames Essen
(gemeinsam mit anderen)

1. Denken Sie daran: Es gibt keine Regeln, was Sie essen dürfen und was nicht; darum müssen Sie sich, was die Speisenauswahl angeht, auch nicht im Voraus Sorgen machen oder ängstlich sein. Es geht ja nicht um einen eisernen Willen, allem zu widerstehen, sondern eher um einen sanften, flexiblen Ansatz, der von Umsicht zeugt.

2. Wenn Sie etwas von einer Speisekarte bestellen, machen Sie sich vorher im Kopf ein klares Bild davon, was Sie erwartet. Bedenken Sie, woher die Nahrungsmittel kommen, wie sie schmecken und – dies ist am wichtigsten – wie Sie sich danach gefühlt haben, als Sie dieses Gericht schon einmal gewählt hatten.

3. Wenn Sie bei Freunden oder mit Ihrer Familie essen, besteht für Sie vielleicht gar keine Auswahl der Essengestaltung. In solchen Situationen könnte sich Ihr Fokus statt auf das Gericht selbst eher auf die Portionsgröße richten und darauf, ob Sie noch etwas nachnehmen. Bedenken Sie, das gemeinsame Essen soll vor allem Freude bereiten und Sie die Gesellschaft der anderen genießen lassen. Das trägt oft zur mentalen Entspannung und zu einer geordneten Perspektive bei.

4. Stellen Sie möglichst frühzeitig fest, wie Ihr Kopf sich verhält. Behalten Sie im Auge, dass es kein »sollte« oder »darf nicht« gibt, und gestatten Sie darum allen Gedanken des Verlangens (und vielleicht auch des Widerwillens) einfach zu kommen und zu gehen. Das ist ganz normal, und das bloße Aufkommen eines Gedankens heißt ja noch lange nicht, dass Sie ihm auch folgen müssen.

5. Das Ganze könnte Ihnen leichter fallen, wenn Sie sich auf eine besondere körperliche Empfindung konzentrieren können. Dabei müssen Sie Ihre Aufmerksamkeit nicht die ganze Zeit darauf richten, aber Sie können auf diesen Ort der Konzentration immer wieder zurückkommen, sobald Sie das Gefühl haben, Ihre Gedanken könnten abdriften. Das Gefühl der Füße auf dem Boden oder das Sitzgefühl des Körpers auf der Stuhlkante scheinen bei den meisten am besten zu funktionieren. Es handelt sich aber nur um eine sanfte Begleitung zur Konversation und zum Essen.

6. Konzentrieren Sie sich, wenn möglich, von Zeit zu Zeit auf Ihre Atmung. Diese wird oft Ihre geistige Situation widerspiegeln. Wenn Gedanken und Emotionen zu Nervosität führen, wird die Atmung meist ziemlich flach. Sie müssen die Atmung keineswegs verändern, denn es hilft schon, wenn Sie diese stärker beachten. Legen Sie Ihre Hand sanft auf den Bauch. Das reicht meistens schon, um ein besseres Verständnis für dieses Gefühl zu entwickeln.

7. Zwingen Sie sich nicht dazu, aber versuchen Sie beim Gespräch präsent zu bleiben. Im Wesentlichen heißt das, zuzuhören und sich für das zu interessieren, was die anderen erzählen. Diese Haltung steht in deutlichem Kontrast zum Abschweifen der eigenen Gedanken, wenn Sie etwa überlegen, wem Sie noch eine E-Mail schreiben müssen, oder sich schon auf den Käsekuchen konzentrieren, der als Nachtisch bereitsteht. Wenn Ihre Aufmerksamkeit wirklich bei Ihrem Gesprächspartner ist, kann sie nicht gleichzeitig woanders sein, etwa bei Angstgefühlen oder bei Gedanken ans Abnehmen.

8. Beachten Sie, welchen Einfluss die Entscheidungen anderer auf Ihr Denken und Fühlen haben. Statt sich durch diese Entscheidungen beeinflussen zu lassen, sollten Sie

sie einfach als das sehen, was sie sind, und gedanklich bei Ihren eigenen Wünschen bleiben. Alle kurzfristigen Gefühle, vielleicht etwas zu verpassen, werden durch die positiven Gefühle des Wohlbefindens und der Zuversicht, die Sie anschließend empfinden werden, mehr als wettgemacht.

9. Seien Sie sich auch dessen bewusst, welche Auswirkungen Alkohol auf Ihre Entscheidungen hat. Es spricht nichts dagegen, sich unter Freunden ein paar Gläschen zu gönnen, aber wenn dies Ihre Versuche, nach eigenen Wünschen zu leben und zu essen, permanent unterminiert, sollten Sie den Sinn eines solchen Trinkverhaltens durchaus hinterfragen. Versuchen Sie herauszubekommen, an welchem Punkt Sie Ihren eigenen Weg oft aus den Augen verlieren, und hören Sie dann beim nächsten Mal lieber etwas früher mit dem Trinken auf.

10. Ein letzter und keineswegs unwichtiger Punkt: Nehmen Sie sich selbst bitte nicht so ernst. Alle anderen werden ein etwas ungutes Gefühl bekommen, wenn jemand in der Gruppe nicht richtig mitessen will. Wenn Freunde Sie zu überreden versuchen, etwas zu essen, das Sie lieber nicht essen wollen, dann lachen Sie einfach darüber; machen Sie einen Scherz und beharren Sie höflich auf Ihrer Position. Achtsames Essen hat auch damit zu tun, sich entspannt auf das persönliche Anliegen konzentrieren zu können, statt in Essens- und Ernährungsfragen in eine leider gar nicht so seltene militante Attitüde zu verfallen.

9.
Der Headspace-Zehntagesplan

Einleitung

Ich habe es schon zu Beginn dieses Buches gesagt: Achtsamkeit ist nur dann nützlich, wenn man sie auf sein Leben *anwendet*. Nur wenn Sie achtsam essen, können Sie bei Ihren Ernährungsgewohnheiten, Ihrem Verhältnis zum eigenen Körper und Ihrem körperlichen Aussehen echte Veränderungen einleiten. Die kommenden zehn Tage werden der Anfang einer Entwicklung sein, die das Potenzial hat, Ihr Leben zu verändern. Wenn Sie das bedenken, ist das folgende Kapitel unglaublich wichtig. Es ist sozusagen die Fleischeinlage in Ihrem Sandwich der Achtsamkeit (oder, wenn Ihnen das lieber ist, auch der vegetarische Protein-Fleischersatz).

Der *Headspace*-Ansatz wird sich von allen anderen Diätansätzen, die Sie bislang ausprobiert haben, deutlich unterscheiden, denn hier handelt es sich nicht um eine aus Vorschriften bestehende Diät, bei der ich Ihnen jeden Tag genau sagen müsste, was Sie essen sollen und was nicht. Den meisten von Ihnen wird ohnehin nur allzu bewusst sein, welche Nahrungsmittel Gesundheit, Selbstwertschätzung und Wohlbefinden fördern und welche, wenn sie in zu großen Mengen verzehrt werden, zur Gewichtszunahme, zu widersprüchlichen Emotionen und zu Herzerkrankungen führen. Außerdem geht es beim achtsamen Essen auch darum, das Selbstvertrauen und das Vertrauen in die eigene Entscheidungsfähigkeit zu fördern. Die Krücken der Abhängigkeit sollen entbehrlich werden, wenn Sie ein Gefühl der Kontrolle über die eigenen Entscheidungen entwickeln. Die Verantwortung für das, was Sie essen, soll wieder in Ihre eigenen Hände gelegt werden. Wenn Sie jedoch etwas mehr allgemeine Wegweisung erwarten, welche Nahrungsmittel gut zu Ihrem Zehntagesplan passen würden, dann finden Sie einige Empfehlungen im nächsten Kapitel.

Es muss wohl nicht eigens gesagt werden: Eine ausgewogene Ernährung, die alle wichtigen Nährstoffgruppen enthält, ist der Schlüssel zum Erfolg dieses Programms. Dies ist keine Diät der Extreme, in der etwa Kohlenhydrate zum Feind erklärt werden und auf Fette ganz verzichtet werden muss. Es ist auch keine Diät des Kalorienzählens, der Fertiggerichte zum Abnehmen oder der Spezialrezepte. Denn all diese Diäten lassen sich auf Dauer einfach nicht durchhalten. Und selbst wenn es anders wäre – würden Sie denn wirklich den Rest Ihres Lebens so verbringen und beispielsweise nur noch Astronautenkost zu sich nehmen wollen? Würde ein solcher Ansatz Ihnen wirklich Seelenfrieden verschaffen? Wäre es nicht schön, wenn Sie in der Lage wären, sich beim Essen zu entspannen, es zu genießen und zu schätzen, und trotzdem Ihr Idealgewicht, Ihre Idealfigur und Ihre Idealgröße zu erreichen oder zu halten? Wäre es nicht schön, die verschiedenen Vorgänge zu verstehen, die da in Ihnen ablaufen – zu verstehen, warum Sie essen, was Sie essen und wann Sie essen? Wäre es denn nicht schön, wenn Sie vollständig die Kontrolle über Ihre Ernährungsgewohnheiten hätten und Ihrem Körper, seinem Gewicht und seiner Gestalt ganz entspannt begegnen könnten?

In vielerlei Hinsicht ist Essen etwas täuschend Einfaches. So mag auch dieser Essensplan auf den ersten Blick überraschend geradlinig erscheinen, weil er nichts weiter enthält als das, was einem schon der altbewährte, gesunde Menschenverstand sagt, während Sie bei dieser Diät vielleicht etwas Exotisches und Modisches erwartet hätten. Dennoch ist keine der Informationen in diesem Buch auch nur annähernd »Allgemeingut«, denn wenn diese Techniken schon allgemein üblich wären, würden wir ja alle danach leben – und das ist eindeutig nicht der Fall. Jedoch bringen auch in diesem Fall, wie fast immer im Leben, die einfachsten und geradlinigsten Ansätze die besten Ergebnisse. Da bildet das achtsame Essen keine Ausnahme. Es bleibt vielmehr eine authentische, effektive und nachhaltig auf Veränderung zielende Technik des Verhaltens.

Doch dieser Zehntagesplan wird Ihre Aufmerksamkeit beanspruchen, er wird sie *einfordern,* je vertrauter Sie mit der Neujustierung Ihrer Aufmerksamkeit auf das Hier und Jetzt werden. Achtsamkeit ist eine Fertigkeit wie jede andere, und sie erfordert praktische Übung. Sie sollten also nicht davon ausgehen, alles werde Ihnen umgehend gelingen. Wenn Sie etwas lernen, erfordert es einige Mühe, alles zu behalten, aber über kurz oder lang wird es Ihnen zur zweiten Natur werden. In einer Welt, in der so viele Dinge um unsere Aufmerksamkeit buhlen, kann es durchaus schwierig sein, sich auf nur eine Sache zu konzentrieren. Doch das kommt wieder – dann, wenn es um Ihre Prioritäten und Ihre Motivation geht. Wenn Sie einen signifikanten Unterschied sehen wollen und eine nachhaltige Veränderung erleben wollen, müssen Sie sich jeden Tag neu an diesen Plan halten. Das heißt, Sie müssen sich für Ihre Ernährungsgewohnheiten *interes-*

sieren, neugierig sein auf Ihre Denkmuster und sich vom Potenzial langfristiger Veränderung *inspirieren* lassen. Wenn Sie all dies im Hinterkopf haben, gibt es ein paar einfache Richtlinien, die Ihnen dabei helfen werden, in den kommenden zehn Tagen so viel wie möglich von diesem Programm zu profitieren. Diese Richtlinien gelten immer, ganz gleich, ob Sie sich mit anderen zum gemeinsamen Abendessen niederlassen oder unterwegs schnell einen Snack zu sich nehmen.

Die Headspace-Diät-Verhaltensregeln

Verinnerlichen Sie den Ansatzpunkt

Solange Sie den Richtlinien dieses Plans folgen, können Sie in den nächsten zehn Tagen alles essen, was Sie wollen. Es ist sicher eine gute Idee, die in diesem Kapitel empfohlenen allgemeinen Regeln zu befolgen, um optimale Resultate zu erzielen. Aber es wäre nicht hilfreich, engstirnig und wenig flexibel an den Plan heranzugehen. Beim achtsamen Essen geht es darum, den Geist zu *verstehen,* nicht um den Versuch, ihn zu kontrollieren oder irgendwie zu überwinden.

Leeren Sie die Schränke

Die Veränderung lebenslanger Ernährungsgewohnheiten ist für sich genommen schon schwer genug, darum sollten Sie sich am Anfang die Sache so leicht wie möglich machen. Geben Sie alle Lebensmittel weg, die Ihrer neuen Art zu essen oder Ihrem angestrebten Gewichtsverlust im Wege stehen könnten. Der innere Frieden und das Akzeptieren der Diät können manchmal so einfach sein wie das Wissen, keine Schokolade mehr im Schrank zu haben.

Denken Sie vor dem Einkaufen nach

Sie sollten sich, bevor Sie einen Laden betreten, klar darüber sein, was Sie dort kaufen wollen. Sie können dann all die anderen Dinge im Laden immer noch schön finden, aber kaufen werden Sie auf diese Weise nur, was Sie tatsächlich *brauchen* und kaufen wollen – statt all die Dinge, die Sie nur zufällig kaufen, weil Sie während des Einkaufs darüber stolpern. Und denken Sie bitte auch daran, nicht zum Lebensmitteleinkauf zu gehen, wenn Sie hungrig sind.

Atmen Sie vor dem Einkauf tief durch

Bei spontanen Einkäufen machen die meisten Leute Fehler. Wenn Sie also das Gefühl haben, kurz davor zu sein, etwas zu kaufen, das Sie später bereuen würden, versuchen Sie, statt sich diesen Kauf selbst auszureden (oder aber sich gut zuzureden), lieber Folgendes: Warten Sie, bis Ihr Körper alle Luft ausgeatmet hat. Üben Sie keinen Nachdruck aus, sondern warten Sie einfach, bis wirklich alle Luft ausgeatmet ist. Wenn Sie Zeit dazu haben, warten Sie noch einen weiteren tiefen Atemzug ab. Sehen Sie dann, ob Sie mit diesem Lebensmittelkauf noch immer dieselben Gefühle verbinden.

Machen Sie eine Pause, bevor Sie essen

Warum, ist egal, aber wichtig ist, dass Sie lange genug pausieren, damit sich die Gedanken ordnen und die Emotionen klären können. Es kann sich um eine Pause handeln, in der Sie darüber nachdenken, woher die Lebensmittel kommen, eine Pause, in der Sie sich klar darüber werden, ob Sie wirklich hungrig sind, oder eine Pause, in der Sie einfach dankbar zur Kenntnis nehmen, etwas zu essen auf dem Teller zu haben. Bei dieser Übung sind 10 Sekunden das absolute Minimum.

Setzen Sie sich zum Essen hin

Setzen Sie sich, wann immer möglich, zum Essen an einen Tisch, selbst wenn Sie nur einen Snack zu sich nehmen wollen. Setzen Sie sich auf jeden Fall wenigstens *irgendwo* hin, um zu essen. Die Annahme, ein Plan zum achtsamen Essen könnte auch dann funktionieren, wenn Sie schnell ein Sandwich herunterschlingen, während Sie auf der Straße einem Freund nacheilen, ist sehr unrealistisch.

Beschränken Sie Ablenkungen so weit wie möglich

Es gibt gute Gründe, warum Kinos in aller Regel ruhige Orte ohne Ablenkungen sind. Diese Ruhe ermöglicht es Ihnen, sich ganz auf den Film zu konzentrieren, ihn zu genießen, zu bewerten und zu verstehen, was da abläuft. Dasselbe gilt für das Essen und Ihre mentale Verfassung. Wenn Sie lernen, achtsam zu essen, ist dieser Lernprozess wesentlich schwieriger, wenn sie versuchen, gleichzeitig zehn andere Dinge zu erledigen. Versuchen Sie also, sich während der Übungen durch möglichst wenig anderes ablenken zu lassen.

Bleiben Sie neugierig

Ganz egal, wie oft Sie diese *Art* von Essen schon gegessen haben, es ist nicht *dasselbe* Essen. Darum lassen Sie alle Erinnerungen an frühere ähnliche Mahlzeiten beiseite und vermeiden Sie es, alte Ideen auf neue Erfahrungen zu projizieren. Begegnen Sie vielmehr, soweit möglich, in den kommenden zehn Tagen jedem Esserlebnis mit derselben Neugier und Offenheit, die Sie einsetzen würden, wenn Sie etwas völlig Neues ausprobieren würden.

Vertrauen Sie Ihren Sinnen

Der Plan ermutigt Sie zwar, sich bei bestimmten Gelegenheiten ganz auf spezielle physische Sinneseindrücke zu konzentrieren, aber setzen Sie sich trotzdem zum Ziel, bei jeder Mahlzeit alle fünf Sinne ins Spiel zu bringen. So gibt es etwa bestimmte Nahrungsmittel (vor allem industriell produzierte), die Sie bei näherer Betrachtung wahrscheinlich gar nicht mehr essen würden. Erarbeiten Sie also eine Checkliste, die Sie im Kopf behalten, mit deren Hilfe Sie bei jeder Mahlzeit alle fünf Sinne beteiligen.

Gehen Sie weg

Manchmal können im Zusammenhang mit dem Essen Gedanken und Gefühle so schnell aufsteigen und sich dann so überwältigend anfühlen, dass ein Zustand innerer Ruhe und Klarheit fast unmöglich wird. Der Körper tut sich mit der Verdauung schwer, wenn das Gemüt aufgewühlt ist, und es ist dann wesentlich schwieriger, achtsam zu sein. Treten Sie dann einen Schritt zurück und gehen Sie, wenn erforderlich, sogar weg. Kehren Sie erst zurück, wenn Ihr Kopf zur Ruhe gekommen ist.

Zur Anwendung des Headspace-Diät-Zehntagesplans

Im Verlauf der nächsten zehn Tage werden Sie allmählich die wahren Vorteile größerer Achtsamkeit sehen. Sie werden zum Beispiel lernen, wie Sie vor, während und nach dem Essen Ihre Sinne ins Spiel bringen. Sie werden lernen, Gedanken über das Essen und Ihren Körper bewusst wahrzunehmen, ohne sich davon hinreißen zu lassen. Sie werden lernen, welche Bedeutung Ihre Emotionen bei der Befolgung einer gesunden Ernährung haben. Sie werden lernen, auf Ihren Körper zu hören: was er gern und was er nicht so gern hat, was er braucht und was nicht. Und Sie werden – vielleicht zum ersten Mal – erkennen können, warum sie bestimmten Verhaltensmustern folgen. Das ist gemeint, wenn es heißt, man solle auf seine natürliche Intelligenz vertrauen, achtsam und präsent sein. Das geschieht nicht über Nacht, sondern es entwickelt sich im Lauf der Zeit. Denken Sie daran, die *Headspace*-Diät in *Meditier dich schlank* ist nicht als etwas Vorübergehendes konzipiert, sondern sie zeigt für Ihr ganzes Leben einen neuen Weg zu essen auf.

Wie Sie im Plan ersehen können, gibt es jeden Tag fünf getrennte Mahlzeiten, die Sie zeitlich so in Ihren Alltag einfügen können, wie es Ihnen am besten passt. Der Plan wird zweifellos die besten Resultate erbringen, wenn Sie nicht außerhalb der festgelegten Zeiten essen. Ich gebe es zu, fünf Mahlzeiten pro Tag können einigen Menschen sehr viel erscheinen (und allen anderen dafür vielleicht eher wenig), aber bedenken Sie, dass wir immer noch von drei Hauptmahlzeiten pro Tag (mit gesunden Portionen) und zwei kleineren Nebenmahlzeiten mit gesunden Snacks sprechen. Das ist für die Aufrechterhaltung eines stabilen Blutzuckerspiegels wirklich wichtig und wird Ihnen dabei helfen, Ihre Hungergefühle zu kontrollieren und das Risiko zu mindern, zwischen den Mahlzeiten (oder sogar *bei* den Mahlzeiten) Ungesundes zu sich zu nehmen.

Es kann gar nicht oft genug betont werden, dass diese Diät nicht aus Vorschriften besteht. Und wenn Sie unsicher sind, welche Nahrungsmittel der Gesundheit und dem Wohlbefinden förderlich oder welche Portionsgrößen bei

Hauptmahlzeiten und Snacks angemessen sind, dann schauen Sie bitte im nächsten Kapitel im praktischen *Headspace*-Ernährungsratgeber nach.

Es mag recht altmodisch klingen, aber ich fordere Sie auf, ein Esstagebuch zu führen, um genau festzuhalten, was Sie essen. Dieses Tagebuch ist integraler Bestandteil des Plans. Es kann nämlich sehr hilfreich sein, wenn Sie im Rückblick feststellen, wie sich Ihr körperlicher, emotionaler und mentaler Zustand in eventueller Abhängigkeit von bestimmten Speisen und Nahrungsmitteln entwickelt hat. Sie sollen sogar bei jeder Mahlzeit und jedem Snack Ihren körperlichen, emotionalen und mentalen Zustand prüfen – vor, während und nach dem Essen. Ebenso werden Sie gebeten, all Ihre Sinne einzubringen, sich das Ausmaß Ihres Hungers klarzumachen, zu bewerten, wie Sie sich fühlen, und festzustellen, ob Ihr Geist sich in einem Zustand der Klarheit oder der Verwirrung, der Ruhe oder der Unruhe befindet. Präsent und offen für solche Beobachtungen zu sein, ist äußerst wichtig. Dieser neugierige, interessierte und objektive Ansatz wird es Ihnen ermöglichen, Ihre Beziehung zum Essen und zum eigenen Körper aus einer ganz neuen Perspektive zu betrachten. Und diese neue Perspektive wird echte, nachhaltige Veränderungen fördern.

Der Körper

Die Sinne

Bei jeder Mahlzeit werden Sie gebeten, sich auf einen bestimmten Sinn zu konzentrieren. Damit sollen die anderen Sinne nicht ausgeschlossen sein, natürlich auch nicht irgendwelche Gedanken und Gefühle, aber der eine genannte Sinn soll Ihr primärer Konzentrationspunkt sein. Wenn Sie feststellen, dass Ihre Gedanken abdriften, führen Sie Ihre Aufmerksamkeit bitte auf sanfte Weise zu dem jeweils hervorgehobenen der fünf Sinne zurück.

Die fünf Sinne

1. Schmecken
2. Tasten
3. Sehen
4. Riechen
5. Hören

Hunger

Es sollen aber nicht nur Ihre fünf Sinne aktiviert werden. Damit Sie sich Ihrer Hungergefühle intensiv bewusst werden und sich darauf einstellen können, werden Sie auch gebeten, Ihre Hungergefühle vor und nach jeder Mahlzeit zu beurteilen. Es ist gewiss hilfreich, auch inmitten einer Mahlzeit eine solche Bewertung vorzunehmen, aber nur für Ihr eigenes Interesse; diese Bewertung brauchen Sie nicht schriftlich festzuhalten.

Beobachten Sie, wie Sie sich fühlen, und tragen Sie die entsprechende Nummer dann in das Kästchen ein, das jeder Mahlzeit im Esstagebuch zugeordnet ist.

Die *Headspace*-Hungerbewertungsskala

1. *Dem Verhungern nahe*
   (schwach, benommen und wahrscheinlich schon über das Hungergefühl hinaus)
2. *Ausgehungert*
   (sehr unwohl, gereizt, wenig Energie, möglicherweise Kopfschmerzen)
3. *Sehr hungrig*
   (Magenknurren, großes Verlangen nach Essen, alle Gedanken drehen sich ums Essen)
4. *Etwas hungrig*
   (die Gedanken richten sich aufs Essen, zarte Hungergefühle)
5. *Neutral*
   (weder Hunger- noch Sättigungsgefühl)
6. *Leicht gesättigt*
   (angenehmes Sättigungsgefühl, man ist sich bewusst, gegessen zu haben, wohliges Gefühl)
7. *Sehr satt*
   (fast schon zu satt, kein Appetit mehr, unangenehmes Gefühl)
8. *Vollgestopft*
   (Zeit, den Gürtel weiter zu stellen, müde, lethargisch, Magen schmerzhaft gedehnt)
9. *Dem Übergeben nahe*
   (starke Abneigung gegen das Essen, Gefühl der Übelkeit, schmerzhafte Blähungen)
10. *Ein Fall für den Arzt*
    (jetzt ist der Notarzt nicht mehr weit ...)

Die Welt der Gedanken

Eigentlich gehören Gedanken und Gefühle gleichermaßen zum mentalen Bereich, doch für die Zwecke von *Meditier dich schlank* (und damit Sie davon so viel profitieren wie irgend möglich) habe ich das Mentale in zwei Kategorien unterteilt: die Welt der Gedanken und die Welt der Gefühle. Bei wissenschaftlichen Versuchen ist diese Trennung nicht unüblich, wobei ersterem Bereich besonders das Grübeln und Denken, letzterem die Emotionen und Empfindungen zugewiesen werden.

Sie sollen vor und nach jeder Mahlzeit eine Einschätzung abgeben, wie Sie Ihre Gedankenwelt erleben, das schließt sowohl innere Dialoge als auch gedankliche Klarheit ein. Innere Zwiegespräche beziehen sich auf das relative Gefühl der Ruhe oder Ruhelosigkeit im Geiste – ungeachtet dessen, ob viele Gedanken im Spiel sind oder so gut wie keine.

Die Bewertung der Klarheit hat dagegen eher damit zu tun, wie klar Ihnen Ihre Ziele und Absichten sind, Ihre Entscheidungsfähigkeit und ein Bewusstsein dafür, welche besonderen Gefühle bestimmte Nahrungsmittel bei Ihnen wahrscheinlich auslösen werden.

Sehen Sie sich die folgenden Bewertungsskalen zur Einschätzung Ihrer Erfahrungen an und tragen Sie dann die entsprechende Nummer in das Kästchen ein, das jeder Mahlzeit im Esstagebuch zugeordnet ist.

Die *Headspace*-Gedankenaktivitätsskala

1. *Völlige Stille*
    (nichts, absolut gar nichts, *nada*, wie noch nie zuvor)
2. *Äußerst ruhig*
    (glückliche Ruhe, man könnte eine Stecknadel fallen hören, nur sehr wenige Gedanken)
3. *Sehr ruhig*
    (ungewöhnliche Ruhe, Gedanken kommen selten, ein Gefühl der Stille)
4. *Ziemlich ruhig*
    (angenehme Ruhe, nur geringfügiges Abschweifen der Gedanken, wenige Gedanken)
5. *Neutral*
    (kein starkes Gefühl der Ruhe oder Unruhe)
6. *Etwas ruhelos*
    (gelegentliches Abschweifen der Gedanken, ein Wohlgefühl zu erreichen ist schwierig)
7. *Sehr ruhelos*
    (häufige Gedanken, Neigung, nach Zerstreuung zu suchen, physisch erregt)
8. *Äußerst ruhelos*
    (ständig innere Auseinandersetzungen, starke Unruhe, großer Drang nach Ablenkung)
9. *Lahm gelegt*
    (unablässige Gedanken, körperliche Erschöpfung, Unfähigkeit, sinnvoll aktiv zu werden)
10. *Grrrh!*
    (unwiderstehlicher Drang, mit dem Kopf gegen die Wand zu rennen – aber tun Sie's bitte nicht!)

Die *Headspace*-Klarheitsskala

1. *Kristallklar*
   (laserscharfe Konzentration, als würde man seinen Geist in Zeitlupe und in HD-Schärfe beobachten)
2. *Äußerst klar*
   (sehr konzentriert, sich seiner Absichten bewusst, müheloses Treffen von Entscheidungen)
3. *Sehr klar*
   (Emotionen leicht zu identifizieren, Entscheidungen leicht zu treffen, ein Gefühl von Perspektive)
4. *Ziemlich klar*
   (Bewusstsein für Gewohnheitsmuster, Potenzial für umsichtige Reaktionen)
5. *Neutral*
   (kein starkes Gefühl der Klarheit oder der Verwirrung)
6. *Leicht konfus*
   (leichte Unsicherheit, unklare Emotionen, schwankende Absichten)
7. *Sehr konfus*
   (Emotionen nicht zu identifizieren, Entscheidungsfindung schwierig, ein Gefühl des Konflikts)
8. *Äußerst konfus*
   (von Gefühlen überwältigt, Verlust der Perspektive, unkonzentrierte Handlungen)
9. *Selige Ahnungslosigkeit*
   (nicht einmal ein Bewusstsein der eigenen Ahnungslosigkeit, völliges Chaos)
10. *Wie heiße ich doch gleich?*
    (jetzt ist es aber Zeit für *10-für-mich* ...)

Die Welt der Emotionen

Vor oder nach jeder Mahlzeit oder vor oder nach jedem Snack sollen Sie aufschreiben, wie Sie sich fühlen, indem Sie eine Emotion aus dem folgenden *Headspace*-Spektrum auswählen. Viele Leute finden das anfangs schwierig, hauptsächlich weil sie in dem betreffenden Gefühl meistens viel zu sehr gefangen sind, um zu erkennen, was es ist. Doch mit ein wenig Übung wird es Ihnen zur zweiten Natur werden.

Manchmal werden Ihnen vielleicht auch mehrere Gefühle auffallen. Dann notieren Sie bitte diejenigen, die sich am stärksten anfühlen. Und machen Sie sich auch keine Sorgen, wenn das Gefühl, das Sie spüren, in der Aufzählung der Grafik nicht genau so aufgelistet ist. Im Kontext dieser Übung ist es völlig in Ordnung, wenn Sie das Gefühl auswählen und notieren, das Ihren Empfindungen *am nächsten* kommt.

Wenn Sie die *Headspace*-Grafik mit dem Spektrum der Emotionen ansehen, wird Ihnen die Aufteilung der Gefühle in vier Sektoren auffallen, wobei sich in jedem dieser Sektoren vier Beispiele für Emotionen finden, die in diese besondere Kategorie fallen. Diese Skala der Gefühle wird gemeinhin, auch in dieser sprachlichen Fassung, in psychologischen Untersuchungen zur Achtsamkeitsthematik verwendet.

Ich halte es nicht für hilfreich (oder auch nur für akkurat), Gefühle in positive und negative Emotionen einzuteilen, weil damit eine Subjektivität ins Spiel kommt, die eben der Objektivität widerspricht, welche durch Achtsamkeit gefördert werden soll. Doch im Interesse einer leichten Verständlichkeit werde ich trotzdem von relativ »positiven« oder »negativen« emotionalen Zuständen sprechen, so wie sie von den meisten Menschen wahrgenommen und erlebt werden.

Es folgt nun die elementare Zusammenfassung der Emotionen, wobei die Grafik im Uhrzeigersinn zu lesen ist:

Der rechte obere Sektor

Dieser Sektor bildet einen relativ positiven Gefühlszustand ab: lebhaft, energiegeladen, von Natur aus dynamisch. Kurz gesagt, die hier genannten Emotionen reflektieren ein weites Spektrum einer dynamischen positiven Einstellung.

Die vier Gefühle in diesem Sektor: aufgeregt, enthusiastisch, furchtlos und fröhlich.

Der rechte untere Sektor

Auch dieser Sektor bildet einen relativ positiven Gefühlszustand ab, aber hier geht es weniger lebhaft, weniger energiegeladen und von Natur aus ruhiger zu. Kurz gesagt, diese Emotionen reflektieren ein weites Spektrum einer ruhigen positiven Einstellung.

Die vier Gefühle in diesem Sektor: gesättigt, zufrieden, entspannt und schläfrig.

Der linke untere Sektor

Dieser Sektor bildet einen relativ negativen Gefühlszustand ab, der weniger aktiv, weniger energiegeladen und von Natur aus eher gedämpft ist. Kurz gesagt, die hier genannten Emotionen reflektieren ein weites Spektrum einer gedämpften negativen Einstellung.

Die vier Gefühle in diesem Sektor: traurig, schuldig, zaghaft und müde.

Der linke obere Sektor

Dieser Sektor bildet einen relativ negativen Gefühlszustand ab: lebhaft, energiegeladen, von Natur aus dynamisch. Kurz

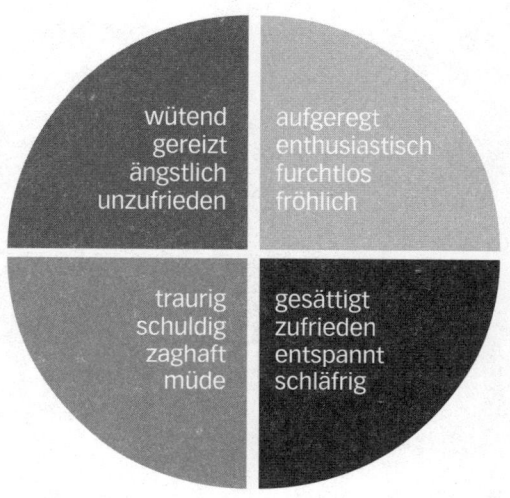

gesagt, die hier genannten Emotionen reflektieren ein weites Spektrum einer dynamischen negativen Einstellung.

Die vier Emotionen in diesem Sektor: wütend, gereizt, ängstlich und unzufrieden.

Am besten kopieren Sie sich den folgenden Tagesplan zehn Mal und schreiben jeweils darüber:

1. Tag: Bewertung

2. Tag: Bewertung

3. Tag: Bewertung usw.

Sie können die Blätter dann mit der Hand nach den oben erläuterten Kriterien ausfüllen und haben sie immer griffbereit.

Oder Sie laden sich den Tagesplan auf *http://www.droemer-knaur.de/tagesplan* herunter und drucken ihn aus.

Tag

Frühstück

Vor dem Essen
Hunger
Gedankenaktivität
Klarheit

Gefühle: _____
_____
_____
_____

Nach dem Essen
Hunger
Gedankenaktivität
Klarheit

Gefühle: _____
_____
_____
_____

Zwischenmahlzeit

Vor dem Essen
Hunger
Gedankenaktivität
Klarheit

Gefühle: _____
_____
_____
_____

Nach dem Essen
Hunger
Gedankenaktivität
Klarheit

Gefühle: _____
_____
_____
_____

Mittagessen

Vor dem Essen
Hunger
Gedankenaktivität
Klarheit

Gefühle: _____
_____
_____
_____

Nach dem Essen
Hunger
Gedankenaktivität
Klarheit

Gefühle: _____
_____
_____
_____

Zwischenmahlzeit

Vor dem Essen
Hunger
Gedankenaktivität
Klarheit

Gefühle: _____
_____
_____
_____

Nach dem Essen
Hunger
Gedankenaktivität
Klarheit

Gefühle: _____
_____
_____
_____

Abendessen

Vor dem Essen
Hunger
Gedankenaktivität
Klarheit

Gefühle: _____
_____
_____
_____

Nach dem Essen
Hunger
Gedankenaktivität
Klarheit

Gefühle: _____
_____
_____
_____

Gedanken und Beobachtungen:
(Hier notieren Sie frei, was Ihnen aufgefallen ist.)

_____
_____
_____
_____
_____
_____
_____

10.

Der praktische Headspace-Ernährungsratgeber

Die Grundlagen

Erinnern Sie sich noch an die Ernährungspyramide, die als schneller, leicht verständlicher Ratgeber für die verschiedenen Lebensmittelgruppen dienen kann, die wir zu uns nehmen? Bei manchen von Ihnen ist vielleicht sogar eine Kopie an der Kühlschranktür befestigt. Diese Pyramide galt (und gilt bei einigen auch weiterhin) als eine Möglichkeit, allgemeine Ernährungsratschläge zu standardisieren, Konfusion zu begrenzen und gesunde Ernährungsentscheidungen zu treffen. Zwar haben sich die Dinge seit der ersten Veröffentlichung der Pyramide weiterentwickelt, aber der größte Teil der Empfehlungen ist nach wie vor richtig.

Nochmals möchte ich hier allerdings betonen, dass *Meditier dich schlank* nicht auf Diätvorschriften basiert. Falls Ihnen jedoch der Gedanke, einen Zehntagesplan befolgen zu sollen, ohne auf irgendwelche Ernährungsratschläge zurückgreifen zu können, den Angstschweiß auf die Stirn treibt, finden Sie hier eine modifizierte Version der Ernährungspyramide, die statt einer Grafik alle wesentlichen Lebensmittelgruppen in kurzen Textabschnitten erläutert – mit Beispielen und Vorschlägen für jede dieser Gruppen.

Bei Headspace haben wir uns auf Empfehlung unseres hauseigenen Ernährungsberaters entschlossen, die grundlegenden Lebensmittelgruppen und Ernährungsbausteine in folgende sieben Kategorien einzuteilen: Kohlenhydrate (Stärke), Kohlenhydrate (Zucker), Fette (gesunde Fette), Fette (ungesunde Fette), Proteine, Gemüse und Obst. Natürlich hängt es von Ihrer Größe und Ihrem Gewicht ab, wie viel Sie von allen Sorten essen müssen, um ein gesundes Körpergewicht zu halten oder zu erreichen. Darum können diese Ratschläge nur als sehr pauschale Empfehlungen gelten. Außerdem sollten Sie – jetzt kommt die übliche Vorbehaltsklausel –, wenn Sie schwanger sind, wenn Sie stillen, wenn Sie ernsthafte medizinische Probleme haben, an Allergien oder Nahrungsmittelunverträglichkeiten leiden oder wenn Sie jünger als zwei Jahre sind (in diesem Fall: alle Achtung, dass Sie schon so gut lesen können!), ärztlichen Rat einholen, um sicherzustellen, dass Ihre Ernährungsbedürfnisse vollständig befriedigt werden. Nach all diesen Vorreden folgt nun die handliche Zusammenfassung unseres Ernährungsexperten, wobei es vor allem um Ausgewogenheit der diversen Lebensmittelgruppen geht. Einzelne Beispiele sind für jede Kategorie hinzugefügt (wobei manche Nahrungsmittel offenkundig in mehr als eine Kategorie passen):

1. Kohlenhydrate (Stärke):   In moderaten Portionen (Portionsempfehlungen folgen weiter unten) können Sie essen:

   Reis, Teigwaren, Kartoffeln, Nudeln, Graupen, Bulgur, Couscous, Vollkorn-Weizenbrot, Tortillas

2. **Gemüse:** Davon können Sie so viel essen, wie Sie wollen.
   Kohl, Karotten, Rote Bete, Paprika, Spargel, Erbsen, Mais, Sellerie, Spinat, Gurke

3. **Obst:** Obst sollten Sie in moderaten Mengen essen (weil es manchmal viel Fruchtzucker enthält).
   Äpfel, Orangen, Kiwi, Blaubeeren, Bananen, Weintrauben, Kirschen, Himbeeren, Aprikosen, Pflaumen

4. **Proteine:** Pro Tag benötigen Sie wahrscheinlich zwei bis drei Portionen von:
   magerem Geflügelfleisch, Putenfleisch, rotem Fleisch[1], Fisch, Tofu, Eiern[2], Milch, Naturjoghurt, ungesalzenen Nüssen, Bohnen, Kichererbsen, Linsen

5. **Fette (gesunde Fette):** Oft vernachlässigt, sind sie aber wichtig für unsere Gesundheit, allerdings nur in kleinen Portionen pro Tag.
   Avocado, Oliven, fettiger Fisch, Walnüsse, Mandeln, Kerne (Kürbiskerne, Sonnenblumenkerne, Leinsamen, Flachs etc.)

6. **Kohlenhydrate (Zucker):** Süßigkeiten essen Sie auf eigene Gefahr und sollten sich über die Folgen im Klaren sein.
   Eiscreme, Pralinen, minderwertige Schokolade, Kekse, Marmelade, Sirup, Brausegetränke (zum Beispiel Cola)

---

1   Wir empfehlen höchstens drei Portionen rotes Fleisch pro Woche.
2   Eier sind eine hervorragende Proteinquelle, doch Eigelb ist sehr fettreich. Das heißt nicht, dass es schlecht für Sie wäre, aber wir empfehlen höchstens ein Ei pro Tag.

7. **Fette (ungesunde Fette):** Wenn Sie wieder in Form kommen wollen, sind diese Fette alles andere als hilfreich.

Butter, Käse, Sahne, Margarine, Mayonnaise, Pflanzenöl, Kekse, Kuchen, Kartoffelchips

Ein paar Worte über Kohlenhydrate

Ja, ich weiß, dass allein schon die Idee, irgendwelche Kohlenhydrate als Teil einer Diät zu begreifen, bei manchen von Ihnen für Verwirrung, Angst und Schrecken sorgen wird, aber hören Sie mir bitte einen Augenblick zu. Das Erste, was es festzuhalten gilt, ist, dass es sich hier *nicht* um eine *zeitlich begrenzte* Diät handelt, bei der man bestimmte Lebensmittelgruppen ohne nennenswerte Nebenwirkungen ausgrenzen könnte. Es ist auch keine nur vorübergehende Diät, bei der Sie die Langeweile, jeden Tag dasselbe essen zu müssen, mit dem Versprechen übertönen könnten, die Diät sei ja bald vorbei. Nein, hier handelt es sich um eine neue Art zu essen, und zwar für den Rest Ihres Lebens. Darum ist es nicht sinnvoll, ganze Lebensmittelgruppen auszugrenzen. Außerdem ist es weder praktisch noch gesund. Hinzu kommt, dass es so viele Missverständnisse über Kohlenhydrate gibt.

Zunächst einmal gibt es zwei Arten von Kohlenhydraten – die Stärke- und die Zuckervariante. Für den täglichen Speiseplan empfehle ich nur die erstgenannte Form, aber auch eine kleine Dosis der zweiten Variante kann ab und zu nicht wirklich schaden. Die hier alle zu einer Kategorie zusammengefassten stärkehaltigen Kohlenhydrate sind allerdings nicht unbedingt gleichwertig. Vielleicht haben Sie schon einmal vom glykämischen Index (GI) gehört, der

Kohlenhydraten Werte auf einer Skala zuweist, je nachdem, wie viel »einfachen Zucker« sie enthalten. Das bedeutet, dass etwa Waffeln, die einen ziemlich hohen GI-Wert haben, Zucker (den Energiegehalt des Nahrungsmittels) relativ schnell in den Blutkreislauf bringen, während eine Portion Vollkornreis, die einen wesentlich niedrigeren GI-Wert hat, deutlich länger braucht, bis ihr Energiegehalt im Blutkreislauf angekommen ist.

Darum verursachen Lebensmittel, die einen hohen GI-Wert haben, sehr schnell Spitzenwerte im Blutzuckerspiegel, woraufhin eine ebenso schnelle »Talfahrt« folgt. Diese Berg- und Talfahrt führt zu einer leichten Lethargie: Sie fühlen sich schläfrig, und dann ist wahrscheinlich der Griff zum nächsten Snack nicht weit, der den Blutzuckerspiegel wieder »auf Vordermann« bringen soll.

Nahrungsmittel mit niedrigen GI-Werten hingegen tragen zu einem stabilen Blutzuckerspiegel bei; dann fühlen Sie sich ausgeglichener, und die Versuchung, einen ungesunden Snack zu essen, ist wesentlich geringer. Es gilt also die allgemeine Empfehlung, bei der Auswahl der stärkehaltigen Kohlenhydrate die mit den geringsten GI-Werten zu bevorzugen. Es folgen einige Beispiele, jeweils mit Angabe der ungefähren GI-Werte, damit Sie eine Vorstellung davon bekommen, wie die GI-Skala funktioniert.

Beispiele für GI-Werte

Spargel (10), Tomaten (15), Graupen (25), Sojamilch (30), Äpfel (35), Spaghetti (40), Makkaroni (45), Haferflocken (50), Wildreis (55), Kleie-Muffin (60), Rosinen (65), feines Weißbrot (70), Pommes frites (75), Geleebonbons (80), Cornflakes (85), Kochbeutelreis (90), getrocknete Datteln (100).

Doch was immer Sie tun, bitte folgen Sie nicht gedankenlos dem Herdentrieb, ganz auf Kohlenhydrate zu verzichten. Denn diese sind wesentliche Bausteine einer guten Gesundheit, der Körper benötigt sie. Es gibt Länder auf der Welt, deren Bewohner kaum etwas anderes als natürliche Kohlenhydrate zu sich nehmen und die trotzdem absolut nicht zum Übergewicht neigen. Alles hängt davon ab, *was* Sie essen, *wie viel* Sie davon essen und vor allem was noch hinzukommt. Werden Sie dick, wenn Sie massenhaft Berliner essen? Höchstwahrscheinlich. Werden Sie dick, wenn Sie massenhaft Vollkornreis essen? Keineswegs. Wenn Sie diesen Reis allerdings jedes Mal mit Schweinekoteletts, geschmolzenem Käse und Sahnesoße ergänzen, ändert sich das Ganze erheblich. Auch hochwertiges Brot macht Sie höchstwahrscheinlich nicht dick. Doch wenn Sie jedes Mal viel Butter und Marmelade darauf streichen und Tag und Nacht davon essen, sieht die Sache schon ganz anders aus. Wenn Sie zuckerhaltige, industriell verarbeitete, raffinierte Kohlenhydrate vermeiden wollen, lade ich Sie ein, mein Gast zu sein. Doch was immer Sie tun, verzichten Sie nicht auf die natürlichen, gesunden Formen der stärkehaltigen Kohlenhydrate mit niedrigem GI-Wert. Denn diese werden Ihnen letztlich helfen, Ihre Idealfigur, Ihr Idealgewicht und Ihre Idealgröße zu erreichen.

Vitamine und Mineralstoffe – die ungenannten Zutaten

Wahrscheinlich haben Sie auch die Erwähnung von Vitaminen und Mineralstoffen unter den Hauptgruppen der Lebensmittel erwartet, aber die Wahrheit ist: Solange Sie sich ausgewogen und abwechslungsreich mit viel frischem

Obst, Gemüse und natürlichen Nahrungsmitteln ernähren, nehmen Sie auch alle wichtigen Vitamine und Mineralstoffe zu sich, die Ihr Körper braucht. Es könnte natürlich, wenn über Ernährungsfragen grundsätzlich nachgedacht wird, darauf hinauslaufen, dass Sie nun ständig alles hinterfragen wollen: »Bekomme ich genug Vitamin A ... wie steht es momentan um meinen Kalziumspiegel ... muss ich mehr Folsäure zu mir nehmen?« Dann bedenken Sie bitte, achtsames Essen soll Sie ja gerade von dieser Art des obsessiven Nachdenkens und Nachrechnens befreien (was natürlich nicht als Freibrief für verantwortungsloses Handeln gelten kann). Sollten Sie jedoch unsicher oder auch etwas neugierig sein: Hier folgt eine kurze Zusammenfassung der wichtigsten Vitamine und Mineralstoffe. Wo sie zu finden sind und welche segensreichen Wirkungen sie entfalten können, wenn Sie sie in gesunden Mengen zu sich nehmen.

Vitamine

Vitamin C: hält Ihr Immunsystem gesund und fördert die Eisenaufnahme.
Enthalten in Zitrusfrüchten, Tomaten, Erdbeeren, Kartoffeln, Brokkoli und Kohl.

Vitamin B1: hilft Ihnen bei der Energieproduktion für den Alltag.
Enthalten in Fleisch, Vollkornmüsli, Milch und Bohnen.

Niacin (Nikotinsäure): bedeutsam für die Ernährung, weil es an der Fettauflösung beteiligt ist.
Enthalten in Erdnussbutter, Vollkornmüsli, Grüngemüse, Fleisch, Geflügel und Fisch.

Vitamin B6: ein weiteres Rädchen in der Maschinerie der Energieproduktion.
Enthalten in Vollkornmüsli, Bananen, Fleisch, Spinat, Kohl und Limabohnen (große, weiße Bohnenkerne).

Folsäure: lebenswichtig für die Regeneration neuer Zellen im ganzen Körper.
Enthalten in Grüngemüse, Pilzen und Leber.

Vitamin B12: unterstützt die Produktion der roten Blutkörperchen (damit Sie etwas rosiger aussehen).
Enthalten in tierischen Nahrungsmitteln (Fleisch und Fleischprodukten, auch Milchprodukten).

Vitamin A: wichtig für Ihre Augen und noch besser für Ihre Haut.
Enthalten in Milch, Eigelb, Leber, Joghurt, Karotten, Grüngemüse und Aprikosen.

Vitamin D: hilft bei der Kalziumaufnahme; sorgt für die Stärkung der Knochen.
Wird im Körper selbst gebildet, wenn er hellem Licht (Sonneneinstrahlung) ausgesetzt ist; in angereicherten Milchprodukten, Eiern und Fisch.

Vitamin E: ein wertvolles Antioxidans, sehr vielseitig.
Enthalten in pflanzlichen Ölen, Margarine und Getreide.

Vitamin K: hilft bei der Blutgerinnung, viel besser als ein Pflaster.
Enthalten in Grüngemüse und Leber.

Mineralstoffe

Kalium: hält die Muskeln in Gang, ist also lebensnotwendig für die Bewegung.
Enthalten in Aprikosen, Zuckermelonen, Kartoffeln, Nüssen, Fleisch und Proteinen.

Kalzium: wichtig für Knochen und Gelenke, hält uns in Betrieb.
Enthalten in Milchprodukten, Lachs, Mandeln, Grüngemüse, mit Kalzium angereicherten Nahrungsmitteln und in Sojabohnen.

Folsäure: Tausendsassa, besonders wichtig für Schwangere und Kleinkinder.
Enthalten in Spinat, Linsen und Spargel.

Kupfer: ist nicht nur gut für Ihr Blut, sondern hilft auch bei der Energieproduktion.
Enthalten in Kiwi, Limabohnen, den meisten Proteinen, den meisten Nüssen und den meisten Bohnen.

Eisen: bedeutet das Ende jeder Anämie, denn es sorgt für die Produktion roter Blutkörperchen.
Enthalten in Rosinen, Rindfleisch, Sardinen, den meisten Nüssen, grünen Bohnen, Butternuss-Kürbis und Aprikosen.

Jod: reguliert Grundumsatz und Stoffwechsel, ist darum lebenswichtig.
Enthalten in Obst, Nüssen und Gemüse, das auf jodhaltigen Böden gezüchtet wird.

Magnesium: bringt dringend benötigte Ruhe und Entspannung in Ihr Leben.
Enthalten in Avocados, Artischocken, Erbsen, Nüssen und in den meisten Hülsenfrüchten.

Mangan: trägt dazu bei, den Blutzuckerspiegel zu stabilisieren.
Enthalten in Bananen, Grünkohl, Buchweizen, Eiern und den meisten Hülsenfrüchten.

Phosphor: vor allem verantwortlich für Wachstum und die Erneuerung von Gewebezellen.
Enthalten in Datteln, Kürbis, Paranüssen, Haferflocken, Thunfisch und in den meisten Hülsenfrüchten.

Selen: wichtiges Antioxidans, das den Körper vor freien Radikalen schützt.
Enthalten in Passionsfrüchten, Rosenkohl, Roggen, Fleisch und Proteinen.

Zink: sorgt mit dafür, dass Sie fit bleiben und gut aussehen – besonders gut für die Haut.
Enthalten in Granatäpfeln, Spargel, Kürbiskernen, Fleisch und Proteinen sowie in den meisten Hülsenfrüchten.

Dies ist nur ein kurzer Überblick, aber ich hoffe, dass die Informationen über Ernährungsbausteine in diesem Kapitel Ihr Selbstvertrauen stärken, wenn es darum geht, die Lebensmittel auszuwählen, die Ihnen am ehesten helfen können, Ihre Ziele und Wünsche zu erreichen, fit zu bleiben und sich wohl zu fühlen. Um es Ihnen leichter zu machen, all das zu behalten, habe ich im Folgenden die *Headspace*-Diät-Ernährungs-Top 10 zusammengestellt. Darin ist das Wichtigste aus diesem Kapitel zusammengefasst, aber die Liste enthält zusätzlich noch ein paar wichtige Hinweise und Tipps für positive, nachhaltige Veränderungen Ihrer Ernährungsgewohnheiten. Es handelt sich nicht um starre Regeln, sondern um Informationen und Empfehlungen, die Ihnen, wenn Sie diese in Ihr Leben integrieren, helfen werden, äußerlich und innerlich mit sich zufrieden zu werden.

Die Headspace-Diät-Ernährungs-Top 10

1. Wählen Sie, wann immer möglich, natürliche, unbearbeitete und industriell nicht angereicherte Lebensmittel …
   Und wenn diese obendrein noch frei von Zusatz- und Konservierungsstoffen sind, also allen künstlichen Zutaten, dann ist das umso besser.
   Tipp: Halten Sie Ausschau nach verstecktem Salz, Zucker, Fett und nach Ergänzungsstoffen, die mit einem E beginnen.

2. Wählen Sie, wann immer möglich, üppiges, dunkles oder leuchtend farbiges Obst und Gemüse.
   Diese Früchte enthalten normalerweise viele wertvolle Nährstoffe und sind vitamin- und mineralstoffreich. Essen Sie wenn möglich mehr Gemüse als Obst und vermeiden Sie es auch, das Gemüse zu lange zu garen.
   Tipp: Meiden Sie Packungen mit gewaschenem und geschnittenem Salat oder Gemüse; der Inhalt hat wahrscheinlich einen geringeren Nährwert.

3. Wählen Sie, wann immer möglich, stärkehaltige Kohlenhydrate mit niedrigem GI-Wert.

Das wird Ihnen nicht nur bei einer maßvollen Kalorienzufuhr helfen (ohne dass Sie groß darüber nachdenken müssen), sondern auch jenes Auf und Ab des Blutzuckerspiegels verhindern, welches Sie immer wieder zu ungesunden Snacks verleitet.

Tipp: Achten Sie auf industriell verarbeitete Nahrungsmittelvarianten, die meist einen höheren GI-Wert haben.

4. Wählen Sie, wann immer möglich, proteinhaltige Nahrungsmittel, die mager und gesund sind.

Das könnte darauf hinauslaufen, eher mageres Fleisch auszuwählen, statt Fleisch auch öfter mal Fisch zu essen oder gar eine der vielen pflanzlichen Proteinoptionen zu wählen.

Tipp: Achten Sie auf sichtbares Fett am Fleisch und schneiden Sie es vor dem Braten oder Kochen ab.

5. Wählen Sie, wann immer möglich, ungesättigte pflanzliche Fette.

Nicht alle Fette sind gleich und viele Menschen machen den Fehler, Fette ganz aus ihrer Ernährung zu verbannen. Doch manche Fette sind unverzichtbar. Sorgen Sie bitte nur dafür, die richtigen Fettarten zu verwenden.

Tipp: Achten Sie besonders auf fettige Salatsoßen, Bratensoßen und Brotaufstriche.

6. Wählen Sie, wann immer möglich, normale Vollfettprodukte statt Nahrungsmittel mit reduziertem Fettgehalt.

Nahrungsmittel, die angeblich zu Diätzwecken geeignet sind, schmecken nach Reduzierung des Fettgehalts oft so fad, dass diese erst durch die kräftige Anreicherung mit Zucker und anderen Ergänzungsstoffen genießbar gemacht werden können.

Tipp: Achten Sie auf Packungen, die plakativ mit geringem Fettgehalt werben. Niedriger Fettgehalt ist nicht gleichbedeutend mit weniger Kalorien.

7. Vermeiden Sie, soweit möglich, einen Zuckerrausch.

Während es zu den Annehmlichkeiten des Lebens gehört, sich ab und zu etwas Süßes zu gönnen, führt Zucker, wenn er in großen Mengen und regelmäßig genossen wird, zu allen möglichen Problemen.

Tipp: Achten Sie auf süße Marmeladen, verarbeiteten Honig, gesüßte Cornflakes, Zucker im Kaffee oder im Tee.

8. Meiden Sie, wann immer möglich, stark gesalzene Lebensmittel.

Das heißt nicht nur, Ihr Essen nicht gewohnheitsmäßig nachzusalzen, sondern auch, dass Sie lernen müssen, wie viel Salz kommerzielle Produkte wie Brot, Nüsse, Kartoffelchips, Geräuchertes, Soßen etc. enthalten.

Tipp: Achten Sie auf den verborgenen Salzgehalt bei Sandwichs, die an der Straße angeboten werden.

9. Trinken Sie, soweit möglich, jeden Tag möglichst viel Wasser.

Sie müssen nicht ständig eine Wasserflasche mit sich herumtragen, aber versuchen Sie möglichst zwei Liter pro Tag zu trinken.

Tipp: Achten Sie darauf, nicht zu viel Kaffee zu trinken, denn das kann negative Auswirkungen für den Körper haben.

10. Wählen Sie, wann immer möglich, eine abwechslungsreiche Ernährung, die saisonale Produkte bevorzugt. Wir müssen uns sehr abwechslungsreich ernähren, damit wir alle erforderlichen Vitamine und Mineralstoffe zu uns nehmen, zum Essen motiviert sind und das Risiko senken, Nahrungsmittelunverträglichkeiten zu entwickeln.
Tipp: Achten Sie auf alte Gewohnheiten. Sorgen Sie für regelmäßige Abwechslung bei Getreide-, Fleisch-, Fisch-, Obst- und Gemüsesorten.

Ach, und ehe ich es vergesse, noch eine Empfehlung für all die, die vielleicht mehr Alkohol konsumieren, als allgemein für zulässig gehalten wird: Denken Sie daran, dies hat nicht nur Auswirkungen auf Ihre Leber (oder Ihren Kopf), sondern auch auf Ihren Taillenumfang. Die meisten alkoholischen Getränke haben auch einen hohen Zuckeranteil; sie führen dem Körper viele überzählige Kalorien zu, aber keine Nährwerte.

Portionsgrößen

Dieses Kapitel mit Ernährungsempfehlungen wäre natürlich unvollständig, wenn es keinerlei Angaben zu Portionsgrößen enthielte. Schließlich gibt es – auch wenn sie nicht sehr gut in die vorherrschende Kultur dieser Gesellschaft passt, alle Schuld an Fehlentwicklungen dem Essen zu geben – auch die These, kein Lebensmittel sei von sich aus schlecht. Vielmehr hänge alles davon ab, *wie* man die Nahrungsmittel zu sich nehme und in welchen Mengen. Allein hier liege die Quelle potenzieller Schädlichkeit. Das ist eine wirklich interessante Idee und im Kontext achtsamen

Essens auch eine wichtige Differenzierung. Zudem geraten auf diese Weise auch die Portionsgrößen in den Fokus der Betrachtung. Zweifellos hat die allgemeine Tendenz zu »Übergrößen« bei den Portionen drastische Auswirkungen auf die Zahl der übergewichtigen und fettsüchtigen Individuen auf der ganzen Welt. Also: wie viel ist zu viel?

Wenn Sie den allgemein gültigen Essensempfehlungen folgen wollen, dann sehen die empfohlenen Portionsgrößen ungefähr so aus:

Kohlenhydrate (Stärke)
1 Portion = 1 Scheibe Brot, 100 g gekochter Reis oder gekochte Teigwaren oder 30 g zum Verzehr vorbereitete Frühstücksflocken (ein kleines Schälchen)

Gemüse
1 Portion = 1 rohe Karotte, 100 g roher Kohl oder eine große (oder zwei kleine) frische Tomaten

Obst
1 Portion = 1 Scheibe frische Melone, 1 Apfel oder 50 g Trockenfrüchte

Protein
1 Portion = 70–85 g gekochtes, mageres Fleisch (entspricht einer kleinen, dünneren Scheibe oder einem kleinen, etwas dickeren Medaillon beim Filet), Geflügel oder Fisch, 90 g gekochte Bohnen oder 1 Ei

Fette (gesunde Fette)
1 Portion = 1/8 Avocado, 1 Teelöffel Olivenöl oder 30 g Mandeln (etwa 2–3 Esslöffel)

Kohlenhydrate (Zucker)

1 Portion = 50 g Rosinen (entspricht etwa einer halben Tasse), 1 große, frische Feige oder 4 Teelöffel Marmelade

Fette (ungesunde Fette)

1 Portion = 1 Teelöffel Butter, 1 Teelöffel Mayonnaise oder 30 g Hartkäse (etwa zwei dickere Scheiben für ein Brötchen)

Ich weiß ja nicht, wie es Ihnen geht, aber ich finde diese Zahlen immer ziemlich ernüchternd, denn diese Portionsgrößen sind viel, viel kleiner als die, die gewöhnlich serviert werden. Ich kenne niemanden, der sich nach diesen Portionsgrößen richtet. Und auf die winzigen Portionen, die für Eiscreme, Berliner oder Schokolade empfohlen werden (Sie können sich bestimmt vorstellen, wie klein diese sind), bin ich noch nicht einmal zu sprechen gekommen. Nochmals: wie genau sich das richtige Maß für Ihren Konsum gestaltet, hängt von einer großen Anzahl von Faktoren ab, zu denen Ihr Gewicht, Ihr Lebensstil, das Ausmaß Ihrer Aktivitäten, Ihr Alter, Ihr Körpertyp und anderes mehr gehören – ganz zu schweigen von Ihren Zielen für die Gewichtsabnahme. Gleichwohl ist es interessant, Ihre eigenen Portionsgrößen in diesem Kontext zu betrachten und festzustellen, in welchem Ausmaß sie von den offiziellen Empfehlungen abweichen. Natürlich macht es ab und an Freude, sich einfach mal gehen zu lassen. Manche würden sogar sagen, auch das trage zur Gesundheit bei. Aber bedenken Sie stets die einfache Gleichung, dass, wenn die Energiezufuhr den Energieverbrauch übersteigt, diese Energie irgendwo bleiben muss. Und Sie wissen alle ganz genau, dass diese sich dann am liebsten irgendwo im Umfeld Ihres Magens oder Ihres Hinterteils festsetzt.

Und warum servieren Sie oder bestellen Sie sich nun die Portionsgrößen, die Sie sich faktisch genehmigen? In diesem Bereich hat es in den letzten Jahrzehnten eine große Anzahl wissenschaftlicher Untersuchungen gegeben, und dabei haben Wissenschaftler einige interessante Entdeckungen gemacht. Als zum Beispiel in einer Studie die Größe von Hamburgern reduziert wurde, merkten es die Leute sofort und verkündeten nach dem Essen, sie seien jetzt aber noch hungrig. Wurden die Hamburger jedoch mit Salat zu alter Größe aufgefüllt und nicht zusammengedrückt, so sagten die Leute nach dem Essen, sie seien jetzt satt. Und das, obwohl sie de facto einige hundert Kalorien *weniger* zu sich genommen hatten! In einer anderen Untersuchung wurde bei der Hälfte der Teilnehmer ein Milchshake *(smoothie)* mit so viel zusätzlicher Luft aufgefüllt, dass sich das Volumen verdoppelte. Die Teilnehmer, die diese Mixtur tranken, aßen dann beim Lunch nicht nur weniger, sondern gaben auch viel früher zu Protokoll, sie seien satt. Eine meiner Lieblingsstudien indes ist das Popcorn-Experiment, das in vielen Versuchslabors auf der ganzen Welt durchgeführt wurde. Dabei erhielt eine Gruppe in einem Plastikbecher eine mittelgroße Popcorn-Portion, während die andere Gruppe übergroße Portionen bekam. Beide Gruppen hatten vorher die gleiche Kalorienmenge zum Mittag- oder Abendessen bekommen, um vergleichbare Voraussetzungen zu schaffen. Es überrascht natürlich nicht, dass die Teilnehmer mit den größeren Portionen fast immer auch mehr aßen. In manchen Studien waren es im Schnitt jedoch über 50 Prozent mehr, obwohl alle Teilnehmer zuvor ungefähr denselben Grad an Hunger oder Sättigung angegeben hatten. Daraus lässt sich nur ein Schluss ziehen: Was auf dem Teller liegt, wird auch gegessen.

Nur Sie selbst können entscheiden, was für Sie eine angemessene Portion ist. In etlichen Studien hat man herausgefunden, dass der Körper eine Reduzierung der Portionen um rund 20 Prozent meistens gar nicht registrieren kann und deshalb auch nicht rebelliert. Versuchen Sie es doch auch einmal und warten Sie ab, was geschieht. Es folgen meine Lieblingstipps zur Festlegung und Beibehaltung gesunder Portionsgrößen im Kontext achtsamen Essens.

Der Headspace-Ratgeber für Portionsgrößen

1. **Hören Sie auf Ihren Körper**
Halten Sie, bevor Sie sich Berge auf den Teller laden oder die große Familienpackung Kartoffelchips öffnen, einen Augenblick inne, um Ihre körperlichen Bedürfnisse zu erkunden. Sind Sie hungrig? Wenn ja, wie hungrig? Nehmen Sie sich nur so viel Essen wie nötig, um den Hunger zu stillen, und versuchen Sie nicht, das grenzenlose Verlangen zu befriedigen, das Sie vielleicht haben. Dass Sie sich dann noch einen Nachschlag holen, ist viel unwahrscheinlicher, als dass Sie eine Tüte Kartoffelchips, die Sie auf dem Schoß haben, auch leer essen.

2. **Benutzen Sie zum Servieren kleinere Teller und Schüsseln**
Wissenschaftliche Untersuchungen haben ergeben, dass unsere Sättigung an »relative« Portionsgrößen gekoppelt ist. Wenn wir also einen sehr kleinen Teller haben, der so voll ist, dass er fast überquillt, werden wir

uns wesentlich zufriedener fühlen als bei einem großen Teller mit einer kleinen Portion darauf – selbst wenn die Riesenportion auf dem kleinen Teller absolut gesehen kleiner ist! Neues, kleineres Geschirr könnte sich also als die beste Investition Ihres Lebens erweisen.

3. Seien Sie flexibel, wenn Sie auswärts essen
Speisekarten in Restaurants sind meist so gestaltet, Sie dazu zu verführen, so viel wie möglich zu verzehren (warum auch nicht?). Aber Sie müssen dieses Spiel ja nicht mitmachen. Es gibt keine Verpflichtung zum Drei-Gang-Menü mit Vorspeise, Hauptgang und Nachtisch. Warum versuchen Sie es nicht einmal mit einer Vorspeise *anstelle* eines Hauptgerichts? Und warum nicht einfach mal einen Kaffee oder Tee statt eines Desserts bestellen? Und scheuen Sie sich auch nicht, wenn Sie das Gericht nicht ganz aufessen können, sich den Rest einpacken zu lassen, statt ihn noch in sich hineinzustopfen.

4. Servieren Sie an der Quelle
Wenn Sie zu Hause das Essen servieren, tun Sie es lieber gleich am Herd auf den Teller statt erst bei Tisch. Denn wenn während des Essens der »Nachschub« schon vor Ihnen steht, sind Ihre Gedanken wahrscheinlich auf den Nachschlag fixiert. Es konnte bei Untersuchungen gezeigt werden, dass man schneller isst, wenn noch mehr zu essen auf dem Tisch steht. Dieses Verhalten basiert wahrscheinlich auf einem Überlebensinstinkt aus uralter Vergangenheit, als oft nicht sicher war, wann es das nächste Mal etwas zu essen geben würde.

5. **Beim Essen sollten Sie nur essen**
Portionsgrößen hängen eng damit zusammen, wie wir essen. Wenn Sie sich zum Beispiel mit einer großen Pralinenschachtel an einen Tisch setzen und keinerlei Ablenkung im Spiel ist, werden Sie sicher nicht die ganze Packung auf einmal leeren. Das hat zum Teil damit zu tun, dass Sie sich dann Ihres Appetits viel stärker bewusst sind, zum Teil aber auch damit, dass Sie sich dann unbeherrscht und gierig vorkämen; es wäre Ihnen peinlich und Sie würden sich schämen. Wenn Sie jedoch nebenbei fernsehen, im Netz surfen oder mit etwas anderem intensiv beschäftigt sind, kann diese Bewusstheit völlig verloren gehen – und im Nu ist die Packung leer.

6. **Verinnerlichen Sie die Portionsgrößen**
Wenn Sie hinsichtlich der Portionsgrößen achtsamer werden wollen und sich vielleicht sogar vornehmen, bei bestimmten Nahrungsmitteln die empfohlenen Portionsgrößen zu befolgen, kann es sehr nützlich sein, wenn Sie wissen und verstehen, was Portionsgrößen sind (was nebenbei gesagt nicht dasselbe ist wie Essensportionen, die ja oft erschreckend groß sind). 85 g Fleisch entsprechen ungefähr der Größe eines Spielkartensets, 30 g Hartkäse sind ungefähr so groß wie ein Dominostein. Wenn Sie sich solche Eselsbrücken merken, müssen Sie nicht dauernd alles abwiegen.

7. **Lieber »weniger und öfter«**
Viele Leute essen bei den Hauptmahlzeiten zu viel, weil sie Angst haben, sie könnten zu schnell wieder Hunger bekommen. Doch so funktioniert der Körper

nicht, und das alles führt nur zu dramatischen Schwankungen Ihres Blutzuckerspiegels, was höchstwahrscheinlich zu einem neuerlichen Griff in die Keksdose führt. Versuchen Sie lieber, den Blutzuckerspiegel stabil zu halten, und achten Sie auf ein moderates Sättigungsgefühl, das Sie durch häufigere kleine Mahlzeiten erreichen (so, wie es im Zehntagesplan empfohlen wird). Dann brauchen Sie keine absurden Riesenmahlzeiten.

8. Beginnen Sie mit einem Salat

Wir stürzen uns oft auf große Portionen deftigen, besonders kalorienhaltigen Essens, weil wir so hungrig sind. Tatsächlich sind wir in bestimmten Situationen so ausgehungert, dass wir so gut wie alles essen würden. Seien Sie also einfach mal schlau und beginnen Sie mit Rohkost oder einem Salat, damit der Heißhunger schon gestillt ist, wenn Sie mit dem Hauptgang beginnen. Das verringert die Gefahr, hemmungslos und kalorienreich zu essen.

9. Trinken Sie vor dem Essen ein Glas Wasser

Durst wird oft mit Hunger verwechselt; das heißt, wir haben eigentlich Durst, greifen aber trotzdem zu einem Snack. Und wenn wir gerade essen wollen, neigen wir dazu, noch mehr auf den Teller zu tun. Um sicherzustellen, dass Sie auf die richtigen Signale reagieren, trinken Sie ungefähr 10 bis 15 Minuten vor dem Essen ein ordentliches Glas Wasser. Dann können Sie sicher sein, dass Sie nur noch die Portion auf den Teller füllen, die Ihr Körper wirklich braucht.

10. Kaufen Sie clever ein

Ein großer Lebensmitteleinkauf ermöglicht Ihnen oft, Schnäppchenpreise nutzen zu können. Doch schätzen Sie sich richtig ein. Wenn Sie nicht in der Lage (oder willens) sind, die Großpackungen zu Hause sofort in mehrere kleine Portionen aufzuteilen, sollten Sie lieber gleich kleinere Packungen kaufen. Dann ist das Preis-Leistungs-Verhältnis zwar nicht ganz so gut, aber denken Sie dafür einfach mal an die finanziellen, physischen, mentalen und emotionalen Kosten, die entstehen, wenn Sie ständig zu viel essen.

11.

Achtsames Essen als Lebensstil

E in wesentlicher Bestandteil der Praxis achtsamen Essens – und darüber hinaus auch generell von Achtsamkeit im Alltag – ist ein Verständnis des Wandels. Achtsamkeit erinnert uns daran, dass Veränderungen möglich sind, ganz gleich wer wir sind, wie wir aussehen und wie sich unsere gegenwärtige Lage gestaltet.

Achtsamkeit erinnert uns daran, dass wir, sofern wir nur lernen, präsent zu sein im Wissen um das Potenzial eines jeden Augenblicks, eine außerordentlich große Chance haben, diesen Wandel zu einem gesunden, glücklichen Lebensstil selbst zu steuern. Solche Veränderungen basieren auf unseren zentralen Werten und wahren Wünschen statt auf flüchtigen Emotionen oder unreflektierten Denkgewohnheiten. Es ist ein Wandel, der die Gesundheit verbessert, mehr Seelenfrieden bringt und eine fundamentale Gelassenheit im Umgang mit dem, was wir sind, was wir essen und wie wir aussehen. Das also heißt achtsames Essen, und das ist mit dem Versprechen gemeint, wir würden wieder in Form kommen und in Form bleiben, ein für alle Mal.

Ständig habe ich in diesem Buch wiederholt, dass die *Headspace*-Diät keine Diät im üblichen Sinne ist. Denn achtsames Essen ist zwar auch eine neue Art zu *essen,* doch mindestens ebenso eine neue Art zu *leben,* zu *fühlen* und zu *sein.* Achtsames Essen ist nichts Vorübergehendes, nur damit Ihnen nächste Woche Ihr Party-Outfit wieder passt (obwohl genau das ein willkommener Nebeneffekt sein könnte). Vielmehr ist es ein nachhaltiger, praktischer und praktikabler Weg, jeden Tag so gut wie möglich auszusehen und sich so gut wie möglich zu fühlen. Achtsames Essen heißt also, sich endgültig von allen modischen Diäten zu verabschieden, die nur zu Jo-Jo-Effekten führen, aber auch vom Kalorienzählen, von ständigen Gewichtskontrollen auf der Waage, von den endlosen Gedanken ans Essen. Und es heißt auch, sich endgültig von der kritischen, verurteilenden Stimme im Kopf zu verabschieden, die mit Ihrem Aussehen niemals ganz zufrieden ist. Stattdessen ist es nun an der Zeit, dauerhafte Gesundheit und dauerhaftes Glück zu begrüßen und sich mit dem eigenen Aussehen wohl zu fühlen.

Das Schöne am achtsamen Essen nach *Meditier dich schlank* ist ja, dass Ihnen gezeigt wird, wie Sie ein Gefühl des Glücks, der Gelassenheit und Zufriedenheit entwickeln und *gleichzeitig* in Form kommen können, so dass es Ihnen im Vergleich zu den Mühen früherer Kurzzeitdiäten ganz mühelos vorkommen wird, Ihr Idealgewicht zu erreichen. Soll ich mich trauen, Ihnen zu versprechen, dass es sogar Freude machen wird? Auf jeden Fall heißt es auch, dass Sie Entscheidungen treffen, die auf klar definierten Ideen beruhen, und Sie damit von der Achterbahnfahrt emotionaler Instabilität wegbringen. Und weil das so ist, werden Sie Ihr Ziel auch erreichen.

Beim achtsamen Essen geht es darum, von Vorwürfen und Selbstvorwürfen loszukommen und die eigene Fähigkeit zurückzugewinnen, verantwortliche Entscheidungen zu treffen und für deren Folgen einzustehen. Wenn Sie sich jeden Tag hinsetzen, um die Übung *10-für-mich* zu machen, wird Ihnen in Fleisch und Blut übergehen, was es heißt, präsent zu sein, mental zur Ruhe zu kommen und Ihre Gedanken und Gefühle mit klarem Blick zu erkennen. Sie werden dann wesentlich besser dafür gerüstet sein, dieselbe mentale Ruhe und Klarheit auf die Auswahl Ihrer Nahrungsmittel und Speisen zu übertragen – beim Einkaufen, beim Vorbereiten, beim Kochen und beim Essen. Und denken Sie daran, die *Headspace*-Website ist eine ergiebige Quelle für das Erlernen dieser Fähigkeit – während der 10 Tage können Sie sie völlig kostenlos nutzen. Sie müssen sich nur dort registrieren. Und wenn Sie begeistert sind und noch mehr lernen wollen, ist auch das natürlich möglich. Was immer Sie tun, eines sollten Sie allerdings vermeiden: Bitte unterschätzen Sie keinesfalls die Bedeutung dieser Technik zum mentalen Training.

Schon in der Einleitung habe ich darauf hingewiesen, dass es Achtsamkeit seit Jahrtausenden gibt, und fast genauso lange gibt es auch das achtsame Essen. Diese lange Tradition zeigt: *Es funktioniert.* Und nun können uns moderne naturwissenschaftliche Techniken und wissenschaftliche Untersuchungen auch zeigen, *warum* es funktioniert. Erinnern Sie sich? Es konnte nachgewiesen werden, dass Achtsamkeit die fieberhafte Gedankenspirale reduziert (auch dann, wenn sich die Gedanken um den Körper und das Essen drehen), dass Achtsamkeit die überwältigende Intensität und Häufigkeit von Gefühlen reduziert (darunter auch das Essverlangen und einen gegen den eigenen Körper gerichteten Selbsthass), und dass Achtsamkeit auch Vorkommen und Schwere multipler körperlicher

Beschwerden wie Herzerkrankungen, Bluthochdruck, Reizdarm und Schlaflosigkeit reduziert. Man konnte sogar nachweisen, dass Achtsamkeit zu einem sanften, einfühlsamen und bejahenden Umgang mit sich selbst führt. Kann man sich überhaupt eine andere Technik vorstellen, die so authentisch ist, die so viel verspricht und bei klinischen Versuchen konstant gute Ergebnisse liefert?

Und dies ist erst der Anfang, die ersten zehn Tage von etwas Unglaublichem, das Ihr Leben wahrhaft verändern wird. Es sind wirklich nur die ersten zehn Tage – mit einer völlig neuen Art zu essen, die Sie hoffentlich auf Dauer in Ihren Lebensstil integrieren werden. Dann wird Ihnen achtsames Essen sehr schnell zur zweiten Natur werden und Sie müssen überhaupt nicht mehr daran denken. Es wird einfach nur das sein, was Sie *tun,* wie Sie *sind* und wie Sie *leben.* Und sogar noch mehr. Denn wie Sie sich entscheiden, Ihr Leben zu führen, hat auch Einfluss auf Ihr Umfeld. Sie beeinflussen jene, die Ihnen nahestehen, Familie und Freunde, die von Ihrer guten Gesundheit, Ihrer glücklichen Zufriedenheit und Ihrer entspannten und gesunden Einstellung zum Essen profitieren werden. Aber die Auswirkungen reichen noch viel weiter, denn sie betreffen auch alle die, die mit Anbau und Produktion der Nahrungsmittel zu tun haben, für deren Verzehr Sie sich entscheiden. So ermutigt uns achtsames Essen auch, über den Tellerrand hinauszusehen und über die ganze Welt nachzudenken, unseren eigenen Platz darin und über das außerordentlich heikle Gleichgewicht wechselseitiger Abhängigkeiten, das auf dieser Welt existiert. Wenn wir unseren Ort in dieser Welt kennen, dann zeigt uns Achtsamkeit klar den Weg zu einem glücklichen, gesunden Lebensstil.

Danksagung

Ich bin jedes Mal gerührt von der Unterstützung und Großzügigkeit, die wir bei *Headspace* erleben, und ich möchte allen herzlich danken, die beim Schreiben dieses Buches einen Beitrag oder Hilfe geleistet oder den Schreibprozess inspiriert haben.

Im Besonderen gilt mein Dank: Dr. Judson Brewer, dem Neurowissenschaftler an der Medizinischen Fakultät der Yale University, für Beratung, Unterstützung und das aufschlussreiche Vorwort;

Rich Pierson und dem gesamten *Headspace*-Team für den leidenschaftlichen Einsatz, die Ermutigung und den kreativen Schwung, um *Headspace* und die *Headspace*-Diät zu dem zu machen, was sie sind;

Nick Begley, dem Head of Research bei *Headspace,* für seine umfangreichen wissenschaftlichen Beiträge;

Hannah Black, Kate Miles und dem ganzen Team bei Hodder & Stoughton für die erneut so erfreuliche und unkomplizierte Gestaltung des Schreibprozesses;

Lucinda Puddicombe, der Physiotherapeutin und Diätberaterin, für ihren kenntnisreichen Rat, aber noch viel mehr für ihre Bereitschaft, mich zu heiraten. Ich liebe dich sehr.

Und schließlich, aber keineswegs an letzter Stelle, meiner Familie, meinen Freunden und der äußerst loyalen *Headspace*-Gemeinschaft, die mit ihren Erfolgsgeschichten für mich eine konstante Quelle der Inspiration sind und die mich von Tag zu Tag ermutigen, Meditation und Achtsamkeit für alle Menschen noch zugänglicher zu machen.

Jedem Einzelnen und euch allen sage ich von Herzen Dank.